ZUOFUMU DE YINGYANGSHI ZHONGLAONIAN YINGYANG YIBENTONG

做父母的营养师

中老年营养一本通

田日新/编著

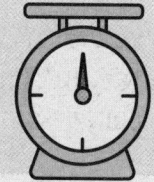

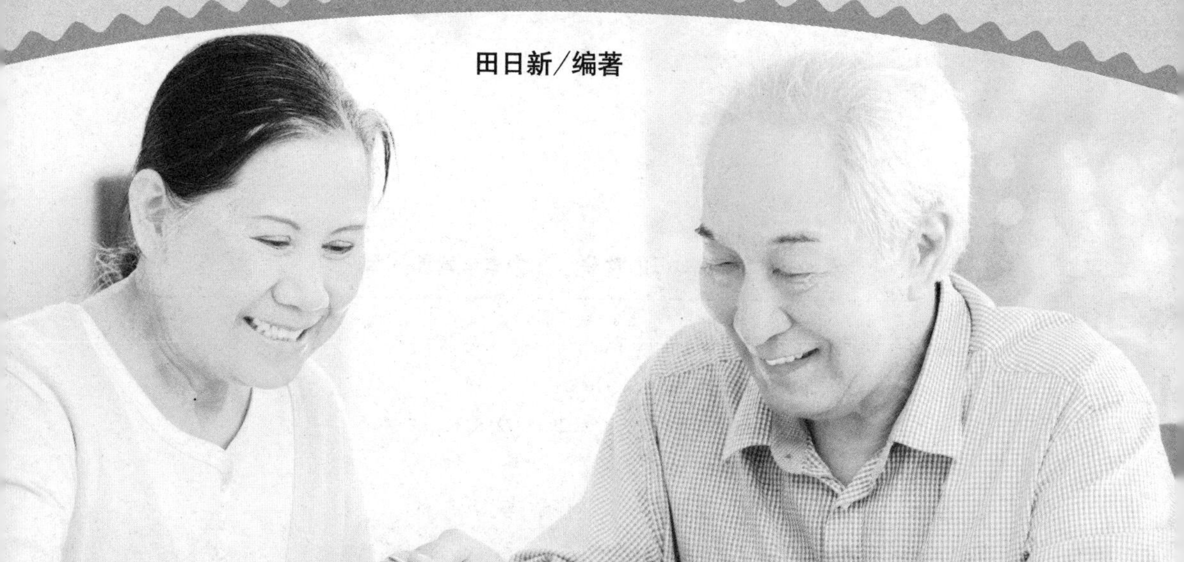

陕西新华出版传媒集团
陕西科学技术出版社
Shaanxi Science and Technology Press

图书在版编目（CIP）数据

做父母的营养师：中老年营养一本通/田日新编著. —西安：陕西科学技术出版社，2017.1
ISBN 978-7-5369-6910-0

Ⅰ.①做… Ⅱ.①田… Ⅲ.①中年人—营养卫生②老年人—营养卫生 Ⅳ.①R153.3

中国版本图书馆 CIP 数据核字（2017）第 017737 号

做父母的营养师：中老年营养一本通

出 版 者	陕西新华出版传媒集团　陕西科学技术出版社
	西安北大街131号　邮编　710003
	电话（029）87211894　传真（029）87218236
	http：//www.snstp.com
发 行 者	陕西新华出版传媒集团　陕西科学技术出版社
	电话（029）87212206　87260001
印　　刷	北京柯蓝博泰印务有限公司
规　　格	710mm×1000mm　16开本
印　　张	19.25
字　　数	245千字
版　　次	2017年4月第1版
	2017年4月第1次印刷
书　　号	ISBN 978-7-5369-6910-0
定　　价	26.80元

版权所有　翻印必究

Foreword 前言

"岁月是把无情刀，一刀一刀催人老"，父母把我们培养成人，自己却满头银发、满脸皱纹，它们辛苦了半辈子、一辈子，是时候该享享清福了，可就在这时，一个难题却出现在眼前：健康警报。

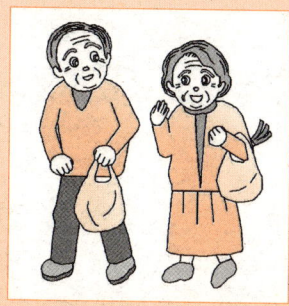

如今，很大一部分的中老年人被亚健康、慢性病纠缠，虽然已经退休在家，可他们却常常唉声叹气，觉得自己活得不开心，尤其是瘫痪在床的中老年人，觉得自己是儿女的拖累，再加上病痛的折磨，生活质量很差。他们的生活之所以不容乐观，和他们的饮食习惯有很大关系，因为很多慢性病的发生发展都和"吃"脱不了干系。

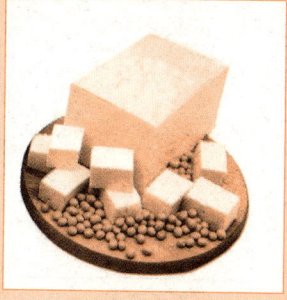

年轻时，父辈大都从事重体力劳动，而食物的供应单一，主要是谷类、薯类等供应碳水化合物为主的食物。他们常常吃不饱，饥一顿饱一顿，再加上营养素单一，为日后疾病的发生发展埋下了隐患。常年形成的不良饮食习惯和没有油水生活导致父母出现了饮食过量、过食肥甘厚味的现象，为了不剩饭而把自己吃到"撑"的现象比比皆是，为肥胖、高血压、高血脂等疾病的发生埋下隐患。曾有年轻人诉苦：明知道父母这样吃是不对的，劝说他们时他们还会反驳——我都这样吃了几十年了，不也好好活着吗？过去人从事重体力劳动，适当多吃些盐、碳水化合物、脂肪、蛋白质丰富的食物并不会成为身体的负担，可现代人，尤其是对于已经退休的父母一辈的人来说，再这么吃就成了身体的负担

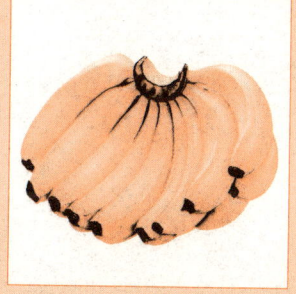

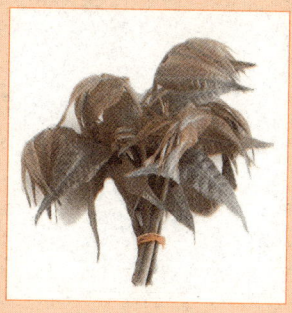

做父母的营养师
——中老年营养一本通

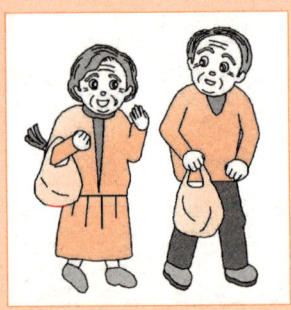

了,会增加高血压、糖尿病、高血脂、肾脏疾病的发生几率。

不同的时间,不同的人对营养的需求也是不同的,父母可能对营养知识了解得比较少,儿女就该多提醒父母关注这方面的问题,纠正他们的饮食习惯,为他们的身体健康"加分"。身体好了,生活质量高了,父母才能拥有快乐的晚年。

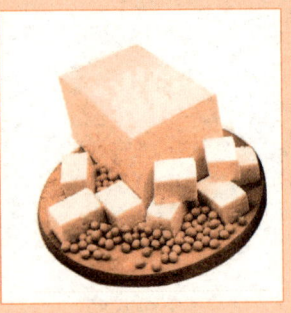

本书从必备的营养知识开始介绍,帮助读者认识营养、接受营养,树立起正确、健康的饮食观念,熟记老祖宗留下来的养生智慧的同时接受新的、权威的、可靠的营养建议,掌握吃的学问、吃的技巧,健康才能有保障!

编 者

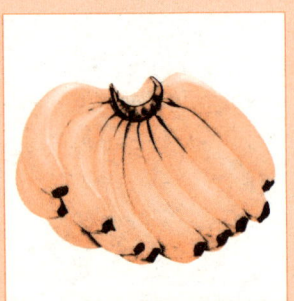

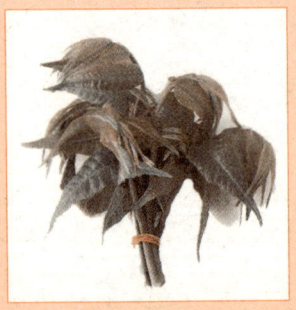

Contents 目录

第一章
让父母了解一些必备的营养常识 /001

中国居民膳食指南和膳食宝塔 /002
浅谈中老年人的营养与健康 /004
钙——中老年人骨骼的"增强剂" /006
营养素"搭"对"伴儿"，效果更佳 /008
常见维生素之间的协同作用 /009
中医谈食物营养：五色、五味、五性 /013
中老年人如何保持膳食平衡 /016
中老年人如何保持适宜的体重 /018
吃素的人如何做到营养均衡 /019

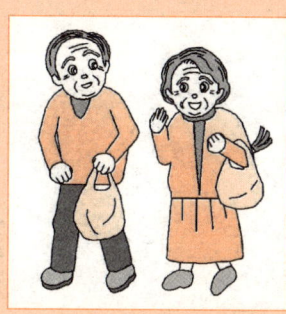

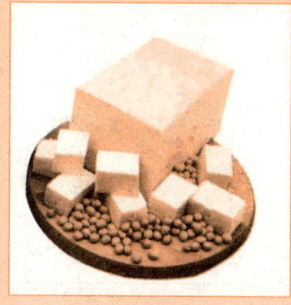

第二章
帮助父母建立起健康饮食观念 /023

晨起一杯水，身体更健康 /024
饭前喝碗汤，不用开药方 /026
饮食有节，健康才能有保障 /028
三餐定时定量，脾胃健康身体棒 /031
早餐很重要，不吃危害大 /032
午餐种类全，保证质与量 /036
晚餐早而少，清淡为先决 /038
合理搭配，不偏食、不偏嗜 /039

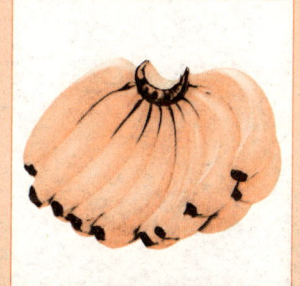

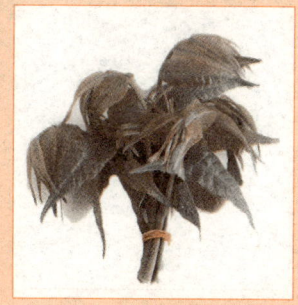

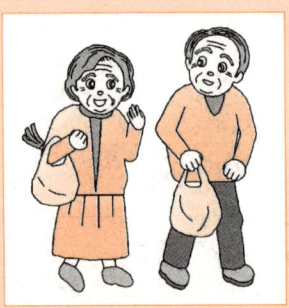

粗细搭配，好吃不累 /042
寒热平衡，饮食因体质而异 /043
细嚼慢咽，减轻胃肠负担 /046

第三章

营养师推荐的食材正确吃法 /049

食材加工有技巧 /050
食材烹调有讲究 /051
鸡蛋怎么吃最健康 /054
红薯妙用营养十足 /056
用对丝瓜解除热毒 /058
芹菜全身都是宝 /060
香菜根也是好东西 /062
香蕉皮也有大用处 /063
西瓜皮、子都能吃 /064

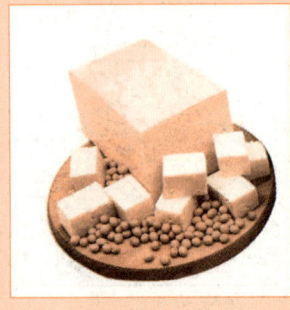

第四章

四季饮食中的养生智慧 /067

春　季 /068
　吃好睡好，春困不扰 /068
　春季养肝，养肝补脾是关键 /070
　春季吃野菜，味道鲜美营养高 /071
　春季养生食谱推荐 /076

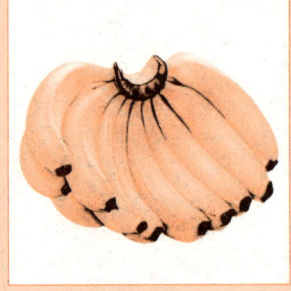
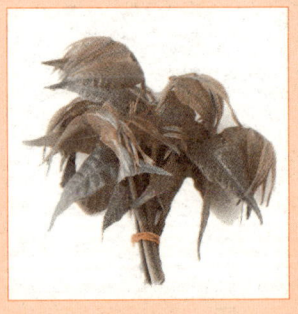

Contents 目 录

春季养生保健茶　　　　　　　　　　　　/078

夏　季　　　　　　　　　　　　　　　　/080
　　夏天喝碗绿豆汤，清热、解毒又消暑　　/080
　　小暑吃黄鳝，进补正当时　　　　　　　/081
　　夏季多吃"苦"，就是在进补　　　　　　/084
　　夏季养生食谱推荐　　　　　　　　　　/086
　　夏季养生保健茶　　　　　　　　　　　/087

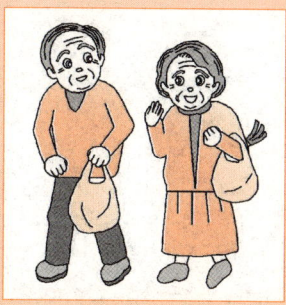

秋　季　　　　　　　　　　　　　　　　/089
　　秋瓜香甜别多吃，以免伤了脾气　　　　/089
　　金秋螃蟹肥，会吃才健康　　　　　　　/091
　　秋季少辛多酸别乱补　　　　　　　　　/093
　　秋季养生食谱推荐　　　　　　　　　　/094
　　秋季养生保健茶　　　　　　　　　　　/096

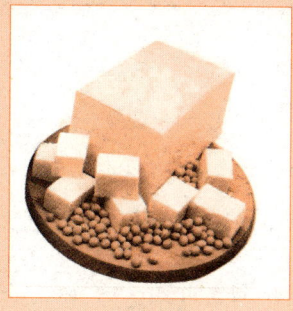

冬　季　　　　　　　　　　　　　　　　/098
　　一颗萝卜一只鸡，安安全全度冬日　　　/098
　　冬季温补，适当吃些高热量食物　　　　/100
　　冬季饮食宜清淡、少油腻　　　　　　　/102
　　冬季养生食谱推荐　　　　　　　　　　/103
　　冬季养生保健茶　　　　　　　　　　　/105

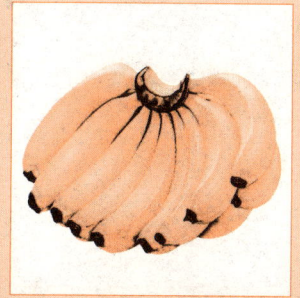

第五章

会"吃"才能健康长寿　　　　　　　　/107

营养师给父母保健饮食建议　　　　　　　/108
　　保肝护肝：营养均衡，规律饮食　　　　/108
　　护胃养胃：规律三餐，饥饱有度　　　　/111

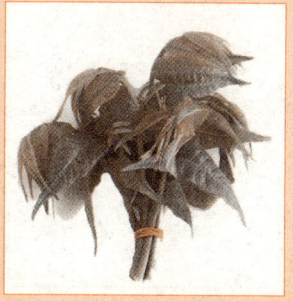

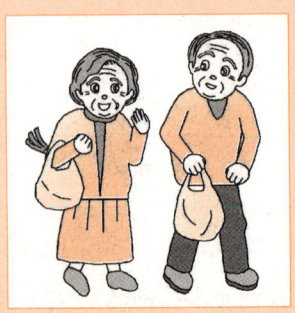
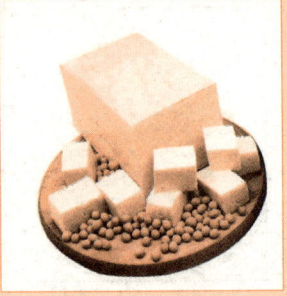
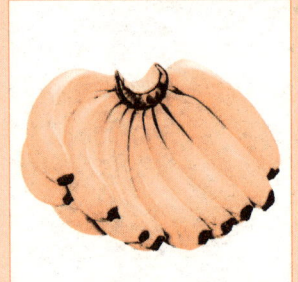
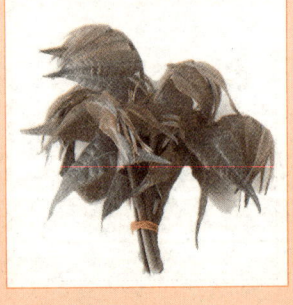

　　护心养心：低盐少油，粗细搭配　　/114
　　清肺润肺：少食肥腻，戒烟限酒　　/117
　　养肾固肾：低盐低蛋白，多吃黑　　/120
　　去火轻身：少食辛辣油腻和烧烤　　/122
　　排毒抗衰：饮食清淡，粗细搭配　　/126
　　护眼明目：补充维生素、蛋白质　　/129
　　健脑益智：补充不饱和脂肪酸　　/132
　　美容养颜：补充维生素和水分　　/136

老祖宗传下来的健康饮食智慧　　/139
　　两粥一饭，长寿不难　　/139
　　喝下豆浆一杯，扔掉补药一堆　　/141
　　豆腐流传上千年，滋养身体不费钱　　/143
　　大蒜是个宝，杀菌保健好　　/146
　　多吃一点醋，不用到药铺　　/148
　　一日吃三枣，一生不显老　　/150
　　一日一苹果，医生远离我　　/153
　　重视饭前饭后的保健智慧　　/155

第六章

中老年常见病的饮食疗法　　/157

呼吸系统疾病　　/158
　　感冒　　/158
　　哮喘　　/161
　　慢性支气管炎　　/164
　　肺炎　　/167

Contents 目 录

消化系统疾病 /170
- 脂肪肝 /170
- 肝硬化 /173
- 胆结石 /176
- 消化不良 /179
- 急、慢性胃炎 /181
- 胃下垂 /184
- 胃胀 /188
- 胃痛 /191
- 胃切除 /193
- 胃癌 /196
- 便秘 /199
- 腹泻 /202
- 急性肠炎 /204
- 慢性肠炎 /207

循环系统疾病 /209
- 高血压 /209
- 动脉硬化 /213
- 冠心病 /216
- 瘫痪 /220

内分泌代谢疾病 /222
- 痛风 /222
- 低血糖 /225
- 糖尿病 /228

神经系统疾病 /232
- 老年性健忘症 /232

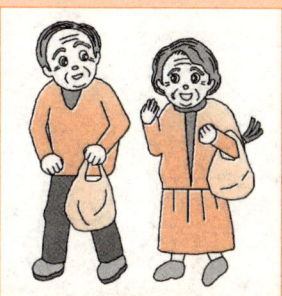
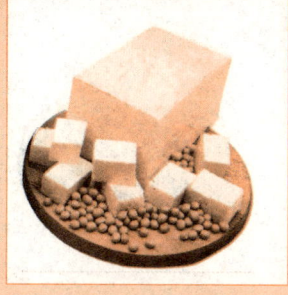
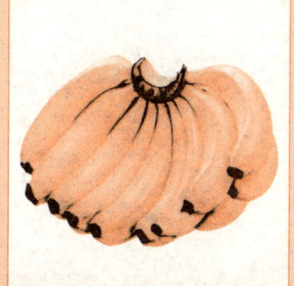
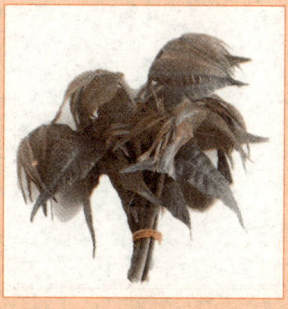

做父母的营养师
——中老年营养一本通

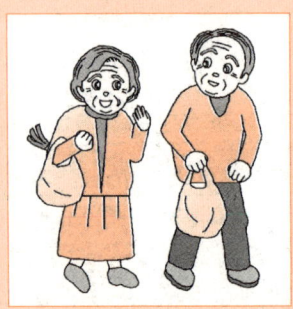

老年痴呆症	/235
失眠	/238
五官科疾病	/240
老年性白内障	/240
口腔溃疡	/243
耳鸣、耳聋	/245
骨科疾病	/248
老年性骨折	/248

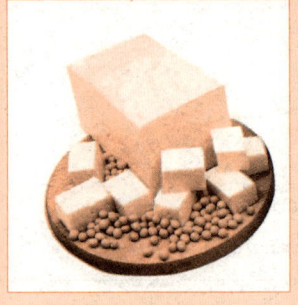

老年性骨质疏松	/251
老寒腿	/254
妇科疾病	/256
贫血	/256
更年期综合征	/259
男科疾病	/262
早泄	/262

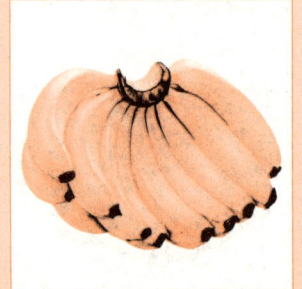

阳痿	/265
遗精	/268
前列腺炎	/270
前列腺肥大	/272

第七章

饮食不当危害中老年健康 /275

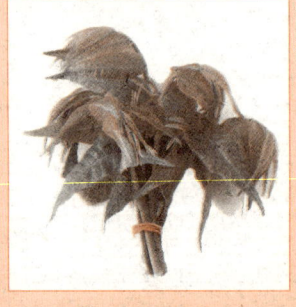

贪食肉类，不能增寿反减寿	/276
吃饭不忌口，枉费医生手	/278
饭后松腰带，当心胃下垂	/281

Contents 目录

美丽食物，越吃健康越少 /283
你不知道的"清淡"陷阱 /288
烤肉吃得多，健康危害大 /290
牛奶虽好，却并非人人适宜 /291
"无糖食品"真的无糖吗 /293
保健品真的能代替药吗 /294

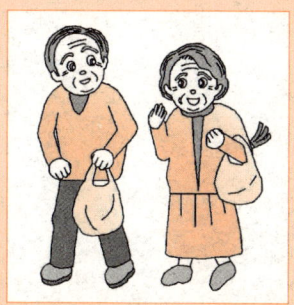

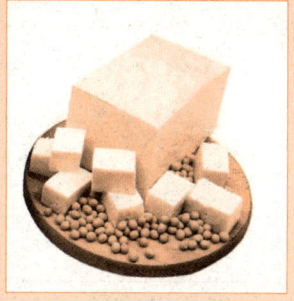

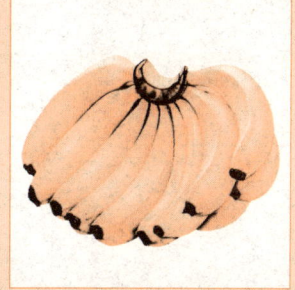

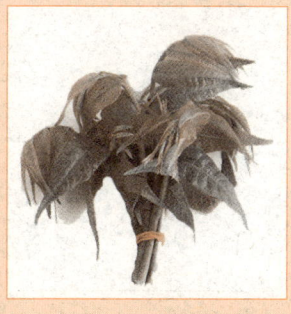

第一章 让父母了解一些必备的营养常识

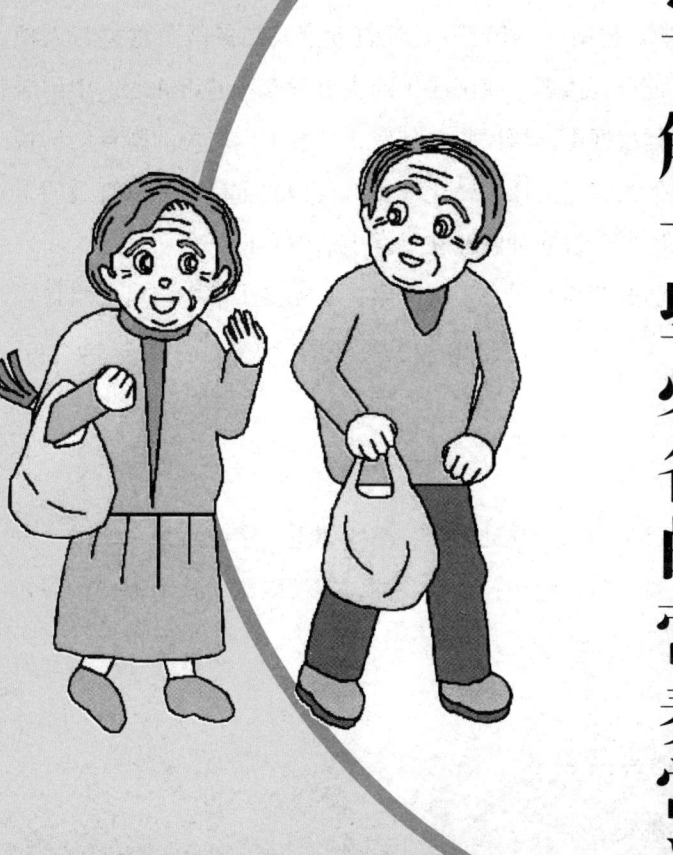
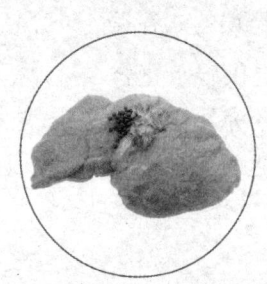
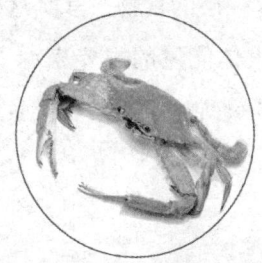
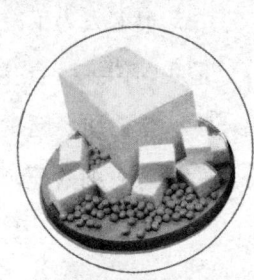

中国居民膳食指南和膳食宝塔

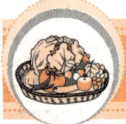

《中国居民膳食指南（2016）》是经过专家总结的最新食物与人群健康关系的科学证据，梳理了我国居民的主要营养和健康问题。中国居民平衡膳食宝塔是根据中国居民膳食指南，结合中国居民的膳食结构特点设计的，它把平衡膳食的原则转化成各类食物的重量，并以直观的宝塔形式表现出来，便于群众理解和在日常生活中实行。

想要改善自己的营养状况，走近健康，首先要了解中国居民膳食指南和膳食宝塔。

1. 《中国居民膳食指南》的核心条目

食物多样，谷类为主；吃动平衡，健康体重；多吃蔬果、奶类、大豆；适量吃鱼、禽、蛋、瘦肉；少盐少油，控糖限酒；杜绝浪费，兴新"食尚"。

2. 中国居民膳食宝塔

第一层：谷薯类、水。

标准摄入量：谷薯类：250~400克（其中全谷物和杂豆50~150克，薯类50~100克）；水1500~1700毫升。

很多人为了减肥不吃这一层的食物，其实这种做法是错误的。谷类是我国传统膳食主题，是人体能量的主要来源，为人体提供碳水化合物、蛋白质、膳食纤维和B族维生素等。各类食物中要以谷类为主，同时注意粗细搭配。

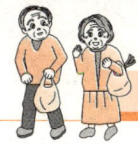

第一章　让父母了解一些必备的营养常识

第二层：蔬菜水果类。

标准摄入量：蔬菜类：300～500克；水果类200～350克。

蔬菜水果中含有丰富的维生素、矿物质、膳食纤维以及其他生物活性物质。红、黄、绿等深色果蔬中的维生素含量超过了浅色果蔬。水果中的糖、有机酸、果胶等比蔬菜丰富。这些营养物质对人体大有裨益。

第三层：畜禽类、水产类、蛋类。

标准摄入量：畜禽类：40～75克；水产类40～75克；蛋类40～50克。

畜禽类、水产类、蛋类都是优质蛋白质、脂溶性维生素和某些矿物质的重要来源，是优质蛋白质的主要来源。但是目前有很大一部分人存在肉类摄入过多的问题，为高血压、高血脂、痛风等慢性疾病埋下隐患。所以要严格控制某些饱和脂肪酸含量丰富的肉类的摄入，如猪肉、牛肉、羊肉等。

第四层：奶及奶制品、大豆及坚果类。

标准摄入量：奶及奶制品：300克；大豆及坚果类：25～35克。

奶类中钙含量丰富，是天然钙质最好的来源，也是优质蛋白质的重要来源。经常适量吃奶及奶制品可以提高儿童、青少年骨密度，减慢老年人骨质疏松的速度。豆类中含有丰富的优质蛋白质、不饱和脂肪酸、钙及B族维生素。经常吃豆类食物能改善膳食中的营养供给，而且有助于预防过食豆类而致的不利影响。

坚果类食品中富含蛋白质、不饱和脂肪酸、烟酸、叶酸、各种维生素和微量元素、膳食纤维等、多种抗氧化剂成分等，对人体大有益处。

第五层：油、盐。

标准摄入量：油：25～30克；盐＜6克。

膳食不能太油腻，也不能太咸。每人每日的食盐摄入量不能超过6克。除了食盐外，还要减少酱油、酱类、咸菜、鸡精、味精等高钠食品，以免摄盐过多增加高血压的发生概率。

　　每天的膳食应包括谷薯类、蔬菜水果类、畜禽鱼蛋奶类、大豆坚果类等食物。平均每天摄入12种以上的食物，每个星期摄入25种以上。每天保持适量的运动，控制体重在健康范围内。每周至少有5天进行中等强度的身体活动，累计时间＞150分钟。蔬菜水果是平衡膳食的重要组成部分，摄入各种奶制品、豆制品，适量吃坚果，适量吃鱼、禽、蛋和瘦肉。少吃肥肉、烟熏、腌制肉食品。成人每天的食盐摄入量≤6克；每天烹调油的摄入量25～30克。最多不超过50克。确保饮水的充足，成年人每天摄入1500～1700毫升的水，最好喝白开水和茶水。

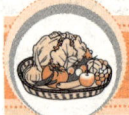 浅谈中老年人的营养与健康

　　人的一生，随着年龄的增长会进入到不同的人生阶段，通常以40岁为分界线，40岁以前为发育成熟期，60岁以后为老年期。人在步入中老年期后，机体各个系统的器官、形态、功能就会逐渐衰老，所以，中老年人应当结合生理改变进行相应调整，进而满足年龄增长的需求，以预防疾病、延缓衰老。

1. 什么是营养

　　营养，就是指人类不断通过饮食，经人体的消化、吸收、新陈代谢来满足自身生理需求、维持身体生长发育和各种生理功能的全部过程。

2. 常见营养素

　　蛋白质：蛋白质是构成人体的原材料，能修复器官、抗疲劳，占人

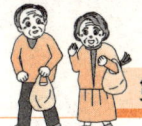

体的18%，有制造、修复器官的作用。人体内除了胆汁、尿液外均由蛋白质构成。

碳水化合物：碳水化合物是人体最主要的功能物质。

脂肪：脂肪有3个作用。保暖，冬季时，胖人比瘦人更耐冷；隔离、垫衬，保护腹中的器官免受碰撞；储存脂溶性维生素。

维生素：维生素是维持人体生命的元素，主要分为两大类：脂溶性维生素（维生素A、D、E、K）和水溶性维生素（维生素B、C）。

矿物质：矿物质是构成人体组织和维持正常生理功能必需的各种元素的总称，主要包括钙、镁、锌、铜、锰、铁、硒等。

水：水是廉价的人体必需物质，人体每天需要摄入2000~2500毫升的水才能满足机体对水的需求。

膳食纤维：膳食纤维本身对人体没有营养作用，它是我们人体肠道的清道夫。便秘为万病之源，经常便秘的中老年朋友要适当摄入纤维素。

3. 中老年人的营养需求

中老年人高发的高血压、高血脂、肥胖、冠心病、脑血管病变、糖尿病、胆囊炎、胰腺炎、骨关节疾病、肺心综合症、恶性肿瘤等都和营养不合理有关。想要防治上述疾病，一定要了解自己的营养需求，千万不能营养过剩或营养不足。

蛋白质：中老年人的合成代谢变慢，分解代谢加快，蛋白质的消化率、吸收率都降低，所以应适当增加优质蛋白质的摄入量。

碳水化合物：中老年人的糖耐量会逐渐变差，易出现血糖升高，应适当减少碳水化合物的摄入量。

脂肪：老年人的胆汁分泌量减少，脂酶活性下降，消化脂肪的机能降低，脂肪组织的分解速度变慢，甘油三酯、胆固醇易升高，应适当减少饱和脂肪酸的摄入量。每日低于300毫克。

维生素：中老年人容易出现维生素A、维生素B、维生素C缺乏症，应注意补充，合理膳食。

矿物质：钙摄入不足是中老年人骨质疏松发生的原因之一，每天应确保800~1000毫克的钙的摄入；老年人易出现不同程度的贫血，每天适量摄入含铁丰富的食物，如瘦肉、血豆腐等；过高的钠的摄入量会导致血压上升，最佳的摄入量6~8克/日，心血管疾病患者＜5克/日；钾供应不足，细胞内液会减少，应确保钾的供应充足。

膳食纤维：中老年人的肠道蠕动速度减慢，肌肉力量变弱，易发生便秘。要摄入充足的膳食纤维，以降低血清胆固醇、预防肠癌。

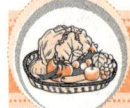 钙——中老年人骨骼的"增强剂"

钙是构成人体的骨骼、牙齿的重要营养物质，有维持神经肌肉兴奋性的重要作用。中老年人由于钙的吸收率下降，摄入量不足等原因，很容易出现钙缺乏，最终诱发骨质疏松和牙齿脱落。如今，中老年人缺钙已经成为普遍问题。

1. 中老年人体内钙的代谢

中老年人体内的激素分泌减少，女性绝经之后，体内的雌激素水平会下降，破骨细胞活动增强导致骨吸收增加，男性雄激素水平虽然对骨骼的影响不大，但也会在激素水平下降后出现一定程度的骨钙流失增

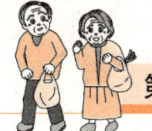

第一章 让父母了解一些必备的营养常识

加。随着年龄的增长，人体内的钙调节激素分泌失调，会导致骨代谢紊乱。

由于中老年人的胃酸分泌量减少，肠道吸收功能下降，乳糖酶活性降低，户外活动减少，肝功能下降等导致的维生素 D 合成能力下降，也会诱发缺钙。有调查结果显示，老年人缺乏维生素 D 者的比例高达 90%。

2. 缺钙导致的严重后果

骨质疏松：主要特征是骨量减少、骨组织微结构被破坏，骨脆性增加，易发生骨折。女性绝经后，体内的雌激素水平下降，骨吸收作用增强，超过骨形成，导致骨量丢失。钙是骨质中最基本的矿物质成分，骨生长期如果饮食中的钙充足，能促进骨量形成、提供充足的矿物质。不过除此之外，骨形成还受遗传、生活方式等因素的影响。

钙离子能调节细胞活动，为细胞的信号分子：血液里面的钙离子浓度发生变化会影响很多细胞的功能，如对血管阻力形成有重要作用的血管平滑肌细胞的收缩功能。缺钙的情况下，细胞内、外的钙离子平衡会发生变化，全身阻力血管的平滑肌细胞收缩增强，血管阻力变大。此外，血液中的钙离子变化还会对动脉硬化的形成产生促进作用。这些因素均与高血压的发生有关。

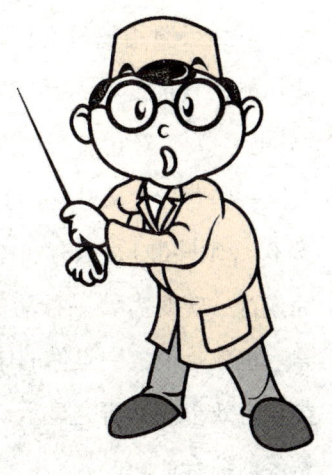

其他疾病：钙的代谢障碍和内分泌功能失调会诱发糖尿病。关节部位由于缺钙而导致机体抵抗力下降，易患风湿和风湿性关节炎，关节积水。缺钙会导致神经兴奋，诱发失眠和肌肉痉挛。

3. 钙的推荐摄入量

中国营养学会提出成年人钙适宜摄入量（AI）是800毫克/日，《中国居民膳食营养素参考摄入量》建议老年人的推荐摄入量（RNI）为800~1000毫克/日。奶及奶制品、豆及豆制品是钙的良好食物来源。

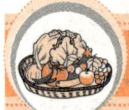# 营养素"搭"对"伴儿"，效果更佳

习惯上，人们认为自己缺乏某种营养素直接补就可以了，比如缺钙，直接服用钙片，岂不知钙的吸收与多种营养素都有关系。维生素D、维生素C等营养素可以促进钙的吸收，而草酸、植酸、膳食纤维等会抑制钙的吸收；铁是锌的拮抗剂，这两种营养素的缺乏经常发生，可如果服用超量的铁，就会加剧锌缺乏问题，而锌缺乏会影响消化功能，食欲变差，易患复发性口角炎。可见营养素是否"搭"对"伴儿"关系着它能否被人体充分吸收、利用。

一些营养素离开它们的协同伙伴后根本就无法发挥效力，比如维生素B_6（吡哆醇），只有在体内转变为吡哆醇-5-磷酸后才能发挥作用，而完成这一转变需要一种酶的参与，这种酶的活性依赖于锌、锰两种元素。也就是说，一旦你的体内缺乏锌和锰，服用维生素B_6补充剂很可能没有效果。有研究显示，给妇女同时补充锌、锰、维生素B_6可以缓解经前综合征。

大量研究结果表明，恰当的营养素组合能提高健康水平，其效果要比补充单一营养素好得多。经典的例子是B族维生素需要共同作用来降低同型半胱氨酸水平。同型半胱氨酸在血液中的水平为疾病风险

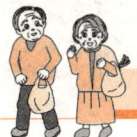

第一章 让父母了解一些必备的营养常识

极准确的预测因素,不但能预测心脏病,还能预测抑郁症、早老性痴呆症、流产、出生缺陷及很多其他情况。想要轻松降低同型半胱氨酸水平,从而降低疾病风险,应当摄入最佳量的维生素 B_6、维生素 B_{12} 和叶酸,加上维生素 B_2、锌、锰和三甲基甘氨酸(TMG)。让孕妇服用叶酸的目的就是降低同型半胱氨酸水平,进而降低出生缺陷的发生概率。

抗氧化营养素之间共同使用效果更佳。人体产生的自由基,食物中的自由基,都能与维生素 E 发生反应,防止其侵害体内的其他细胞和组织。而维生素 E 由维生素 C 循环再生,维生素 C 由谷胱甘肽循环再生,后者由花青素再生。辅酶 Q10、β-胡萝卜素和硫辛酸也在这个过程中起帮助作用。此即为抗氧化营养素的协同作用。维生素 C、维生素 E、β-胡萝卜素、谷胱甘肽、辅酶 Q10、硫辛酸、花青素等,单独使用时有一定的效果,但共同使用时效果更显著。

要知道,每一种营养素的存在都有它的道理,单一营养素是不能满足机体需求的,而且作用也比较差。摄取种类全面的多种维生素、矿物质、抗氧化组合等,才能获得意想不到的效果。

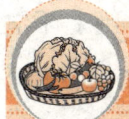

常见维生素之间的协同作用

维生素是维持人体正常生理功能必不可少的有机化合物,有水溶性维生素和脂溶性维生素之分。它们共同的特点是:①既不是构成身体组织的原料,也不提供能量;②只需要极少的量,即可维持正常的生理功能,但绝对不能缺少,否则就会引起疾病;③维生素主要存在于天然食物中,一般无法在体内合成,即使可以在体内合成,合成的数量也非少，无法满足机体需要，因此一定要经常从食物中摄取。

研究发现，机体中各种维生素之间会发生相互作用，可能是协同作用，也可能是拮抗作用，只有保持各种维生素的适当水平、达到平衡状态，避免某种维生素过多或过少，才可以充分发挥维生素的最佳营养功效，维持机体健康水平。

1. 维生素 E 和维生素 A

维生素 E 可以促进维生素 A 在肝脏中的储存，维生素 A 是一种脂溶性长链醇，又称视黄醇，它溶于脂肪和脂肪溶剂，不溶于水。植物中的维生素 A 原（胡萝卜素）通常以酯化醇形式存在，对氧、酸、紫外线都非常敏感，高温下氧化得更快。消化的过程中，胰脂酶水解维生素 A 酯化醇，游离出维生素 A，之后它会被肠黏膜吸收，酯化为视黄醇软脂酸酯；之后随乳糜粒被运至肝脏内储存，等到身体的组织需要维生素 A 时再由肝脏释放出来，经血液运输至其他组织。

维生素 A 主要存在于动物的肝脏、鱼卵、全奶及禽蛋等动物性食品中；维生素 A 主要存在于深绿色蔬菜如菠菜、油菜、雪里蕻、胡萝卜中。

维生素 E 又叫生育酚，是众所周知的抗氧化剂，和硒协同保护不饱和脂肪酸，防止其被氧化破坏，进而维持细胞膜的正常脂质结构与生理功能。所以维生素 E 有抗衰老的作用，是脂肪最好的抗氧化剂。肠道中的维生素 E 可以保护维生素 A，防止其被氧化破坏，促进维生素 A 在肝脏中储存。

维生素 E 广泛分布在含油的植物组织中，尤其是植物种子中的油含量最丰富，每 100 毫升中含 50 毫克生育醇，活性最高的是 α-生育醇。绿莴苣叶、椎橘皮、大豆中都含有维生素 E。

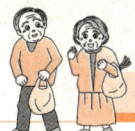

第一章 让父母了解一些必备的营养常识

2. 维生素 B_1 和维生素 B_2

维生素 B_1 和维生素 B_2 对机体能量代谢有协同作用。维生素 B_1 被吸收后，在体内和 ATP 反应生成焦磷酸硫胺素（辅羧酶），它是一种重要的生物催化剂，在糖类氧化的过程中起着非常重要的作用。当人体缺乏维生素 B_1 时，这种酶的活力就会降低，使得糖代谢发生障碍，诱发脚气病。维生素 B_2 在组织中以磷酸酯的形式构成两种辅酶——黄素单核苷酸和黄素腺嘌呤二核苷酸，它们在生物氧化过程中为递氢体，在能量代谢的过程中起着重要的生理作用。

维生素 B_2 缺乏时，会出现舌炎、口角炎、阴囊炎、视模糊等症状。所以，糖含量高的食物需要大量维生素 B_1，高蛋白食物需要大量的维生素 B_2 和维生素 B_6，可见，维生素 B_1 和维生素 B_2 在机体的生物氧化和能量代谢的过程中有协同作用，它们在人体中的需要量和能量代谢有着密切关系，而且彼此保持平衡。

维生素 B_1 和维生素 B_2 是水溶性维生素，不能在体内储存，达到需要量的平衡后，会将多余的排出去。缺乏维生素 B_1 时，辅羧酶的活力会下降，碳水化合物的代谢出现障碍，影响整个机体的能量代谢过程，能量代谢减弱后，维生素 B_2 的利用率会降低，组织中的维生素 B_2 水平下降，尿排出量增高。

维生素 B_1 主要存在于植物的种子和根茎叶中，谷胚中的含量也很高；豆类、坚果、酵母、乳品、蛋黄、瘦肉等均富含维生素 B_1。维生素 B_2 的最好来源是动物性食品，特别是动物肝脏、心、肾的含量较高，蛋黄、奶类的含量比较多；很多绿叶蔬菜、豆类中也含有一定量的维生素 B_2，谷类中则较少。

3. 维生素（B_1、B_2）与维生素 C 协同

维生素 B_1、维生素 B_2 可以促进维生素 C 的合成，因此，当人体中缺乏这两种维生素时，体内的维生素 C 水平会突然下降。维生素 C 参与着机体的代谢过程，主要是羟化反应和还原反应。如类固醇中的羟化（胆固醇变胆汁酸）、色氨酸合成 5-羟色氨酸时，其中的羟化酶都需要维生素 C 的参与。羟化反应的过程中，维生素 C 可以促进组织中胶原的形成。严重缺乏维生素 C 会诱发坏血病，表现出牙龈和、囊周围出血，严重者皮下黏膜会出血，经常伴随着鼻衄、经量过多、便血等症，这些症状和维生素 C 的缺乏影响到胶原正常形成有关。

维生素 C 的来源：鲜果蔬、动物的肝脏。不过维生素 C 对光、热、氧敏感，易被破坏，所以烹调时要避免久煮、接触铜和碱，原料要新鲜，以免维生素 C 大量流失。

4. 维生素 B_1 和烟酸（维生素 B_3）

维生素 B_1 和烟酸在糖类代谢的过程中存在协同关系。维生素 B_1 在糖代谢的过程中起着主要作用，烟酸也参与糖代谢，尤其是果糖的代谢需要的烟酸的量更多，烟酸参与辅酶 I 和辅酶 II 的组成，两种辅酶均为细胞内呼吸氧化系统中的氢载体，参与糖代谢的重要环节。所以，维生素 B_1 与维生素 B_2 之间存在着需要量的平衡，如果体内的 B 族维生素普遍缺乏，只增加维生素 B_1，即只满足糖代谢中对维生素 B_1 的需要，那么在促进了糖代谢的过程中就会加重烟酸缺乏症。烟酸缺乏症主要表现出皮肤、消化器官的代谢失调，如皮肤粗糙、癞皮病、消化系统症状（有口角炎、舌炎、腹泻、食欲不振）等。

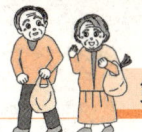

第一章 让父母了解一些必备的营养常识

烟酸广泛存在于动、植物性食物中，通常和维生素 B_1、B_2 同时存在，不过相互比例不一定合适。动物内脏、花生、酵母、谷类中的含量较多。不过谷类中的多以结合形式存在，不易被机体利用。以玉米为主食地区的人易出现烟酸缺乏症。

5. 维生素 C 和叶酸

维生素 C 在叶酸转化中起着重要作用。叶酸进入人体后转变成四氢叶酸才有生物活性。其过程为：叶酸在肠壁、肝及骨髓组织中，经叶酸还原酶催化，以维生素 C 和还原型辅酶Ⅱ为氢供体，先还原成二氢叶酸，之后生成有活性的四氢叶酸，储存在肝脏中。这个过程需要大量的维生素 C。所以，人体缺乏维生素 C 时常常伴随着叶酸缺乏症。

缺乏叶酸常发生巨幼红细胞性贫血，同时伴随着白细胞减少症。四氢叶酸为机体"一碳单位"转移酶系统的辅酶，对氨基酸代谢，核酸、蛋白质的生物合成均有重要作用，四氢叶酸合成不足，就会诱发氨基酸代谢与蛋白质合成紊乱，出现巨幼红细胞性贫血。

叶酸主要存在于绿叶蔬菜中，如菠菜、豆类、各种水果；动物肝、肾、肉、蛋、乳品中含量较多。另外，肠道中的某些细菌也可以合成叶酸，供机体吸收利用。

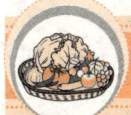

中医谈食物营养：五色、五味、五性

西医在叙述食物营养时分得很细，涉及到蛋白质、脂肪、碳水化合物、各种维生素、各种矿物质、膳食纤维、水等，而中医在介绍一种食物的营养功效时常常会从食物的五色、五味、五性着手，不同颜色、味道、性质的食物，营养功效也不同。

1. 食物的五色

食物的五色包括黄、红、绿、黑、白，与中医五行、五脏相对应：黄色属土，为脾之色；红色属火，为心之色；绿色属木，为肝之色；黑色属水，为肾之色；白色属金，为肺之色。

黄色入脾，能增强脾脏之气，促进新陈代谢，增强脾脏功能和人体免疫力，也可以强化消化系统与肝脏，清除血液中的毒素，让皮肤变得细滑柔嫩。

红色的食物在视觉上能给人刺激，让人胃口大开，精神振奋，因此，红色食物是抑郁症患者的首选食物。同时红色作用于心，能减轻疲劳，激发食欲，令人精神状态变好，增强自信及毅力。

绿色的食物可舒缓肝、胆压力，调节肝、胆平衡。肝为解毒器官，因此绿色食物能清肝解毒。

黑色对应五行中的水，入肾，可以增强肾气，治疗阳痿遗精、腰部酸痛，补亏损。有抗衰老、美容养颜、防癌等作用，而且对泌尿生殖系统大有益处。

白色食物有润肺的功效，能止咳化痰、治虚劳咳血，同时白色给人以干净清爽的感觉，可起到调节视觉平衡、安定情绪的作用。

2. 食物的五味

食物五味包括：酸、苦、甘、辛、咸五种味道。中医认为，酸入肝，苦入心，甘入脾，辛入肺，咸入肾。

第一章 让父母了解一些必备的营养常识

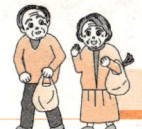

酸入肝：酸味有生津养阴，收敛止汗，开胃助消化的功能。而且还能增强食欲，提升肝功能，提高钙、磷的吸收率。不过过食酸味会伤及筋骨。

苦入心：苦味有清热、降火、解毒、除烦等功能，而且还能抗菌、抗病毒、消炎。不过过食苦味易诱发消化不良。

甘入脾：甘味有补益强壮的作用，气虚、血虚、阴虚、阳虚和五脏虚者均宜摄入甘味食物，能消除肌肉紧张和解毒。不过糖尿病患者应少食或不食甜味食物，以免血糖不稳加重病情。

辛入肺：辛味有舒筋活血、发散风寒的功效，可以促进肠胃蠕动，增强消化液分泌，提高淀粉酶活性；促进血液循环和新陈代谢。不过过食易伤及津液，导致上火。

咸入肾：咸味有润肠通便、消肿解毒、补肾强身的功效，结核、痞块、便秘者均宜食之。但过食易诱发高血压、血液凝滞等症状。

3. 食物的五性

食物的五性，就是指食物的寒、凉、温、热、平五种性质。

寒有清热、泻火、生津、解暑、解毒的功效，适合阳气旺盛、偏热体质或温热病症。常见的寒性食物包括：柚子、柿子、香蕉、苦瓜、荸荠等。

凉有清热、生津、解暑的功效，适合阳气旺盛、偏热体质或温热病症。常见的凉性食物包括兔肉、李子、丝瓜、芹菜、茄子等。

温有温中、散寒、补阳、暖胃的功效，适合偏寒体质、阳虚畏寒或寒凉病症。常见的温性食物包括杏、桃、荔枝、山楂、杨梅等。

热有温中、散寒、补阳、暖胃的功效，适合偏寒体质、阳虚畏寒或寒凉病症。常见的热性食物包括狗肉、桂圆、胡椒、白酒、花椒、桂皮等。

平有开胃健脾、强壮补虚的功效，一般体质及寒凉、热性体质者均可食用。常见的平性食物包括苹果、大豆、葡萄、豌豆、赤豆、黑豆、土豆、猪肉等。

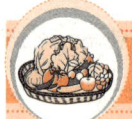 中老年人如何保持膳食平衡

人进入到中晚年后，人体的生理功能、新陈代谢的速度会逐渐变慢；由于牙齿磨损或掉落，咀嚼力变弱；消化系统的唾液腺、胃腺、胰腺的消化酶分泌都会随着年纪的增加而削减；胃黏膜逐渐萎缩；胃肠活动力变弱等，都会削弱消化功能。现代医学研究表明，合理膳食、平衡营养为中老年人饮食的首要准则。

1. 饮食多元化

膳食中的热量、各种营养素要能满足人体所需。即膳食中的蛋白质、脂肪、糖类、维生素、无机盐、微量元素、水和膳食纤维等人体必需的营养素，坚持各种营养素之间的数量平衡，避免有的短少、有的过剩。所以，食物应多元化。任何一种天然食物都不能供应人体必需的全部营养素，因此，多元化的食物是确保膳食平衡的必要条件。

2. 饮食宜清淡

过于油腻的食物不宜被消化吸收，此类食物中脂肪、糖的含量都非常高，诱发肥胖和慢性病。再者，过于油腻的食物还会导致营养不良和胃肠功能失调，影响中老年人对养分的正常吸收。《韩非子》中

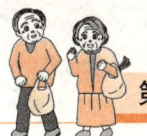

第一章 让父母了解一些必备的营养常识

有记载:"香美脆味,厚酒肥肉,甘口而病行"。因此,中老年人应多吃蔬菜水果,少吃膏粱厚味,以促进身体健康,达到延年益寿的目的。

3. 吃些延年益寿防老抗衰的食物

在确保合理平衡膳食的前提下,中老年人要注意每天吃一定量的含优质蛋白质的食物,如瘦肉、牛奶、蛋、鱼、大豆及豆制品等。适当多吃些有降低血胆固醇作用的食物,如洋葱、蘑菇、木耳、海带、紫菜等,能避免动脉硬化、减少脑血管意外的发生;每天吃些新鲜果蔬,以确保维生素、无机盐、微量元素的供应。还要摄入适量膳食纤维,能预防便秘和心血管疾病;适量服用人参、黄芪、桂圆、山药等抗衰老的药物、食物。

4. 食物不可过咸

"咸走血,多食之令人渴""味过于咸,大骨气劳,短肌,心气抑""多食咸,则脉凝泣而变色"。现代医学研究表明,食盐摄入过多,会增加高血压等心血管疾病发病的发生风险。很多区域的流行病学调查资料表明,高血压的发病率和食盐销售量成正相关。

5. 适量饮水

中老年人体内的含水量逐步降低,不适量增加饮水量,会增加血液黏稠度,易诱发血栓和心、脑血管疾病,进而影响肾脏的分泌功用。中老年人每天的摄入水量应在1500毫升以上。

中老年人如何保持适宜的体重

中老年人身体过于肥胖会增加慢性病的发生风险,而且很多人从40岁后就开始越来越胖,如何控制体重成了中老年人的迫切想要知道的事。肥胖者体重过大,耗氧量较正常人增加30%～40%,患者疲乏、少动、嗜睡、呼吸运动度减弱、换气障碍,产生二氧化碳潴留与缺氧,会发生紫绀、继发性红细胞增多、肺动脉高压、肺心病、睡眠呼吸暂停综合征,睡眠呼吸暂停甚至会发生猝死。此外,中老年肥胖还会增加冠心病、高血压、糖尿病、脂肪肝的发生几率。说到这儿可能有人会问,既然肥胖对身体的危害这么大,是不是中老年人越瘦越好?其实不然。

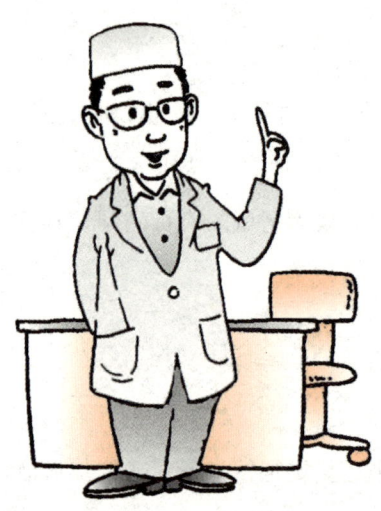

《2016中国居民膳食指南》认为,对于成年人而言,身体质量指数BMI<18.5kg/m² 为营养不良的判断标准,随着年龄的增长,老年人的骨质疏松的发生几率会增加,脊柱弯曲变形,身高也会比年轻的时候缩短,体内的脂肪组织却有所增加,导致BMI相应升高。国外有研究表明,BMI低的老年人的死亡率和营养不良风险增加,生活质量下降。

可见,只有适宜的体重对身体健康才是最有益的。平时监测体重,一定要使身体保持在适宜的稳定水平,如果没有主动采取减重措施,和

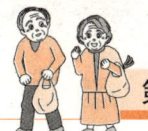

自身前一段时间的体重相比,体重在30天内降低5%以上,或6个月内降低10%以上,要引起高度注意,到医院做必要的检查。

中老年人的牙齿和消化吸收过程都较年轻人差一些。体重过低,消瘦虚弱的老年人在积极治疗的过程中可以通过加餐、增加运动量的方式来改善。

此外,有的中老年人在电视或广播中接受了一些医学和营养学知识后,由于知识不系统,加上理解不到位,使得他们的潜意识中形成"这个不能吃那个不能吃"的概念,导致他们过于严格控制自己的饮食,过多依赖保健品,时间久了,甚至出现了营养不良。想要增加体重,建议此类中老年人到正规的医院咨询营养师和医生,纠正错误观念,平衡膳食,适量运动,以维持健康体重。

吃素的人如何做到营养均衡

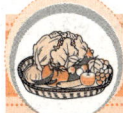

素食俗称吃素,这种生活方式流传已久。吃素的方式因地因人而异,可分为全部食用植物制品的净素食、植物性食物和乳制品同食的乳素食、植物性食物和适量奶蛋同食的乳蛋素食三种类型。

在我国,吃素者多为出家人,或是受佛教和道教的传统影响而吃素。有时,人们还将素食和长寿联系在一起,认为素食能颐养身心、延年益寿。现代营养学和医学研究认为:长期吃高脂肪、高蛋白、高热能的饮食会诱发高脂血症、糖尿病等。同时,近年研究发现,很多植物性食物除了含已知营养素外,还含有类黄酮、多糖、多酚等化合物,有助于维持人体内环境平衡。不过有人曾对某地群居的净素食老人进行营养调查,发现因长期蛋白质摄入不足,缺铁性贫血的发生率较高,多数老人都出现了营养不良的症状。由此可见,老人的热能需要量虽然较低,但是蛋白质和其他营养素的供给不能满足营养需求,会影响健康,甚至产生严重后果。所以,崇尚素食的中老年人想要做到营养平衡、体格健壮,应注意以下几点。

1. 每餐都要吃谷物食品

无论是素食者还是其他人群,谷物是膳食中的关键部分,对于素食者而言,每餐都要吃米饭、面食等主食,每餐不少于100克,不足部分可利用茶点补足。

素食者比普通人摄入的谷物量要多些,选购食物,应当注意加工精度,尽量避免购买精制米、精白粉;选购全谷物食物,如小米、嫩玉米、燕麦等。

每餐至少吃1次全谷物或杂豆类:全谷物食物由于加工精度较低,口感较差,不易被接受,要进行合理烹调或与其他食材搭配食用,进而改善其感官影响。如全麦馒头、八宝粥等。

2. 豆类营养价值高

发酵豆类营养足:发酵制品以大豆为主要原料,经过微生物发酵而成的豆制品有腐乳、豆豉、酸豆浆、豆瓣酱、酱油等,发酵豆制品在制作的过程中,由于微生物的生长繁殖,能合成少量维生素B_{12},豆制品的固有风味越好,维生素B_{12}的合成越多。

豆类谷类巧搭配:大豆蛋白质中富含赖氨酸,缺乏蛋氨酸;谷类蛋白质中的赖氨酸含量较低,蛋氨酸含量丰富。将大豆和谷类搭配食用,能发挥蛋白质的互补作用,比如大米和豆腐同食、豆包、绿豆大米粥

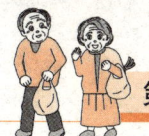

第一章 让父母了解一些必备的营养常识

等。豆类和其他蔬菜搭配也能丰富其营养元素，比如，豆腐菌菇汤、家常豆腐（豆腐、胡萝卜、木耳）、豆腐烧海带等。

3. 如何选择食用油

人体对必需脂肪酸的需求量比较高，建议人们经常变更不同种类的食用油，如豆油、菜籽油、橄榄油等都是不错的选择。不同的植物油中的不饱和脂肪酸的含量也是不同的。不饱和脂肪酸含量越高，食用油越不耐热，越易被氧化。烹调的时候可以根据所需温度、耐热性来选择食用油，以防植物油氧化。

吃素的人容易缺乏 n-3 多不饱和脂肪酸，所以在选择食用油的时候要注意选择富含 n-3 多不饱和脂肪酸的食用油，如亚麻籽油、豆油等。

4. 新鲜果蔬不可少

有些吃素的人并不喜欢吃水果，岂不知新鲜水果中的营养元素对于素食者来说至关重要。适当吃些水果能补充多种维生素、矿物质，但也不宜过食水果，以免增加胃肠负担。

海藻类和菌菇类还是不能少的，海藻类的碳水化合物中海藻多糖和膳食纤维各占50%，海藻富集微量元素的能力非常强，所以含有丰富的矿物质。海藻中富含长链 n-3 多不饱和脂肪酸，非常

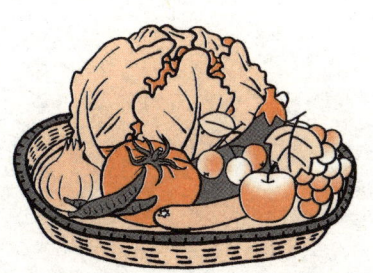

适合素食者食用。菌菇类中富含的营养成分有益于人体健康，这些成分大大提升了菌菇的食用价值，如蛋白质、糖类、膳食纤维、维生素、矿物质、菌多糖等。

5. 食物多样化很重要

虽然素食者的食物选择有限制,但仅仅是新鲜果蔬、谷类、薯类的种类就数不胜数,懂得合理搭配,不挑食,不偏食非常重要。豆类、薯类、谷类都是蛋白质、不饱和脂肪酸、维生素、矿物质的良好来源。

第二章 帮助父母建立起健康饮食观念

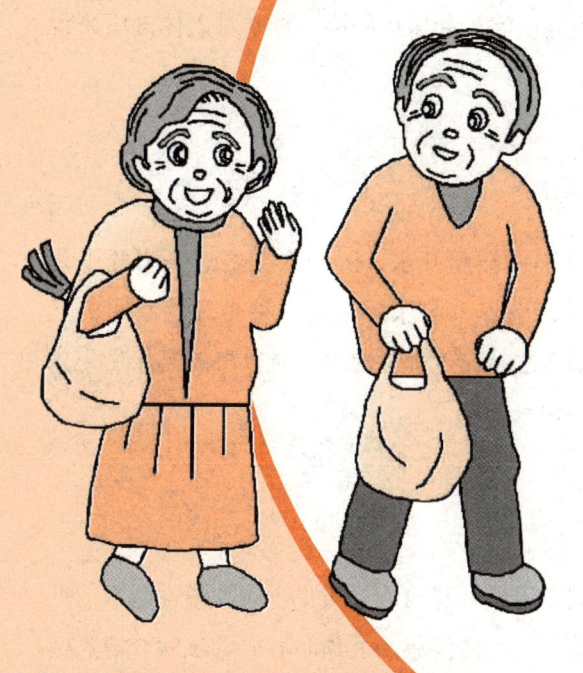
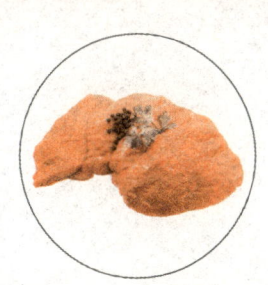
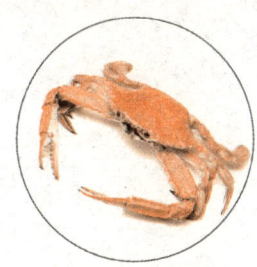
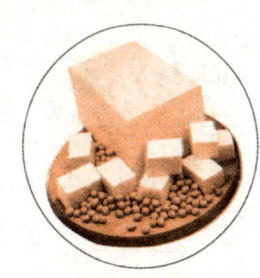

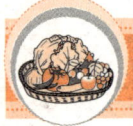 晨起一杯水，身体更健康

水是人类生存的必需物质，有实验结果表明：一个人不吃东西只喝水能维持生命30~40天；如果断了水，最多活3~5天。由此可见，水对人类来说甚至比食物更重要。清晨起床后的第一杯水对人体健康来说很重要。

1. 弥补生理缺水的状态

清晨起床后最好是空腹喝一杯温开水，因为人在经过一夜睡眠之后，身体消耗了大量的水分、营养，起床后处在一种生理性缺水的状态。若很快就进食早餐，则无法补充生理性缺水。所以早晨起床后先别急着吃早餐，要立即喝上一杯水。

2. 稀释血液，活跃机体

早起饮一杯温开水，能很迅速稀释血液，纠正夜间高渗性脱水。此外，水中的钙、镁元素还有益于身体健康，能预防心血管疾病。清晨起床后饮水还可以刺激胃肠蠕动，湿润肠道，软化大便，促进大便排泄，防治便秘。此外，起床后喝的水会很快被肠黏膜吸收进入血液，可有效地增加血溶量，稀释血液，降低血液稠度，促进血液循环，防止心脏血管疾病的发生，让人的大脑迅速恢复至清醒状态。

3. 第一杯水不能过"量"

不过要注意一点，晨起喝水不能一下子喝得太多，以不超过200毫

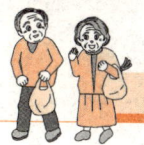

第二章　帮助父母建立起健康饮食观念

升为宜,有的人喝 100 毫升就足够了,水量应当因人而异。这杯水不能急饮快饮,而是要小口小口地慢饮,以喝完后感觉到舒畅不胀,跑、跳时腹内没有"咚咚"的水声为宜。特别是对于胃本来就不太好的人来说,最好喝 100 毫升左右,喝多了反而会增加胃的负担。中医认为,早晨起来过量饮水,易引起水湿内停,阻碍气机。

4. 第一杯水不能过"凉"

有的人喜欢早上起床后喝从冰箱里拿出来的冰水,认为这样的水冰爽提神,而且我们经常会看到影视中的角色有这样的习惯,尤其是欧洲人。然而事实上,这种做法并不适合东方人的体质,因为早晨是身体阳气升发的时候,喝冰水有损阳气,久而久之会导致身体虚弱。

经过一夜睡眠之后,胃肠已经排空,过冷或过热的水都会刺激胃肠,诱发胃肠不适。早晨起床后喝上一杯和室温相同的开水效果是最佳的。天冷的时候可以喝杯温开水,能减少对胃肠的刺激。研究表明,煮沸后冷却到 20℃ ~25℃ 的白开水有特异的生物活性,容易透过细胞膜,促进新陈代谢,提升人体的免疫功能。一般来说,习惯喝温、凉开水的人,体内的脱氧酶的活性通常较高,新陈代谢的状态也比较好,肌肉组织中的乳酸积累减少,不易感到疲劳。头天晚上晾开水时一定要加盖,否则开水在空气中暴露的时间太久会失去活性。

5. 饮料不宜作为第一杯水

清晨第一杯水最好是和室内温度相同的凉开水或是温开水,不宜喝果汁、可乐、汽水、咖啡、牛奶等饮料。汽水、可乐等碳酸饮料中多含有柠檬酸,在代谢的过程中会加速钙的排泄,降低血液里面钙的含量,久而久之会诱发缺钙。有的饮料有利尿作用，清晨饮用不禁不能有效补充机体所缺的水分，还会增加机体对水的需求，加重体内缺水。

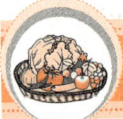 饭前喝碗汤，不用开药方

清·李光庭在《乡言解颐》中提到："村谣曰：吃饭先喝汤，不用请药方；萝卜上了街，药方把嘴撅。"可见，饭前喝汤是中国人的饮食习惯。

1. 饭前喝汤好还是饭后喝汤好

"饭前喝汤，苗条又健康"等民间说法一直备受大众青睐，因为饭前喝汤能增强饱腹感，有减肥的作用。国外有研究显示，饭前喝汤可以减少用餐时15%左右的食物摄入量，此外，胃内提前先有些水分，食物进入胃内会膨胀，饱胀感更不容易让人吃过量的食物。

不过也有人表示担心，因为饭前喝汤会冲淡胃液，有可能会影响到进食正餐时的消化过程。这也并不是没有道理，但针对的是胃液本就不足，且饭前大量喝汤的人来说的，一般而言，饭前少量喝汤并不会影响到正常的消化过程。一般中、晚餐前以喝半碗汤为宜，而早餐前可适当多些，这是因为一夜睡眠后，人体水分损失较多，需要补充水分。

食物从口腔、咽喉、食道到胃，犹如一条长长的通道。吃饭前先喝几口汤，或是进点儿水，就会促使胃等器官分泌消化液，这就给胃的后续"工作"铺平了道路——食物便可顺利通行，干硬食物就不会刺激损伤消化道黏膜了。吃饭时进点汤水也是有益的，因为这有助于食物的稀释和搅拌，从而有益于胃肠对食物的消化和吸收。

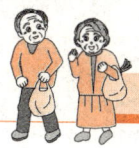

第二章 帮助父母建立起健康饮食观念

如果饭前不喝汤，吃饭时不进汤水，饭后会由于胃液的大量分泌而导致体液过多丧失，进而产生口渴感，此时才去喝水，反而会冲淡胃液，影响到食物的消化、吸收过程。

饭前喝汤可以让胃内食物充分贴近胃壁，增强饱腹感，从而抑制摄食中枢，降低人的食欲。有研究表明，餐前喝一碗汤，可以让人少吸收100～190千卡的热能。饭前喝汤的速度不能太快。慢速喝汤会给食物的消化吸收留出充足的时间，感觉到饱时，就是吃得恰到好处的时候。如果喝汤的速度过快，等到你意识到饱时，很可能摄入的食物已经超过了需要量。

慢性萎缩性胃炎、胃溃疡、胃下垂的患者，并不适合在饭前喝太多的汤。因为相比健康人，他们胃酸分泌较少，如果饭前汤水摄入过多，就会冲淡胃液，进一步影响食物的消化，引发胃部不适，从而加重病情。

2. 哪些汤品更有益于人体健康

冬季时，桂圆、鹿茸、羊肉等温补的汤类食品，有很好的滋补作用，不过阴虚火旺者不宜食用；炎热气候夏季最好选择肉汤、骨汤或萝卜、白菜、冬瓜、绿豆、蘑菇等素汤。阴虚火旺者可以选择莲子、百合、山药等食材煲汤；肥胖者尽量避免用高脂肪、高热量的食物做汤料，如肥鸭、排骨等，用它们煲汤时，最好在炖汤的过程中将多于油脂撇出来。活鱼、虾、去皮的鸡或鸭肉、兔肉、冬瓜、萝卜、丝瓜、蘑菇、紫菜、海带、绿豆芽等，都是非常不错的低脂汤料，可以多选用一些。

3. 常见的喝汤的误区

误区一：刚煲好的热汤更好。刚煲好的汤很烫，但是有很多人喜欢喝这种特别烫的汤，觉得喝下去更暖胃暖身。其实，人的口腔、食道、胃黏膜只能忍受60℃的温度，超过此温度会造成黏膜烫伤，甚至出现消化道黏膜恶变，所以50℃以下的汤更为适宜。

误区二：喝汤不吃料。有人做过这样的试验，将鸡、鸭、排骨等高蛋白汤料放入锅中煲6小时后，虽然汤汁看起来很浓，可里面的蛋白质仅溶出6%~15%，有85%以上的蛋白质仍然留在汤料中，也就是说，不管你的汤煲多久，里面的营养物质也不能完全溶解在汤内，因此喝汤后还要适当吃些肉类。

误区三：汤泡饭更好消化。食物在咀嚼的过程中被唾液湿润、包裹，唾液中含有大量的消化酶，有助于食物的消化和吸收，对健康大有益处。可能有人会说了，既然饭前喝汤是为了润滑肠道，那么吃汤泡饭是不是更省事儿呢？当然不是。因为干饭经过汤的浸泡后会饱含水分，虽然容易下咽，但却大大减少了咀嚼的次数，甚至直接将其快速吞咽下去，这样一来，势必会加重胃部负担，诱发胃病。

误区四：单料煲汤更美味。要知道，没有一种食材含有人体所需的所有营养素，单料煲汤，即使有着独特的味道，也会缺少人体不能自行合成的多种维生素、矿物质、氨基酸等，最好取几种动物和植物性食物混合煲汤，不但能让鲜味叠加，而且能让营养更加全面。

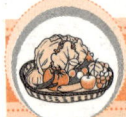 饮食有节，健康才能有保障

近年来，老年医学专家研究表明，中老年人限制饮食的摄入量对健康长寿来说非常重要。随着年龄的增长、体力活动的减少，中老年人体内的基础代谢率会逐渐下降。如果仍然和年轻的时候吃得一样多，对身

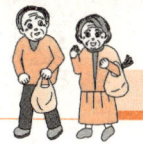

第二章　帮助父母建立起健康饮食观念

体健康不利。

人在饥饿时，最想做的事情就是大吃一顿；而在口渴难忍时，最想做的就是喝一大杯水。这几乎是所有人的感受，不过，想做并不损害健康，真做就危害身体了。

《新唐书》中有这样一段记载："大历中，出瞿塘，下江陵，溯沅、湘以登衡山，因客耒阳。游岳祠，大水遽至，涉旬不得食，县令具舟迎之，乃得还。令尝馈牛炙白酒，大醉，一昔（夕）卒，年五十九。"这段文字其实描述的是杜甫之死。具体的情形是，当时杜甫出四川沿水路前往郴州投奔亲戚，途经耒阳的方田驿时遭遇大水，杜甫被困了很多天。好在天无绝人之路，大水退去，耒阳县的聂县令救了他，并派人给饥肠辘辘的他送去香喷喷的烤牛肉外加一坛白酒。面对这样的美味佳肴，快要饿疯的杜甫一顿暴食狂饮。可是，诗圣此时的消化系统承受不了如此突如其来的"重负"，当天夜里倒下后再也没能起来，史称"饫死耒阳"。

杜甫是不是这样死的尚待确定，但可以肯定的一点是，在渴极饿极的时候暴饮暴食肯定会对健康造成影响。药王孙思邈在《千金要方》说道："不欲极饥而食，食不可过饱；不欲极渴而饮，饮不欲过多。饱食过多，则结积聚；渴饮过多，则成痰。"可见，暴饮暴食对身体的危害是不容忽视的。

1. 暴饮暴食易诱发胃病

人在过渡饥饿时，胃肠处在收缩状态，消化、容纳的能力都有一定限度。若此时一次摄入过量的食物，特别是吃油腻、不易消化的食物，会对胃肠道产生直接危害，加重胃肠道负担，长期如此，会出现腹痛、腹泻、恶心呕吐等症状，进而引发胃扩张、胃下垂、胃肠炎等疾病。

2. 暴饮暴食易诱发肥胖

长期的暴饮暴食最大的危害就是体型越来越肥胖。现代人中,喜欢吃高脂肪、高蛋白食物的居多,岂不知这些食物是很难被消化的,多余的"营养物质"堆积于体内,会诱发肥胖和一系列的富贵病。肥胖是心血管疾病、高血压、糖尿病、脂肪肝、动脉硬化、胆囊炎等症的重要诱因之一,再加上由此带来的并发症多达上百种,对人体健康的危害非常大。

3. 暴饮暴食易诱发老年痴呆

暴饮暴食后,本该输送至脑部的血液大部分流向胃部帮助消化,这样一来,大脑的反应就会变得迟钝,从而加速大脑衰老。久而久之,人就会处在疲劳状态,昏昏欲睡,没精神,到了中老年后还会增加患痴呆的几率。有研究结果显示,约有30%~40%的老年痴呆患者年轻时存在长期饱食的习惯。

4. 暴饮暴食易诱发癌症

暴饮暴食会使抑制细胞癌化因子的活动能力降低,增加患癌几率。多数癌症患者都存在暴饮暴食的现象,所以,想预防癌症,一定要拒绝暴饮暴食,做到饮食有节。如果实在太饿,可以先喝杯水或吃点小点心。

5. 渴了才喝水易肥胖

饮水也是有大学问的。很多人都没有按时喝水的习惯,常常是感觉

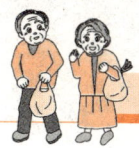

第二章 帮助父母建立起健康饮食观念

到口渴了，才喝上一大杯水。岂不知，等你感觉到口渴的时候再喝水，说明你的健康已经出现了问题。当细胞缺水时，它会拼命锁住水分，减少排尿，长此以往，造成水钠潴留。另一方面，长期缺水会导致体内水液缺少。等到人体组织细胞处于脱水状态时，用于燃烧脂肪的细胞内部的化学反应就会减缓，代谢失调，脂肪、糖类不易代谢掉，储存在体内，就会诱发肥胖。

渴了才喝水易导致食欲机制紊乱。很多人渴的感受已经不敏感，渴、饿不分，明明身体发出了渴的信号，自己却以为是饿了。按时小口徐饮，饱食中枢就会传递给你饱的信号，能防止饮食过量和肠道功能紊乱。

口渴难耐的时候狂饮对健康的危害也是很大的。极度饥渴时，人体的心肺功能、肾脏功能会减弱，如果在这个时候大量饮水会增加心肾负担。而水进入胃内后能迅速被吸收至血液，让血液量突然增多，会增加心脏和肾脏的工作量。由于水分不能及时被代谢掉，血液就会被稀释，出现心慌气短，疲乏无力，出汗和排尿增多等，影响正常的工作和休息。

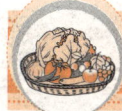

三餐定时定量，脾胃健康身体棒

一日三餐是正常生命活动的需求，因为白天要进行一系列的活动和学习，需要大量的热能供应身体的需求。一般而言，胃排空食物大概需要3~4小时，也就是说，进食后4个小时左右就会觉得饿了，又该进食了。如果到了该进食的时候不进食，就会感到饥饿，头昏眼花。

三餐定时可以让肠胃养成正常的运作习惯，餐前1小时一定要避免吃零食，防止影响食欲和正餐摄取量。即使你想要增肥，也要以三餐为主要的营养和热量摄取来源。

一日三餐要将食物进行合理分配，一般以能量作为分配一日三餐进食量的标准，早餐所提供的能量占全天总能量的25%～30%，午餐占30%～40%，晚餐占30%～40%，可根据职业、劳动强度和生活习惯进行适当调整。

早餐的营养要充足，因为早餐距离前一天的晚餐的时间长达12个小时，体内储存的糖原已经消耗殆尽，要及时补充，防止出现低血糖；午餐要吃好，经过一上午紧张的工作、学习之后，通过早餐获得的能量、营养不断被消耗，要及时补充，为下午的工作、学习提供能量，所以午餐在三餐之中起着承上启下的作用；晚餐应适量，若晚餐摄入的食物过多，血糖与血液里面的氨基酸的浓度就会增高，促进胰岛素的分泌量增加，通常来说，人在夜间的活动量较少，能量消耗较低，多余的能量会在胰岛素的作用下合成脂肪储存在体内，导致体重逐渐增加，最终诱发肥胖。所以晚餐不能吃得太多，而且要以低脂肪、易消化的食物为主。

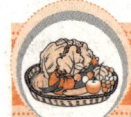早餐很重要，不吃危害大

经过一夜的睡眠，晚餐的营养已经消耗得差不多了，因此早餐一定要营养丰富。早晨起床后，人的肠胃兴奋度不高，所以早餐的量不宜太大，合理的早餐应该有干有稀，有主有副。现代人早餐最主要的问题就是太单一。尤其是中老年人，普遍的早餐就是豆浆+油条，豆腐脑+油条，或者干脆来个大煎饼，碳水化合物为主，适当加些蛋白质，但却缺

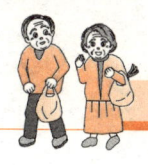

第二章　帮助父母建立起健康饮食观念

少果蔬，缺乏维生素的摄入。早餐最好配些水果、蔬菜，以达到各种营养素的平衡。

经过一夜睡眠，刚起床的时候胃的消化能力还未恢复，如果起床后立即吃东西，食物往往不能被完全消化，进而影响营养物质的吸收，不利于人体健康。早餐时间不宜过早，进食的速度也不宜过快，高血压患者更不能匆匆忙忙地吃早餐，防止增加身体的应激反应。

1. 不吃早餐的危害

现在有很多人晚上不睡，早上不起，早餐随便应付甚至不吃，这种做法是错误的，早餐不仅要吃，还要吃好。既然早餐对人体健康这么重要，那么不吃早餐会对人体产生哪些危害呢？

易患胆结石：人早上醒来之后，胃会习惯性蠕动，只有吃过东西之后，胃才会努力工作，将食物分解，将养分分配给各个器官。不吃早餐，胃照样蠕动，不给它补充东西，胃内就只剩下胃酸了。胃酸刺激胃壁不仅会损伤胃黏膜，还会使胆汁里面的胆固醇大量析出、沉积，时间久了，就会患上胆结石。

易形成血栓：美国的心血管专家提出警告：不吃早餐，胃内没有食物营养的人血液会形成过量 B 型血栓球蛋白，导致血液凝固，增加心肌梗死的发生几率。不吃早餐者，血小板易黏稠和凝集，尤其易形成血栓。

造成低血糖：经过一夜睡眠之后，体内的营养消耗殆尽，血糖浓度处在偏低的状态，如果此时不吃或少吃早餐，则无法及时充分补充血糖浓度，上午会表现出头昏心慌、四肢无力、精神不振等症状，甚至发生低血糖休克，影响正常生活和工作。

易便秘：三餐定时的情况下，人体会自然产生胃结肠反射现象，简而言之即促进排便。如果长期不吃早餐，易造成胃结肠反射作用失调，最终诱发便秘。

易诱发肥胖：一旦意识到营养缺乏，最先消耗的是碳水化合物和蛋白质，最后被消耗的才是脂肪，因此，不要认为自己不吃早饭有助于脂肪的消耗。反之，不吃早餐会使午餐和晚餐吃得更多，不能瘦身反而易诱发肥胖。

易影响智力：不吃早餐的人的大脑会由于营养、能量不足而无法正常发育或运作，时间久了就会妨碍记忆力与智力的发展。

不吃早餐者的共性：皮肤干燥、起皱，有些还存在贫血症状。由于身体缺少了一次能量供给，所以会动用体内储存的糖原和蛋白质，在这种情况下会加速衰老。

2. 不宜吃的早餐

"回锅"早餐：很多家庭在做晚饭时会多做一些，等到第二天早上给孩子、家人做炒饭，或者干脆直接将剩下的饭菜热一下。虽然这样的早餐做起来方便，味道也不错，但却忘记了吃剩的菜肴经过一夜已经产生亚硝酸盐，吃下去易产生致癌物，危害人体健康。把剩余的食物做早餐，一定注意保存好，防止其变质；从冰箱里拿出来的食物一定要热透。

速食早餐：如今各种西式快餐风靡全国，包括汉堡包、炸鸡翅等，方便快捷，味道也不错，而且现在很多快餐店也提供了专门的早餐，如汉堡包加咖啡或牛奶、红茶等。但是这种高热量的早餐易诱发肥胖，油炸食品长期食用也会危害身体健康。用西式快餐当早餐，午餐晚餐一定要选择低热量的食物。此外，西式早餐还存在营养不均衡的问题，热量较高，可却缺乏维生素、矿物质、纤维素等营养。选择西式快餐做早餐

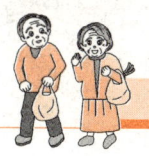

第二章 帮助父母建立起健康饮食观念

时应搭配水果或蔬菜汤等,以维持营养均衡,确保各种营养素的摄入充足。还要避免长期食用。

传统风味早餐:油条、豆浆是传统的风味早餐,很多人是从口味上习惯这种早餐的。油条是经过高温油炸的食品,和煎饺等一样都属于油脂偏高的食物,而且食物在经过高温油炸后,营养素被大量破坏,同时产生致癌物。油条的热量比较高,油脂难消化,再加上豆浆属于中脂性食品,这样的早餐组合的油脂量是超标的,不适合长期食用。早餐一定要有蔬菜或水果,豆浆加油条的吃法最好少吃,1星期不宜超过1次,当天的午餐和晚餐要清淡,不宜再吃炸、煎、炒的食物,同时注意补充蔬菜和水果。

零食早餐:有的中老年人觉得做早餐太麻烦,儿女孝顺,给自己买来各种零食,如雪饼、饼干、小蛋糕等,用零食来代替早餐,既美味又方便。岂不知这种做法是非常不科学的。零食多数属于干食,对于早晨处于半脱水状态的人体而言不利于消化和吸收。而且饼干、蛋糕等零食的主要原料是谷物,虽然可以短时间内为人体供应能量,但很快就会让人再次感到饥饿,临近中午时血糖水平显著下降,早餐吃零食易诱发营养不良,导致体质下降,为各类疾病的发生埋下隐患。

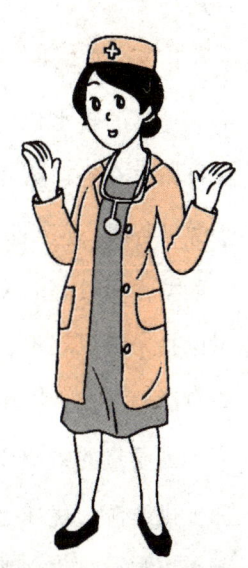

运动型早餐:有的中老年人有晨练的习惯,晨练的过程中在路边看到了自己喜欢吃的早餐就买来边走边吃,手动,脚动,嘴动,全身运动,岂不知这样边走边吃对肠胃健康非常不利,不利于消化吸收。此外,街头食品一般存在卫生隐患,可能导致病从口入。如果选择街边摊早餐,一定要注意卫生,而且最好买回家或到单位吃。尽量避免在上班的路上吃早餐,防止损害健康。

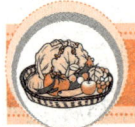 午餐种类全,保证质与量

午餐的主食量要大些,副食的种类要多些,肉类、蛋类、豆类、蔬菜类最好都有。"午餐要吃饱"指的是午餐的量要充足,因为午餐有承上启下的作用,要补偿一上午对早餐的消耗,还要为下午的活动储备能量。

1. 午餐要保证质与量

足够的碳水化合物:午餐占全天能量的35%～40%,午餐的碳水化合物要充足,这样才可以提供脑力劳动所需的糖分。碳水化合物主要来源于谷类,应当选择淀粉含量高的谷类,如米饭、面条等,尽量避免吃蔗糖含量较高的食物,如甜食、饮料等,不宜作为主食。午餐的主食可以是米饭、谷类,搭配粗粮就更好了,如此可让下午的血糖更稳定,释放缓慢,使大脑中的糖来源更持久。

高质量的蛋白质:蛋白质能增强机体免疫力,稳定餐后血糖,为人体提供能源。优质蛋白质的主要来源有肉类、鱼类、豆及豆制品等。不过由于某些高蛋白质食物中脂肪的含量较高,所以应当控制好摄入量,最好选择脂肪含量少的豆制品、鱼类。有的中老年人认为吃蛋白质含量丰富的食物营养更丰富,于是摒弃主食,岂不知午餐时刻意少吃米饭等主食,身体需要的主食不足时,会相应地多吃肉类或油腻食物,更易诱发肥胖。

维生素、纤维素不可少:维生素、纤维素的来源主要是水果和蔬

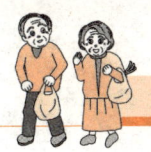

菜,所以一定要保证摄入足够的水果和蔬菜,可以吃盘蔬菜沙拉,在一盘菜中吃到多种蔬菜。

2. 警惕饮食误区

避免过于辛辣的食物:随着川湘菜馆遍及全国,越来越多的人喜欢吃辛辣菜肴,虽然被辣得眼泪横流也还是吃个不停。辣椒中富含维生素C、纤维素,热量较低,且辣椒中还含易被人体吸收的胡萝卜素,有护眼作用。但是,太辣的食物不适合胃溃疡者食用。吃得太多易导致食道发热,破坏味蕾细胞,甚至导致味觉丧失。

用面条当午餐:有的人喜欢吃面条,常常用面条当午餐,虽然很方便,但蛋白质、脂肪、矿物质、维生素等却发生了缺乏。而且只吃面食会变得容易饿,因为碳水化合物消化得快。如果吃面条,也应当配些菜类、蛋类或牛肉等。

中午喝杯酒:很多中老年人(尤其是中老年男性)中午有喝酒的习惯,其实这种做法不利于健康。中午喝酒,酒精会对大脑产生强烈的麻痹作用,若一次较多饮酒,会让人的意识在很长一段时间内处在混乱状态,不能控制自己的情绪和行为。

快餐更省事:有的中老年人的儿女不在身旁,自己不愿意做饭,就在外面吃些价格低廉的快餐,由于味道一般,很多时候吃饭更像是"例行公事",迅速地吃完后就擦擦嘴回家了。要知道,进餐速度太快是不利于机体对食物的消化、吸收的,而且会加重胃肠负担,用餐时间应不低于20分钟,不超过1小时,这样既能保护胃,又能充分吸收食物中的营养物质。

晚餐早而少，清淡为先决

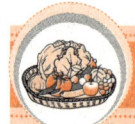

古语有云："饱食即卧，乃生百病。"意思就是说，晚餐要吃的早一些才有益于健康。人体的排钙高峰期在进餐后的4~5小时，如果晚餐吃得太晚，排钙高峰期到来时人已经上床睡觉，尿液停留于输尿管、膀胱、尿道中不能及时排出，尿内的钙易沉积，时间久了易形成结石。一般而言，晚餐最好安排在下午6点左右。

1. 晚餐少吃能安眠

如果长期晚餐吃得过饱，会刺激胰岛素大量分泌，导致胰岛素细胞提前衰竭，进而埋下糖尿病的祸根。和午餐相比，晚餐尽量少吃一些。因为夜间的活动量较少，需要的营养物质也比较少，晚餐过饱可能会因为撑着难以入睡，也可能因为营养过剩而诱发肥胖，给慢性病埋下隐患，如高血压、高血脂、糖尿病等。此外，晚餐过饱会导致胃胀，对周围器官产生压迫，胃、肠、肝、胆、胰等器官会在餐后的紧张工作中传递信息给大脑，让大脑变得活跃，同时扩散至大脑皮层的其他部位，诱发失眠。

2. 晚餐宜清淡

晚餐宜清淡，选择脂肪少、易消化的食物，最好选择面条、米粥、鲜玉米、豆类、素馅包子、小菜、水果拼盘等。有研究表明，晚餐经常吃荤食的人比吃素的人的血脂高2~3倍，碳水化合物能在人体内产生

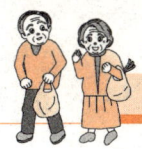

第二章　帮助父母建立起健康饮食观念

更多的血清素，进而起到镇静安神的作用，对失眠者来说大有益处。偶尔在进餐时喝一小杯红酒也是非常不错的。

3. 注意食物的搭配

注意食物的粗细、干稀、荤素、冷热的搭配。食物搭配和营养均衡有着密切关系，对于每一餐而言，一碗方便面只能提供油脂和少量蛋白质以及碳水化合物，因此，最好配上一份水果、一份肉类或豆制品，以补充充足的蛋白质、维生素、纤维素；对于一天饮食的选择，如午餐吃了汉堡、炸鸡，晚餐就要吃些清淡的食物，特别是蔬菜。

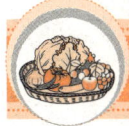 **合理搭配，不偏食、不偏嗜**

现在很多人都很重视营养问题。有这么一类人，只要听说某种食品多吃无益，就一口也不再吃。而只要听说某种食品有益于益寿延年，就拼命多吃，天天吃，顿顿吃。还有另外一类人，喜欢吃的，大吃特吃，不爱吃的，挑挑拣拣。这些习惯好不好呢，自然是不好的。比如鸡蛋含有较多的蛋白质，但胆固醇也比一般食物要高，鸡蛋吃得太多，蛋白质是增加了，但胆固醇也多了，就可能促使动脉发生硬化；新鲜的蔬菜水果维生素C含量较高，肉食中则没有这种营养素，只喜欢吃肉类，不吃蔬菜，很容易引起维生素的缺乏，从而引起牙龈出血、甚至是坏血病等相关病症。因此，只有不偏食、不偏嗜，各种食物都吃，身体才容易得到全面的营养。对于偏食的概念及危害相信很多人都不陌生，但是偏嗜有什么危害呢？

1. 口味偏甜

有的人偏嗜甜食,却不知道甜蜜之中隐藏着健康隐患。糖是家庭必备的调味品,能使菜肴变得更加鲜美,能提高菜肴的营养价值,让成品的表面变得光滑,加热之后呈现出金黄或棕黄色。适量的糖分能提高血糖水平,为人体供能,节约肌糖原损耗,减少蛋白质、脂肪酸的功能比例,缓解疲劳。

糖能让菜肴变得甘美可口,还能去除苦味和腥味,而且有一定的解腻作用。但是过量摄入糖会导致龋齿,诱发肥胖、糖尿病、动脉硬化症、心肌梗塞,促进乳腺癌等癌症的发生。糖尿病、肝炎患者尽量少摄取。

2. 口味偏咸

咸味是大众口味,有"百味之王"之说。约5000年前的黄帝时期,食盐已被认识和食用了。一般菜肴、加工食品中都应用了盐,能使其滋味浓郁、适口。

食盐有增鲜味、解腻、杀菌防腐的功效,其主要成分是氯化钠,每天摄入一定的盐能保持新陈代谢,调整体液与细胞间的酸碱平衡,促进人体生长发育。此外,加碘盐还有益于甲状腺的健康。经常用淡盐水漱口,不但能防治喉咙疼痛、牙齿肿痛等口腔疾病,还能预防感冒。清晨起床后用淡盐水漱口能预防口腔疾病。

盐虽然是日常生活中不可或缺的调味品,缺少它会饮食无味、浑身软弱无力,可如果长期摄入过多,偏嗜咸味食物,则会加重肾脏负担,还会增加高血压的发生几率,影响健康。每天盐的摄入量不宜超过 6 克。

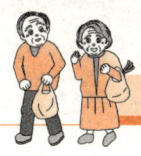

第二章 帮助父母建立起健康饮食观念

3. 口味偏酸

比如醋。有的人"无醋不欢",顿顿吃饭都要食醋。醋有增加酸味、香味、鲜味、解腻、去腥除异味等作用,还能促进人体新陈代谢,食醋能有效防止动脉硬化、高血压,还能增进食欲,促进消化液的分泌,而且还具有很强的杀菌力,能在30分钟内杀死沙门氏菌、大肠菌等多种病菌,多吃醋还可以维持肠道酸性,祛除有害病菌。室内熬醋熏蒸有预防感冒的作用;用醋水漱口能治疗轻度喉咙炎。烫伤时用醋淋洗,可以止痛消肿,防止起泡,伤愈之后无瘢痕。

醋虽好,但不能偏嗜,尤其是胃溃疡患者,更要避免喝醋,否则会危害身体健康。吃羊肉时也不宜用食醋,否则两者的食疗功效都会被减弱,而且还可能会产生对人体有害的物质。

4. 口味偏辣

比如辣椒。实际上,辣椒是触觉而非味觉,不过人们习惯上将"辣"称作一"味"。辣椒是辣味中的代表,它能刺激食欲,增添养分,深受潮湿低洼地区人们的喜爱。

辣椒中的辣味成分辣椒素营养丰富,能增强食欲,被广泛应用于烹调中。辣椒中的多种生物碱可以刺激口腔黏膜,促进唾液分泌和胃蠕动,利于食物消化。辣椒中的抗氧化物质能预防癌症及其他慢性疾病,而且有利于使呼吸道畅通,治疗感冒。适量摄入辣椒,可以对抗衰老。

但是不能大量摄取辣椒,否则会引起神经系统损伤,消化道溃疡。此外,食道炎、喉咙炎、牙痛、痔疮、肺结核、高血压等患者均不宜吃辣椒。

粗细搭配，好吃不累

随着人们对养生保健知识的关注，已经有越来越多的人意识到了吃粗粮的好处，但仍旧有很大一部分人因为粗粮难烹调、口感差等原因没有将粗粮放到一日三餐之中。

有句俗话叫"吃米带点糠，全家都安康"。"糠"是指稻谷中的稻糠（外谷）和米糠。这句话的意思是说我们常吃的大米，是将稻谷进行加工，去掉了稻谷外壳及包含有胚芽、皮层、糊粉层的米糠所得到的精白米。《黄帝内经·素问》中也提到："五谷为养。"这里的五谷就是指带有糠的白米、大豆等。"吃米带点糠"是说我们在食用精白米的同时，也要进食一些带有"糠"的糙米和"糠"本身，才能"全家都安康"。

司马迁的《史记》中就曾提到陈平家境十分贫寒，却吃得白白胖胖，外人问及原因，陈平的嫂子说其"亦食糠核耳"，就是说他不过就是吃点糠米而已。《晋书》中也提到了王的儿子"少而大肥，令食糠而愈"。从这些记载中我们不难看出，古人早就发现了经常吃糠米对健康有益，能让人身体变壮。

如今，人们所吃的米面多为精米白面，已经除净了杂质和糠，虽然口感好，但营养价值却远远不及粗粮。

大自然的安排总是细致而又周到的。它让粮食中多了很多淀粉，也"安排"了足够多的维生素来帮助淀粉的分解利用。不过，谷类有个特点：它所含的维生素绝大部分存在于种子的外部，也就是种子的种皮、胚和糊粉层部分。这一层含有丰富的B族维生素和无机盐，是身体所需维生素B的主要来源。中间部分，也就是质地精细的"胚乳"部分，

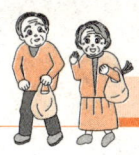

第二章 帮助父母建立起健康饮食观念

含维生素的数量很少。如果把米碾磨得很精，变成洁白柔软的精白米，就把表层这几个部分全磨掉了，维生素也就随之转移到糠麸当中。举例说，100%的整麦粒中维生素B_1含量相当高，如果把小麦的出粉率降低到80%，维生素B_1就只剩下30%左右了。

谷类经过碾磨之后，谷皮、糊粉层、大部分胚芽都被碾去，变成洁白的米粒。谷粒所含的维生素、无机盐等主要分布在谷粒周围的糊粉层和胚芽中，所以，米面加工得越细，营养损失（尤其是B族维生素的损失）越严重，营养价值越低。

说了这么多，那究竟哪些常见的食材属于粗粮呢？可能很多人只能说出几种容易区分的谷类，其实不然，除了谷类，粗粮还包括豆类、薯类等。

粗粮主要包括三类，一类是未经碾磨过的，包括玉米、小米、高粱、燕麦、大麦、荞麦等稻麦以外的谷类；二是指未经精加工的稻谷或小麦，即糙米和全麦，它们也属于完整谷粒，只经过去壳处理，保留了谷粒较硬的外层与胚，和粗杂粮一样富含膳食纤维、维生素、矿物质；三是指绿豆、红豆、扁豆、蚕豆、芸豆、干豌豆等杂豆类（除大豆外），虽然它们不属于谷类，不过其营养特点和谷类非常接近，且大都未经碾磨，甚至连皮食用，因此可归在粗粮的范畴。此外，红薯、马铃薯、山药、芋头等薯类也有粗粮的特点，能归在粗粮里。

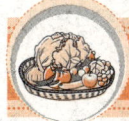 寒热平衡，饮食因体质而异

寒热平衡一方面是指食物的属性应相互调和，另一方面是指饮食入腹时的温度要适宜。食物的寒热属性是中医先提出的。

食物进入腹中的温度要适宜比较容易理解，就是不能过烫或过冰，吃温热的食物喝温热的水最宜健康，此处主要介绍一下中医上的食物的寒热属性。

1. 食物的五性与人的体质

中医认为，食物五性：热、温、凉、寒、平。其中，寒与凉，热与温有共性，只是程度不同；温次于热，凉次于寒。平性即性质平和。热、温、凉、寒四种性质是和疾病性质相对而言的。历代中医食疗书籍上记载着300多种常见食物的分析，多属平性食物，温、热次之；寒、凉性居后。

属寒性和凉性的食物有清热、泻火、凉血、解毒等功效，食用之后能清热、泻火甚至解毒，针对的是微热证和火证。如绿豆、苋菜、冬瓜、苦瓜、黄瓜、西瓜、梨等食物都具有微寒、寒或者凉的性质，所以都能清热泻火。反之，温热性食物属阳性，有散寒、温经、通络、助阳等功效，食后有温中、补虚、祛寒的作用，能治疗寒证、虚证（阴虚证除外）。如羊肉、鲫鱼、栗子、荔枝、花椒、小茴香、红糖等食品，都有温热性质，能起到补虚、除寒、温中的作用。寒凉性质的食物能治疗热性疾病，适宜于热性疾病患者食用，不过不适合寒证及虚证疾病的患者，否则病情会加重；热性食物适合寒证和虚证的患者，不适合热证患者。

对于多数健康人来说，无论是寒性还是热性食物都可以适当摄入，不过不能过于偏嗜某种食物。食疗治病时要格外小心，如果身体阳虚后再吃寒凉食物，身体就会变得更弱。如果上火时吃热性食物，无异于"火上浇油"，会加重上火症状。

中医认为，"热者寒之，寒者热之"，无论是治病还是养生，身体

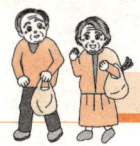

第二章 帮助父母建立起健康饮食观念

有热时,就应该用凉性的食物去清热;身体有寒性时,就应该用热性食物来驱寒,如此即可达到冷热平衡。

2. 如何判断食物的"性"

根据季节判断:冬季生长的食物由于寒气重,所以偏寒性,如大白菜、香菇、白萝卜等。夏季生长的食物由于接收的雨水多,也性寒,如西瓜、黄瓜、梨、柚子等。春、秋季的食物多偏热性,如大麦、小麦、高粱、红薯等。

根据生长环境判断:生活在水中的食物多属寒性,如莲藕、薏米、水芹等。生长在土中的多为热性食物,如韭菜、土豆、山药等。肉类也根据动物的生长环境不同而导致了寒热性质的巨大差异。陆地上跑的动物的肉基本上都属热性,比如牛肉、羊肉、鸡肉、狗肉、兔肉、鹿肉等,跑得越快的动物热性越大,狗肉比羊肉热,羊肉比牛肉热。猪肉属凉性,主要是因为猪喜欢趴着不动。天上飞的飞禽类基本都属热性,因为它如果不动根本飞不起来,且飞行的速度快需要耗费体力,因此飞禽的热性比陆地上跑的牛羊肉都高。山珍都为大热之性。水中的动物要不停游动,因此属热性,如鱼、虾均属热性;不爱动、动得少的一般属凉性,如蛤蜊、螃蟹、龟、鳖、海参基本上都属凉性。

根据颜色判断:绿色植物接近地面,吸收地面湿气,故而性偏寒,如绿豆、绿色蔬菜以及一些植物的茎叶等。颜色偏红的植物,如辣椒、枣、石榴等,虽与地面接近生长,但果实能吸收较多的阳光,故而性偏热。

根据味道判断:味道也是一个判断的依据。一般来说味苦、味酸的食物性寒,如苦瓜、苦菜、芋头、梅子、木瓜等。味辛、味甜者,由于接受阳光照射的时间较长,所以性热,如大蒜、柿子、石榴、苹果等。

3. 烹饪时的冷热

除了食物的本身属性外，烹饪时也有冷热的差别。中老年人的体质较弱，吃热食能增强身体抵抗力。此外，中国的饮食讲究色香味俱全，而食物的味道要依靠温度来实现，因此，热食为中国人千百年来不变的饮食习惯。

虽然如此，但现在却有研究表明，饮食过热与食道癌等消化道疾病的发生有着密切关系。因为人的食道壁由黏膜组成，黏膜很娇嫩，只能承受50～60℃的食物，超过这个温度，食道的黏膜就会被烫伤。过烫的食物的温度在70～80℃，很容易烫伤食道壁。经常吃烫的食物，黏膜损伤尚未修复又被烫伤，会形成浅表溃疡。反复烫伤、修复，膜质就可能会进一步发展成癌症。

过冷的食物也不好，过冷的食物易伤害脾胃，诱发腹痛、腹泻等症。接近人体的温度是最合适的，多吃与体温相近的食物能延缓肠胃老化，达到延年益寿的目的。此外，不能吃热食再吃冷食，或先吃冷食再吃热食，否则会导致冷热相攻，诱发疾病。

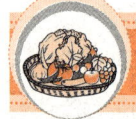
细嚼慢咽，减轻胃肠负担

明朝的《昨非庵日纂》云："吃饭须细嚼慢咽，以津液送之，然后精味散于脾，华色充于肌。粗快则只为糟粕填塞肠胃耳。"《老老恒言》云"入胃有三化，一火化，烂煮也；二口化，细嚼也；三腹化，入胃自化也。"《养病庸言》云："不论粥饭点心，皆宜嚼得极细咽下。"可见，从古代开始就已经提出吃饭要细嚼慢咽的观点。

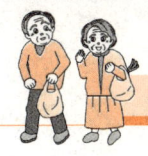

第二章 帮助父母建立起健康饮食观念

《英国医学》期刊的一项研究指出，吃饭速度快并吃到有饱腹感的人，肥胖的几率是细嚼慢咽并且有饱腹感之前就停止进食的人的3倍。这一观点表明细嚼慢咽有减肥的作用。

现代人的吃饭速度愈来愈快，不是不想细嚼慢咽，而是工作繁忙，就餐时间短，久而久之就形成了狼吞虎咽的习惯。岂不知进食过快对身体的危害是很大的。

1. 狼吞虎咽的危害

进食过快容易使人体发胖：《美国临床营养》期刊的一个研究则发现，大口吃巧克力酱会比小口吃的人大约多摄入近100大卡的热量！大脑摄食中枢感知饱的信息需要时间。口腔与胃内消化出来的少量小分子对于食欲的控制非常重要。所以，过快进餐的数量不由大脑控制，只能由胃的机械感受器进行感知。研究表明，同样数量的食物，嚼得少、吃得快，反而更易感觉到饥饿。这样在吃下一餐时就会偏向于高热量的零食、点心、饮料等，久而久之自然会发胖。

增加慢性病的发生风险：快速吃完精白细软的淀粉类主食后，血糖也会迅速上升，加重胰岛素的负担。不利于糖尿病的预防。如果再加上运动不足，很容易患上脂肪肝、高血脂、糖尿病等症。

破坏消化道：食物的消化需要一个完整的链条，首先经过口腔牙齿的咀嚼，把食物切碎，之后通过唾液的搅拌进入胃内，胃中的酶、酸等物质对食物进行进一步的消化，这样才利于吸收。若进食过快而没有充分咀嚼，直接进入胃内就会增加胃的负担。

此外，进食速度过快，一方面粗硬的食物容易刮去上消化道黏膜表面所覆盖的黏液，擦破食道黏膜，形成疤痕，使上消化道特别是食道狭窄；另一方面，上消化道的黏膜及其表面的黏液是器官的保护层，保护层遭到破坏后,食物中所含有的各种致癌物质容易侵害消化道而发生癌变。如果狼吞虎咽的是烫食,会因为食物的温度过高而灼伤食道黏膜并使之坏死,久而久之,就会发生癌变。

2. 吃饭一定要细嚼慢咽

虽然细嚼慢咽是一种单纯的口腔动作,但并不只是关系到口腔的问题,它对人的健康与防病也起到很大的作用。若在吃饭时养成细嚼慢咽的习惯,也是养生之妙道。

细嚼慢咽的过程中,不但能更好地享受食物,而且能减少一半的进食量,吸收的营养会增加50%,胃和小肠的食物处理量减少了一半,大肠的处理量减少至原来的39%。身体处理较少的食物但却能得到更多的营养物质,肠胃系统负担大幅减轻后,即可轻松地将原来积存垃圾或宿便清除干净。

可能有人会说,自己从年轻开始吃饭的速度就很快,已经养成了这样的习惯,想要做到细嚼慢咽还是有些难的。你可以给自己留出一段吃饭时间,或是带着品尝的心情进食;把自己的勺子、碗都换成小一号的;规定出自己每口最少的咀嚼次数,虽然这个方法有些老套,可却非常实用。最开始,你可以规定每口饭嚼10下,随着咀嚼习惯的养成,可以逐渐增加至20或更多下,如此一来,即可将食物咀嚼得更为细小,利于消化。养成咀嚼的习惯之后,你会发现自己不再喜欢狼吞虎咽了。

虽然细嚼慢咽很好,可还是要注意用餐的时间不能过久,否则胆汁会"分期分批"进入肠道中,如果胆汁的数量不足,脂肪就不能被充分消化,容易堆积脂肪,诱发肥胖。因此,过快或过慢进餐都可能诱发肥胖。最好方法是,每餐细嚼慢咽20~30分钟即可。总之,养成细嚼慢咽的好习惯,不仅能保护牙齿健康、帮助消化,而且有助于防病防癌。

第三章 营养师推荐的食材正确吃法

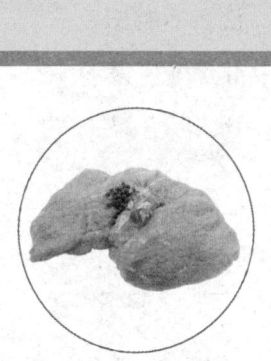
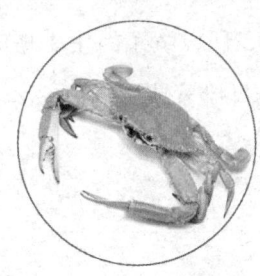
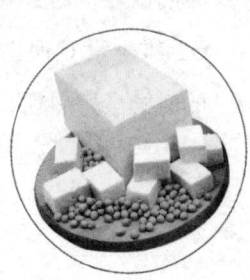

食材加工有技巧

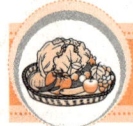

食材在加工的过程中，会由于加工方法的不同而出现不同程度的营养损失。比如，富含维生素 B 的食物经过刀切、清洗之后会流失掉很大一部分。只有掌握科学的加工方法，才能最大限度地保存营养。以下是几种常见食材的加工方法。

1. 米要怎么加工

大米、小米在淘洗的过程中，所含的水溶性维生素会溶在水中流失，淘洗、搓洗的次数越多，维生素 B_1 损失得就越多；用水浸泡的时间越长，损失得越多。正却的做法：用凉水淘洗，尽量减少淘洗的次数，新鲜干净的米淘洗 1~2 次即可。

2. 蔬菜怎么加工

很多人烹调蔬菜的时候喜欢先切后洗，其实先切后洗和先洗后切导致的营养素流失的差别很大。蔬菜中富含维生素、矿物质，切后很多营养会随着切口的汁液流失，经过水洗后，会有更多的营养素溶解在水中，所以对于多数蔬菜而言，正确的洗切方法是先洗后切，洗后不能长时间放置，而且要随炒随切。此外，菜刀上有铁，蔬菜中富含维生素 C，维生素 C 遇铁会被氧化，所以蔬菜能用手掰的尽量用手掰。切芹菜的时候最好斜切，防止破坏纤维素或影响口感。

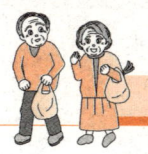

第三章 营养师推荐的食材正确吃法

3. 鱼类怎么加工

将鱼放到案板上,从鱼头向鱼尾的方向刮掉鱼鳞后洗净,去掉鱼鳍和鱼鳃;剖开鱼腹,除掉内脏,用清水将鱼身内外的黏液、血污洗净即可。

4. 虾类怎么加工

用剪刀剪掉虾须和虾足,拿牙签由虾背第二节壳间穿过,挑出黑色虾线,洗净即可。

5. 猪腰怎么加工

猪腰用清水洗净后剔去筋膜,纵向一切两半,横刀片去白色腰臊膜,洗净。

6. 鸡腿怎么加工

在鸡腿侧面剖一刀,露出鸡腿骨,剥离鸡腿肉,敲断腿骨;将腿骨周围的肉剥离开,取出腿骨;将鸡腿肉摊开,厚的地方用刀划开,之后用刀背将其拍松。

食材烹调有讲究

食材在烹调的时候如果采用的方法合理、得当,即可大大减少营养素的流失,比如,富含维生素C的食物经过热加工之后维生素C流失殆尽，而生食或缩短热加工的时间即可保留一部分的维生素C，充分发挥其补益功效。

1. 常见食材的适宜烹调、食用方法

（1）米面类。米饭通常现吃现做，而且最好不要吃捞饭。有实验结果表明，捞饭中维生素、矿物质的含量只相当于蒸米饭的5%，甚至更少。而用高压锅、电饭煲或微波炉做出来的米饭的营养保存得较好。面食的烹调方法包括蒸、煮、炸、烙、烤等，以蒸（馒头、包子、花卷等）的营养损失最少。

如果吃的是面条，最好连汤食用，进而确保摄入更完全的营养。喜欢吃捞面的最好吃过面后喝点汤。

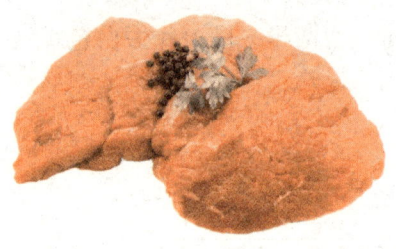

（2）肉类。不同的肉类和动物肝脏洗净后也需要焯一下后再烹调，一般对于腥、膻、臊等异味较重、血污较多的肉类，如牛肉、大肠、肚、肝等，将食材和冷水同时倒入锅中，加热到一定熟度后捞出，去除掉食材上的异味之后就可以直接放到沸水锅内焯烫。

烹调肉类的时候，上浆、挂糊是常用的方法，即用淀粉、鸡蛋、盐等食材一同调拌，让食材外裹上一层薄薄的浆液，这层浆液能保护食物内部的营养与水分，防止食物和热油接触的时候导致营养流失。质地较老的整鸡、整鸭等适合大火煮沸，之后用中火或小火长时间炖煮的方式。

（3）蔬菜类。有些蔬菜的涩味较重，含有草酸、植酸，如菠菜、竹笋等，烹饪之前最好将其放到沸水中焯烫一下，进而去除其中的部分

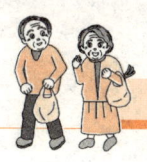

第三章 营养师推荐的食材正确吃法

草酸和植酸。不过焯蔬菜的时候，水量不能太大，火要旺，焯水的时间要短，如此才可保持蔬菜的色泽、鲜味。

茎叶类蔬菜适合炒，炒的时候最好急火快炒，能减少维生素C的损失。块茎类蔬菜，包括土豆、藕、芋头等，采用烧、炖的方法最佳。

有的新鲜蔬菜可以生吃，做成凉拌菜、沙拉或榨成果蔬汁等，不仅味道爽口，而且能减少维生素、矿物质等营养成分的流失，而且能美容养颜、清热解暑。

2. 健康的烹调法则

（1）尽量选择蒸、煮、焖、炖、上汤等烹调方法尽量避免油炸、油煎等烹调方法。

（2）炒菜的时候要少油、大火、快炒。菜叶的吸油量比菜茎高，烹调的时候要限制用油量。千万不要等到油冒烟后再炝锅。这种做法除了会让菜易释放丙烯酰胺，还会产生有毒物质，会危害身体健康。

（3）如果可以，食材尽量避免切得太小，大块的吸油量相对较少。

（4）用煎焖（也叫水煎）的方法炒菜，即先放油，等到油温合适后把菜放进去，等温度上升，蔬菜内有水渗出后，立即盖锅盖焖菜。这时，蒸汽一下子就会起来，用100℃的蒸汽完全能将菜焖熟。

（5）任何菜肴最好现做现吃，烹调的时间久，和空气接触，会导致维生素被氧化破坏。

（6）使用不粘锅炒菜更省油，能避免油脂摄入过多，不粘锅炒菜只需淋少许油，不断翻动，即可避免食物粘锅。

（7）注意把握火候，最好用中火，因为火太小蒸汽起不来，火太大容易糊锅。

鸡蛋怎么吃最健康

鸡蛋又叫鸡卵、鸡子，营养丰富，其氨基酸比例非常适合人体生理需求，容易被机体吸收利用，利用率高达98%以上。很多人都喜欢吃鸡蛋，水煮蛋、煎蛋、炒蛋等，但是你知道吗？鸡蛋的加工方法不同，可能有益，也可能有害。

1. 水煮蛋怎么吃更有营养

做水煮蛋之前，不管鸡蛋上是否有鸡粪，都要事先将鸡蛋洗一下。煮鸡蛋时，先将鸡蛋放入锅中，之后倒入凉水，水要能没过鸡蛋，以便让鸡蛋均匀受热。小火慢煮，火太大易爆裂。水沸后继续煮7~8分钟即可。

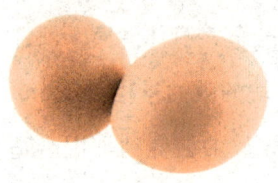

煮鸡蛋的时间不能太短，否则鸡蛋不熟，细菌未被杀死，吃起来不卫生。鸡蛋不能煮太久，因为煮得太久蛋白质会变性，影响口感和营养价值。善于观察的人不难发现，鸡蛋煮得久了，蛋黄表面会覆盖一层墨绿色物质，这种物质和蛋黄中的铁元素反应后会生成硫化铁和硫化亚铁，对人体有害。

尽量不要吃蒸锅鸡蛋，因为蒸锅中的水煮开的时间较长，重金属含量较高，而鸡蛋会吸附这些重金属。用这样的水煮出来的鸡蛋存在安全隐患。

2. 鸡蛋的"最佳拍档"

鸡蛋可以吸收毒素，也能吸收营养，如果用好东西煮鸡蛋，即可增

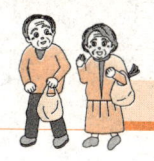

第三章 营养师推荐的食材正确吃法

加鸡蛋的营养价值。鸡蛋的"最佳拍档"就是米和面。鸡蛋被誉为"全营养食品",可见其营养价值之高。但是空腹吃鸡蛋不易消化,易胀气,还会导致蛋白质的浪费,配上滋养脾胃的主食能弥补它的不足,帮助人体吸收充足的营养,还能避免蛋白质的浪费。鸡蛋加米粥,蛋白质几乎能完全被吸收,比喝牛奶的营养价值还高。

把鸡蛋洗净后放入稀饭锅里煮熟,一定要在水凉的时候下锅,否则鸡蛋会裂开。这样煮出来的鸡蛋补益气血的作用非常强,非常适合中气不足、肺活量小、说话有气无力、内脏下垂者食用。

3. 煎蛋不能太熟也不能太生

煎蛋如果煎的两面发黄,蛋香十足,其实里面的蛋白质已经发生了变化,甚至产生了致癌物。那有人说了,还好不喜欢吃煎得太熟的鸡蛋,我喜欢吃一面煎的蛋,是不是这样的蛋更有营养?不一定,那些看起来很漂亮,吃起来很嫩的鸡蛋中很可能还有部分沙门氏杆菌未被杀灭,对人体存在潜在危害,比如沙门氏菌感染,甚至会危及生命安全。

4. 蛋羹怎么蒸最营养

蛋羹易消化,营养丰富,非常适合中老年人和脾虚的人食用。鸡蛋羹要想蒸得好吃,首先要将鸡蛋尽量打散、打匀,最好往打好的鸡蛋中加些米汤,这样蒸出来的鸡蛋更嫩一些,同时米汤中的淀粉还能促进人体对蛋白质的吸收;蒸蛋羹时往里面加少许油、盐,蒸出来的蛋羹口感更香滑;蒸蛋羹的时候,在蒸锅里倒入水,将蒸鸡蛋的碗放入锅中,不要盖严锅盖,稍微虚掩即可,中火蒸,水沸后,再蒸3~5分钟即可。

5. 中老年人该不该吃鸡蛋

部分中老年人认为鸡蛋中胆固醇含量太高，不敢多吃，有的人甚至只吃蛋白不吃蛋黄，这种做法真的正确吗？

鸡蛋中富含卵磷脂，它是一种很强的乳化剂，能使胆固醇、脂肪颗粒变小，并保持悬浮状态，利于脂类透过血管壁被组织利用，使血液中的胆固醇减少。鸡蛋中的胆固醇与蛋白质结合在一起，会形成脂蛋白，其中包括"坏胆固醇"低密度脂蛋白，同时还包括"好胆固醇"高密度脂蛋白，有助于清除血管壁上胆固醇，因此鸡蛋的脂蛋白本身可以互相制约，互相抵消。只要不过量摄入，不但不会促进动脉粥样硬化、冠心病，而且对人体健康大有益处。

不过还是要根据个人体质决定是否适合吃鸡蛋。一般而言，体内缺乏分解蛋白质、脂肪的酶的人不能过量吃鸡蛋，否则会胃肠不适。中老年人每天吃1个鸡蛋就可以了，而且要蛋清蛋黄一起吃。

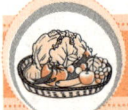

红薯妙用营养十足

红薯是常见的餐桌美食，产于全国各地，可以做菜肴，也可以做主食，香甜软糯，深受大众欢迎。平时我们吃的大都是红薯的块根，事实上，红薯全身都是宝，如红薯藤、红薯皮。

1. 红薯藤能降糖

红薯藤的嫩尖炒着吃很清香，吃起来就像空心菜。湖北地区的人连红薯藤的老杆都留着用，他们将红薯藤老杆外的皮撕掉，将里面的杆掐

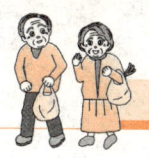

第三章 营养师推荐的食材正确吃法

成段,用辣椒和花椒炒着吃,味道很香。

红薯藤入肝经,有明目的作用,老人用红薯藤炒猪肝可以补眼睛,非常适合夜盲症者食用。红薯藤还能去热毒,调理肠炎、皮肤红肿、毒疮等。夏季吃了不洁的食物,肚子不舒服,可以取红薯藤老秆煮水喝。皮肤长疮,可以将红薯叶子捣碎后外敷消肿排脓。

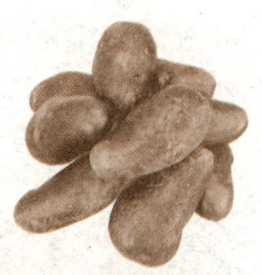

2.
带皮吃红薯

绝大多数的人吃红薯的时候都会剥皮,其实红薯皮也是非常好的东西。植物的皮和肉是一对阴阳,红薯也是如此。红薯肉"补",红薯皮有"泄"的作用,即排毒;红薯肉补脾胃,红薯皮助消化;红薯肉补气,红薯皮通气;红薯肉偏酸性,红薯皮偏碱性。吃红薯之后易胀气,让人烧心,如果连皮一起吃,即可改善此症状。

可以用面粉水将红薯洗净后再煮,这样就可以放心地连皮一起吃了。如果吃的是烤红薯,尽量不要连皮一起吃。

3.
白薯、红薯各有功效

红薯有红白两种,白皮白心红薯对皮肤有益,皮肤粗糙者吃白皮白心红薯后,皮肤会逐渐变得润泽。红皮红薯营养丰富,有补气和血的功效,面色苍白的贫血患者常吃红薯有助于改善面色。

4.
生、熟红薯都有营养

生红薯有去血毒的作用,熟红薯能补气血。红薯有健脾胃的作用,身体健康、体内没有痰湿者可以常吃红薯。红薯对肠道有双向调节的作用，便秘者经常吃红薯能通便，因饮酒过多伤及脾胃而腹泻者吃烤红薯能改善腹泻。

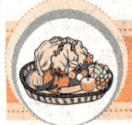 用对丝瓜解除热毒

瓜类中，丝瓜经常被栽种在庭院之中，一条条挂在藤上，碧绿纤细，让人看起来赏心悦目。不仅如此，丝瓜的食用价值也是很高的。

1. 丝瓜全身都是宝

丝瓜的瓜肉、瓜皮、瓜蒂、瓜子、瓜络均有清热消肿的作用，丝瓜的花、叶、藤、根有消炎作用；丝瓜花能治疗肺热咳嗽；丝瓜叶治皮炎；丝瓜藤治慢性支气管炎；丝瓜根治鼻窦炎。我们的全身上下无论哪里有火，哪里有热毒，都能从丝瓜身上找到对症的药。

2. 爱上火的人吃些鲜丝瓜

丝瓜肉有清肾火的作用，因此，阴虚火旺者非常适合吃丝瓜，大便秘结者吃丝瓜有利肠通便、预防痔疮的作用。

3. 烹调得当改变丝瓜的"寒"

丝瓜性寒，阳虚者不能多吃，正在腹泻的人也不要吃。寒凉食物经过烹调后寒性会稍微减一些，但它的本性并不会因此而改变。

如果在烹调的过程中加入一些性温的食材就不一样了，比如丝瓜蛋花汤。鸡蛋性温，且补气，再放些热性的蒜末，就可以中和丝瓜的寒性

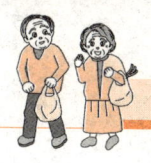

第三章 营养师推荐的食材正确吃法

了。夏天最适宜喝丝瓜汤，因为夏天心火重。心火由肾上烧起来，而丝瓜汤有泄肾作用，因此喝丝瓜汤能去心火。

4. 丝瓜皮、丝瓜叶都是宝

很多人做丝瓜的时候会将丝瓜的两头一切、皮一刮，剩下丝瓜肉用于烹调菜肴。多数人认为丝瓜皮硬而不好消化，却不知道丝瓜皮有清热解毒的作用。而且丝瓜皮烹调得当的话味道也是很不错的。可以把丝瓜皮削下来和青椒或酸豆角炒着吃。

皮肤过敏者，特别是血液里有热毒的类型，如果皮肤没有异常，只是觉得很痒，一抓就出疹子，挠哪哪长，时间久了就会

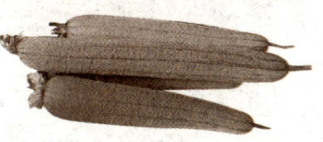

一片片的，厚厚的，尤其到了晚上，更是痒得难受，此时可以取些丝瓜叶捣烂后敷到过敏处止痒。症状较轻者连续敷几次就能痊愈。

5. 丝瓜花、丝瓜蒂、丝瓜子清热力度最强

丝瓜花可以用来熬汤，也可以切碎了和鸡蛋一起炒着吃。丝瓜花有清肺热的作用，有肺热咳嗽或鼻炎者都可以用丝瓜花来调理，尤其是夏季的肺热咳嗽。

丝瓜的藤、根也有清肺热、消炎的作用，慢性支气管炎患者可以取丝瓜藤煮水喝，鼻窦炎患者可以取丝瓜根煮水喝，效果更佳。

丝瓜头上的丝瓜蒂晒干之后可以煮水喝，可以调理咽喉肿痛。把丝瓜蒂碾成粉末后敷在喉咙处，能治疗咽喉肿痛。

丝瓜老了之后，子成熟呈黑色，这种黑色的丝瓜子是一味很强的通便药，有驱蛔虫的作用。丝瓜子味苦，吃了易腹泻、呕吐，用之前最好

咨询医师。

6. 丝瓜络泡茶治痛风

丝瓜络能疏通络脉里面的风湿,有关节炎者可以用丝瓜络煮水进行调理。取丝瓜络洗净后冷水下锅煮1个小时,用煮好的水代茶饮用。

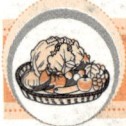 芹菜全身都是宝

芹菜有西芹、药芹、香芹三种。其中,西芹是由国外引进来的,粗而长,产量高,口感脆嫩,作为蔬菜食用非常不错,不过药性比中国本地的芹菜逊色一些。药芹即我们吃的普通的芹菜,这种芹菜虽然不是那么脆嫩,药性最强,因而被称之为药芹。还有一种香芹,长于水边,比普通芹菜小得多,秆细,叶子嫩,一般用于做菜的配料。

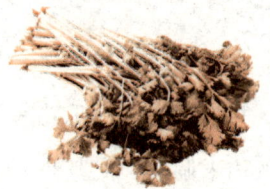

香芹、药芹各有所长,香芹能清肺热,药芹降肝火;香芹偏重化痰,药芹偏重利湿;香芹降糖作用好,药芹擅长降血压。

芹菜全身都是宝,芹菜药性最强的部分是芹菜叶和芹菜根和靠近老秆的部位,但是很多人吃芹菜的时候都会将这些部位丢弃。

1. 芹菜叶能保肝

药芹和西芹的秆比较粗,叶子比较老,很多人都会将芹菜叶去掉,只吃芹菜秆,这样太浪费了。芹菜可以调节肝阳上亢,以芹菜叶的作用

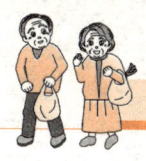

最强，对于肝阳上亢引起的高血压吃芹菜叶比吃芹菜秆的效果好。有的人脾气一上来血压也会跟着上升，感觉头晕。这种高血压和肝阳上亢有关。肝阳上亢，不但会让人头晕，还会感到头部胀痛，或满脸通红，脾气急躁。此类患者平时多吃些芹菜叶就能缓解症状。

芹菜属于深绿色蔬菜，颜色越深的营养越丰富，但一般来说，颜色越深的蔬菜水分越少，口感越差，所以很多人会把芹菜上深绿色的叶子扔掉。

芹菜可以炒着吃、可以凉拌、可以做煲仔饭、也可以做芹菜面，既清淡又营养。做面的时候把芹菜叶放到面汤中过一下，之后捞出拌面吃，融入芹菜的香气，味道诱人。

2. 芹菜根能护肾

植物的根是其生命来源，也是精华集中的地方，但是芹菜根却很少有人吃，其实它有护肾的作用，能帮助肾脏排出湿毒。肾系统湿毒淤积，易诱发湿疹、下巴长痘，或小便出现问题，吃芹菜根即可改善上述问题。芹菜根洗净后用盐腌10分钟，之后调入调味品拌匀即可。

冬季有些咳嗽、嗓子内有痰，虽然不严重，却又不易痊愈，像这种情况就要考虑是不是和肾脏系统有关，可以用芹菜根加陈皮一同煮水，代茶饮用。

芹菜虽然对肾有帮助，但它并不能补肾，只能帮助肾脏排毒。芹菜为肾的"清道夫"，很多男士喜欢喝酒，吃大鱼大肉，工作辛苦，肾脏系统会产生湿热。湿热严重者的腰上会长湿疹，有的会小便疼痛、小便出血甚至如同米汤一样发白、混浊等症状。所以，肾脏系统有湿热的男性要多吃些芹菜，帮助人体排出毒素，减轻肾脏负担。

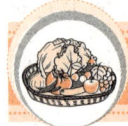
香菜根也是好东西

香菜又叫芫荽，既能帮助心肺抵抗病毒，又能补心胸之阳气，而且能宽心阳。有助于调理胸闷、心阳不振，进而预防感冒后遗症、肺心病等。

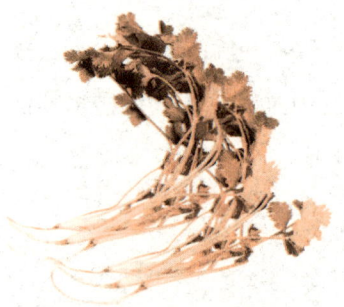

1. 香菜不能沾盐

香菜沾盐后，汁水出来了，叶子蔫了，不好吃。所以香菜最好现摘现吃，这样才可以保持香菜鲜嫩的口感和香气，而且不会损失香菜的汁液与营养。植物中蕴含的天然水分是最好的营养液，而脱水蔬菜的营养大部分流失掉了。想要让香菜发挥保健作用，就要单独吃香菜，将它当作主菜来吃，而并非当成调味配菜。

2. 香菜根也要吃

吃香菜最好连根同吃。做香菜的时候要将其根部切下来扔掉，其实，香菜的药性都位于根部，香菜连根吃能祛除心肺之邪。选择鲜嫩的香菜为的就是吃香菜根。吃的时候，用淘米水或面粉水洗掉香菜上的泥就可以了。

3. 香菜的"最佳拍档"

香菜能发散风寒，还能暖胃，能调理夏季肠胃型感冒。到了夏天，

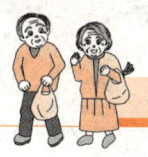

第三章 营养师推荐的食材正确吃法

很多人感冒后会恶心呕吐,或腹泻,这就是肠胃型感冒,它多为吹空调受凉或淋雨或吃了生冷瓜果、油腻之品等引起的。用香菜和陈皮煮水效果更佳。

用香菜和牛羊肉搭配,肉的膻味也就没了,而且有特殊的香味,非常诱人。香菜调配牛羊肉,多数人都可以吃。芫爆牛肉、芫爆百叶都是常见的美味菜肴。

4. 吃香菜也有"忌"

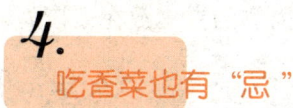

香菜不宜和猪肉同食,因为放在一起味道不正,易诱发皮肤过敏;香菜不宜和白术、苍术、丹皮同食;香菜不宜和动物肝脏同食。

胃热的人不宜多吃香菜,否则会加重口臭;爱出汗的人,尤其是出汗后浓重体味者也不宜多吃香菜;气虚的人不适合吃香菜;手术后不要吃香菜,以免形成疤痕增生;吃香菜后不要晒太阳,以免产生光敏反应,易发生日光性皮炎,或使皮肤变黑;香菜是发物,皮肤过敏或病后初愈者均不宜吃香菜。

香蕉皮也有大用处

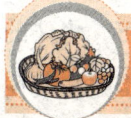

吃香蕉的时候,我们肯定会将香蕉皮剥掉,扔到垃圾桶内,其实香蕉皮也是个好东西。它有很多用处。

1. 香蕉皮泡水能降血压

香蕉皮和香蕉是一对阴阳,香蕉滑,香蕉皮涩,二者互补。香蕉有

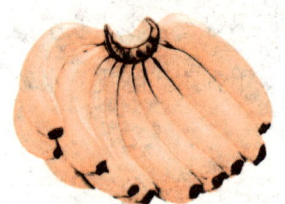

润肠通便的作用；香蕉皮有涩肠止泻的作用。用香蕉皮泡水喝能降压，非常适合肝阳上亢的高血压患者，如果觉得自己肝火大，可以用香蕉皮煮水代替茶来饮用。还可以用香蕉皮泡澡，有解毒杀菌、润肤的作用，如果经常感觉皮肤发热、干痒，一抓就破，可以每天用香蕉水来泡澡。皮肤长癣的人可以用香蕉皮擦一擦，促进癣的吸收；皮肤易裂口的人可以刮下香蕉皮内侧的白皮敷在裂口处，之后贴上创可贴，裂口会逐渐吸收。

2. 疲劳的人适合吃根香蕉

香蕉的热量很高，吃一根香蕉就相当于吃下一碗白米饭，如果是出门在外没时间吃饭的话，不妨吃上一根香蕉，既能提神，又能减压、缓解紧张情绪。尤其是天热时，吃根香蕉还能降心火，安定心神，愉悦精神。

3. 烤香蕉能减少香蕉寒性

香蕉性寒凉，天冷的时候吃会觉得胃里凉凉的。为了减少寒性，可以将香蕉烤着吃。将香蕉连皮一起放到微波炉里，3分钟即可。烤熟的香蕉软软的，香甜温热。烤香蕉前一定要挑选熟透的香蕉。因痔疮而便后出血的人可以连同烤香蕉皮一起食用，能改善病情。

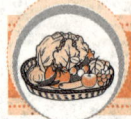 西瓜皮、子都能吃

人们在吃完西瓜后会将西瓜的皮、子丢掉，岂不知西瓜从里到外都

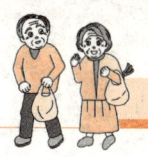 第三章 营养师推荐的食材正确吃法

是好东西。西瓜的瓤和西瓜子一红一黑，颜色相反，性味也大不相同。西瓜瓤是寒性的，西瓜子确是温性的；西瓜瓤能祛心肺之火，而西瓜子却可以祛心肺积水。西瓜子壳色黑，有止血的作用；西瓜子仁色白，有化痰作用。西瓜皮有内皮和外皮之分，一青一白，外皮能清热止咳，内皮能利水消肿。

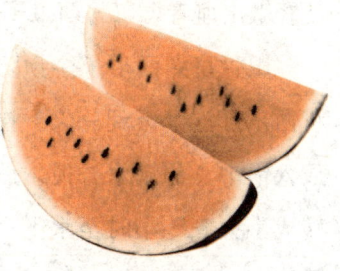

1.
糖尿病人适合吃西瓜皮烧肉

西瓜皮烧肉的烹调方法：将西瓜皮去掉青皮，刮掉里面残留的红瓤，切成方块；五花肉洗净后切成方块；油锅烧热，放入姜片爆香，之后放入肉翻炒，倒入黄酒，量要能淹没肉块，之后放酱油、糖、盐、西瓜皮，烧沸后转成小火炖，之后开大火收汁即可。

此菜肴对糖尿病人有一定的食疗作用，西瓜皮生津止渴，猪肉养胃养肝。

2.
用对西瓜子，不怕西瓜吃胀肚

西瓜有补水的作用，而西瓜子有排水的作用。很多人吃西瓜常常吃到腹部胀鼓鼓的，在这种情况下，脾胃易积寒湿，而西瓜子刚好能清除这种积水。本身寒湿较重者吃西瓜后会胸闷胃胀，还会嗳气，如果可以在吃西瓜的时候吃些西瓜子就能预防这种现象。

慢性气管炎患者可以将西瓜子留下，洗净晒干后煮水喝：将西瓜子打碎后放入锅中，调入适量糖，煮1小时，趁热喝，每天3次，1个星期左右就会觉得舒服很多。

西瓜子壳能调理大便出血，直接吃不能消化，应当煮水喝才行。大便轻微出血者可以将西瓜子壳打碎，煮1小时后过滤饮服。

用甘草煮西瓜子能预防咳喘，还能润肠：用少许食用碱面加清水将西瓜子泡半天到一天，捞出，冲洗干净，之后将西瓜子、甘草、盐放入锅中，加满水，搅匀后浸泡2小时；将锅置于火上，大火煮沸后转成小火煮2小时至水干；将煮好的西瓜子摊开晾干，至表面结出盐霜即可。

第四章 四季饮食中的养生智慧

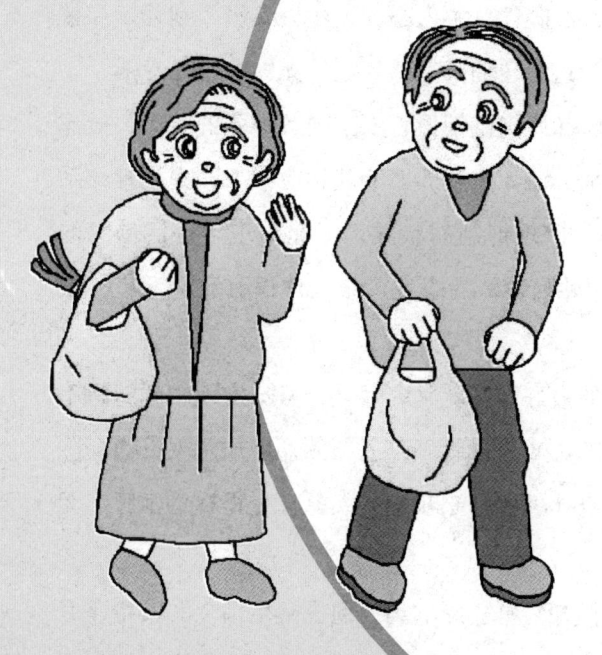
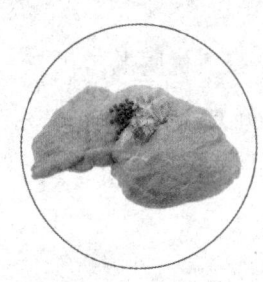
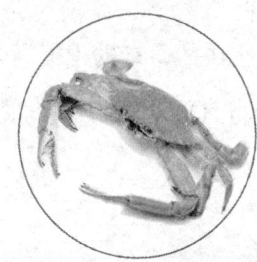
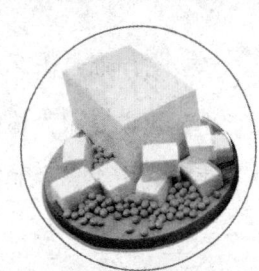

春季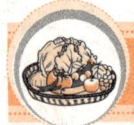

吃好睡好，春困不扰

阳春三月，春暖花开，温暖气息沁人心脾，冬去春来，到处一片繁荣景象，可却有很多人因为这渐暖的天气感到疲乏无力，直犯春困。

春季，气温适中，皮肤和肌肉微细血管处于弛缓舒张的状态，血流缓慢，体表血液供应量增加，流入大脑的血液就相应减少，中枢神经系统的兴奋性刺激信息减弱，出现抑制的状况，因此出现了昏沉欲睡的"春困"现象。其实这是一种脑缺氧的表现，跟人体没有完全适应气候的变化有关。

有人认为，解决春困的最好方法就是多睡觉，可却发现越睡越睡不醒。实际上，成年人每天睡足8小时就可以了，额外增加睡眠反而会降低大脑皮层的兴奋性，让身体处在抑制状态，人就会变得昏昏欲睡，无精打采，越睡越困。

虽然春困并不是病，但却常常会影响到人的日常生活。其实很多时候，春困的发生是因为人们在换季的时候没能调整好自己的生活和饮食习惯所致，如果可以做到合理搭配饮食，即可轻松赶走瞌睡。

1. 补充蛋白质

蛋白质是由各种氨基酸组成的，有助于提高人的精力，摄入优质蛋白质可以克服人体的倦意。富含优质蛋白质的食物包括：鱼类、羊肉、牛肉、蛋类、豆制品等。

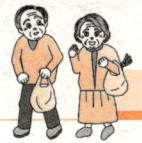

第四章 四季饮食中的养生智慧

2. 补锌、钾和 B 族维生素

一般来说，人体缺锌会影响认知能力、导致注意力不集中。每周吃 1～2 次海产品，如紫菜、海带等，可以有效改善缺锌的情况。人体缺钾也会使人产生疲劳感，应注意补充。B 族维生素有防止神经系统功能紊乱、消除精神紧张的效果，如缺乏维生素 B_1，会经常打哈欠，平时可多吃鸡肝、牛肝、果仁及绿叶蔬菜等来补充 B 族维生素。

3. 多吃健脾养阳食物

春季万物生发，人体阳气相对不足，会出现精神不佳、困意袭来，多吃健脾平肝的食物能滋补阳气，健脾养胃。

4. 缓解春困的食谱

早餐：鸡蛋＋牛奶＋燕麦片＋全麦面包。

早餐适当吃些富含蛋白质和糖类的食物能确保全天的精力旺盛。

午餐：草鱼豆腐汤＋素炒西兰花＋苹果。

午餐多吃些高蛋白、高维生素 C 的食物能补充整个上午的机体消耗，水果丰富的钾含量能消除神经疲劳。

晚餐：红枣山药小米粥＋蘑菇冬瓜汤＋番茄炒鸡蛋。

晚餐要清淡，少吃主食，防止影响睡眠，加重春困症状。

此外，还可通过以下办法来改善春困：春季要保证良好的睡眠，人体才可以得到调整和补充；注意开门开窗，通风换气，让室内空气保持流畅；多做户外活动，如骑车、游泳、慢跑、爬山等；多进行人际交往，交谈些趣闻，有助于解困。

春季养肝，养肝补脾是关键

春季阳气升发，人体的新陈代谢比较旺盛，饮食摄取的原则是清淡、温补为主，不宜摄入过多油腻、生冷、辛辣食物，宜吃低脂肪、高蛋白、高维生素、矿物质含量丰富的食物，根据个人体质状况进行合理的营养搭配和饮食调理。

春季的饮食应当以平补为原则，重在养肝补脾。春季肝经当令，肝的生理特性就是像春木那样生发，主人体之阳气升腾。一旦肝功能受损，周身气血运行就会变得紊乱，其他脏腑器官也会受干扰，最终诱发疾病。

又由于酸味入肝，是肝之本味，如果春季已经亢奋的肝再摄入过量的酸味，就会导致肝气过盛，而肝克伐脾肯定会伤及脾脏。脾和胃关系密切，所以一旦脾弱，势必会妨碍脾胃对食物的消化和吸收过程。甘入脾，能补益脾气，而脾气强健又能辅助肝气。所以春季要"省酸增甘"。

性温味甘的食物首选谷类，如糯米、黑米、高粱、黍米、燕麦；蔬果类，如刀豆、南瓜、桂圆、核桃、栗子；肉鱼类，如牛肉、猪肚、鲫鱼、花鲤、鲈鱼、草鱼、黄鳝等。人体从这些食物里面吸收丰富的营养物质可以同时养肝养脾。

其次，要顺应春升之气，多吃些温补阳气的食物，特别是早春，仍然有冬季的余寒，可适当吃些韭菜、葱、蒜、姜、芥菜、香菜等性温味辛的食物，不仅能疏散风寒，还能抑制、杀灭潮湿环境中的病菌。

再次，春季暖风或晚春暴热袭来，容易生肝火，或者导致身体中的津液外泄，适当吃些能清解内热、滋养肝脏的食物，如荞麦、荠菜、菠菜、芹菜、莴笋、茄子、荸荠、蘑菇等性凉味甘的食物，能清解内热，润肝明目。

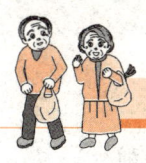

第四章 四季饮食中的养生智慧

虽然新鲜水果能生津解渴,但多数味酸,不适合在春季多食。如果需要解内热,应适当吃些甘凉的香蕉、梨、甘蔗或干果柿饼之类的食物。

中老年人春季尽量少吃难消化的食物,味酸、辛辣、冷凉、肥腻的食物更要少吃,可适当吃些大米、糯米、玉米、蜂蜜等食物。

春季吃野菜,味道鲜美营养高

野菜就是指非人工种植的、生长在大自然中的、无污染的"绿色食品",味道鲜美,营养丰富,有一定的药用价值。春季正是野菜最为鲜嫩的时候,此时吃些野菜对身体大有益处,下面就为中老年朋友介绍几种常见的野菜。

1. 马齿苋

【简介】马齿苋别名马苋、五行草、长命菜、五方草、瓜子菜、麻绳菜、马齿菜、蚂蚱菜。生于菜园、农田、路旁,是田间常见野菜。

【营养】马齿苋富含粗蛋白、粗脂肪、粗纤维、矿物质、维生素等营养物质,有清热解毒、泻热散瘀、消肿止痛、平肝除湿、利尿润肺、止渴生津等功效。能营养上皮组织,增强视网膜感光性,促进口腔、胃及十二指肠的溃疡愈合,还能治疗痢疾、肠炎等疾病。

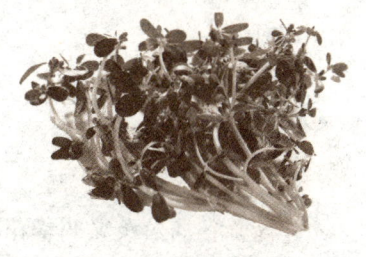

【烹调】马齿苋生食、烹食均可。马齿苋茎顶部的叶子柔软,可用来做汤或用于做沙司、蛋黄酱和炖菜。马齿苋和碎萝卜或马铃薯泥混食,也可以与洋葱或番茄一同烹饪,其茎、叶可用醋腌泡食用。

【禁忌】以下几类人不宜食用马齿苋：经常易腹泻、肠胃比较脆弱；孕妇；服用中药期间，特别是有鳖甲药材时，均不宜食用马齿苋。

2. 蕨菜

【简介】蕨菜是蕨类植物，别名龙头菜、如意菜、狼蕨头等。号称"山珍之王"。蕨菜通常生长于山坡灌木林阴湿处。春季采摘，食其嫩芽。

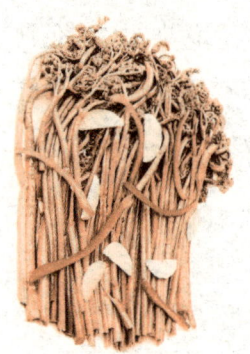

【营养】蕨菜富含多种维生素、矿物质，其味甘性寒，入药有解毒、清热、润肠、降气、化痰等功效，经常食用能治疗高血压、头晕失眠、子宫出血、慢性关节炎等症，而且能预防流感。

【烹调】蕨菜的食用方法很多，包括卤、爆、炒、烧、煨、焖等。可以做成凉拌粉蕨面、筋炒蕨菜、香辣蕨菜等菜肴。

【禁忌】不过蕨菜虽好，但也并非人人适宜，脾胃虚寒者要慎食。健康人也不能吃得太多，因为蕨菜嫩芽中含有有毒成分，过食易诱发食物中毒。

3. 蒲公英

【简介】蒲公英又叫华花郎、蒲公草、食用蒲公英、尿床草、西洋蒲公英、婆婆丁。多生长在中、低海拔地区的山坡草地、路边、田野、河滩。

【营养】蒲公英味苦甘，性寒，有清热解毒、利尿散结的功效，能治疗治急性乳腺炎、淋巴腺炎、瘰疬、疔毒疮肿、急性结膜炎、感冒发热、急性扁桃体炎、急性支气管炎、胃炎、肝炎、胆囊炎、尿路感染等

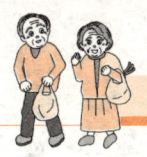

第四章 四季饮食中的养生智慧

症。从现代医学的角度上说，蒲公英的主要成分是蒲公英素、蒲公英甾醇、蒲公英苦素、果胶、菊糖、胆碱等，能防治肺癌、胃癌、食管癌、多种肿瘤。

【烹调】可生食、炒食、做馅料，也可做汤，是药食兼用的野菜。可以包蒲公英猪肉饺子，做成蒲公英虾米鸡汤、蒲公英拌胡萝卜丝等。

【禁忌】阳虚外寒、脾胃虚弱者忌用。用量过大可致缓泻。对蒲公英过敏者禁用。

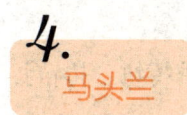

4. 马头兰

【简介】马头兰又叫马兰、红梗菜、鸡儿肠、田边菊、紫菊等。主要生长在路边、田野、山坡上，全国大部分地区都有分布。马头兰分为有红梗和青梗两种，都能食用。

【营养】马头兰性凉味辛，无毒，有清热解毒、凉血止血、利尿消肿等功效，经常吃马头兰对高血压、咽喉炎、急性肝炎、扁桃体炎等患者均有益处。马头兰中含有多种营养成分，丰富的矿物质元素、维生素、β-胡萝卜素，17种以上氨基酸，其包括7种必需氨基酸。

【烹调】马头兰可以炒食，也可以凉拌，或者晒成干菜备用。用嫩马头兰和嫩笋片同炒，味道清香；马头兰烫后切末，和熟鸡肉末、熟火腿末搅拌，调入精盐、白糖，浇上麻油搅拌均匀，味道更佳；蒸丸子或蒸肉的时候将马头兰垫在下面，别具风味。

【禁忌】孕妇慎服。

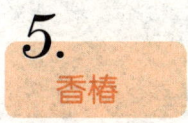

5. 香椿

【简介】又名香椿芽、香桩头、大红椿树等，分布于长江南北的广

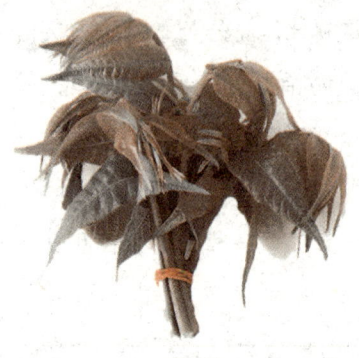

泛地区。香椿鲜香味美，营养丰富，是价廉质优的春季大众蔬菜。

【营养】香椿含钙、磷、钾、钠等成分，有补虚壮阳固精、补肾养发生发、消炎止血止痛、行气理血健胃等功效，肾阳虚衰、腰膝冷痛、遗精阳痿、脱发者宜食之。香椿中含维生素E、性激素等成分，有抗衰老、补阳滋阴的功效，对不孕不育症有一定的疗效。

【烹调】可用于制作香椿炒鸡蛋、香椿拌豆腐、煎香椿饼、椿苗拌三丝、椒盐香椿鱼、香椿鸡脯、香椿皮蛋豆腐、凉拌香椿。

【禁忌】一般人均可食用香椿。但香椿是发物，过食易诱使痼疾复发，所以慢性疾病患者应少食或不食。

6. 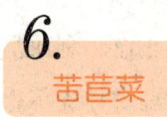苦苣菜

【简介】又名苦菜、苦荬菜、小鹅菜。生于田野、路旁、村舍附近。

【营养】中医认为，苦菜有清热解毒、凉血止血的功效，能治疗肠炎、痢疾、黄疸、淋证、咽喉肿痛、痈疮肿毒、乳腺炎、痔瘘、吐血、衄血、咯血、尿血、便血、崩漏等症。苦菜的嫩茎叶中富含胡萝卜素、维生素B_2、维生素C等营养物质，对身体大有益处。

【烹调】可以鲜食、腌食、晒干菜、做罐头、做冻菜等。可以制成苦苣拌花生米、蒜蓉苦苣、鸡蛋拌苦苣、苦苣蒸豆末等菜肴。

【禁忌】脾胃虚寒者忌食。

第四章 四季饮食中的养生智慧

7. 韭菜

【简介】又叫丰本、草钟乳、起阳草、懒人菜、长生韭、壮阳草、扁菜等，适应性强，抗寒耐热，全国各地都有栽培。

【营养】春天气候冷暖不一，而性温的韭菜最宜人体阳气，因此在春季吃韭菜，可增强人体脾胃之气。韭菜的辛辣气味有散瘀活血、行气导滞的功效，适用于跌打损伤、反胃、肠炎、吐血、胸痛等症。韭菜中丰富的粗纤维能增进胃肠蠕动，治疗便秘，预防肠癌。

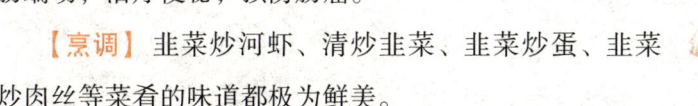

【烹调】韭菜炒河虾、清炒韭菜、韭菜炒蛋、韭菜炒肉丝等菜肴的味道都极为鲜美。

【禁忌】阴虚内热及疮疡、目疾患者都忌食。韭菜虽味美，但不能多吃，因为韭菜的粗纤维较多，不易消化吸收，一次性吃太多，大量粗纤维会刺激肠壁，从而引起腹泻。

8. 鱼腥草

【简介】鱼腥草别名狗心草、折耳根、狗点耳。主要生长在中国西南阴冷潮湿的山区。

【营养】鱼腥草味辛，性寒凉，归肺经，有清热解毒、消肿疗疮、利尿除湿、清热止痢、健胃消食等功效，能治疗实热、热毒、湿邪、疾热为患的肺痈、疮疡肿毒、痔疮便血、脾胃积热等症。现代药理学实验表明，鱼腥草有抗菌、抗病毒、增强机体免疫力、利尿等作用。

【烹调】鱼腥草的烹调方法很多，可制成鱼腥草煲猪肺汤、鱼腥草猪骨汤、鲜鱼腥草炒鸡蛋、鲜鱼腥草炒肉丝、凉拌鱼腥草等。

【禁忌】虚寒证及阴性外疡忌服。

春季养生食谱推荐

鲜莲银耳汤

食材选用 干银耳10克，鲜莲子30克，鸡清汤1500毫升，料酒、精盐、白糖、味精各适量。

烹调步骤 ❶把银耳发好，放入大碗内，加鸡汤150毫升蒸1小时左右，将银耳完全蒸透取出。❷将鲜莲子剥去青皮和一层嫩白皮，切掉两头，捅去心，用水氽后仍用开水浸泡（鲜莲子略带脆性，不要泡得很烂）。❸烧开鸡汤，加入料酒、精盐、味精、白糖适量，将银耳莲子装在碗内，注入清汤即可。吃莲子、银耳、喝汤，每日1次。

功效主治 滋阴润肺，补脾安神。适用于心烦失眠等症。

山药青笋炒鸡肝

食材选用 山药100克，青笋200克，鸡肝50克，盐、味精、高汤、淀粉、植物油各适量。

烹调步骤 ❶将山药、青笋去皮、洗净，切成条；鸡肝洗净后切成片。❷将山药、青笋、鸡肝等原料分别放到沸水中焯一下。❸在锅中倒入适量植物油，加适量的高汤、调味品调味后放入全部原料，翻炒数下，勾芡后即可。

功效主治 改善皮肤色泽。山药是补虚、健脾益肾、补精益气；鸡肝富含铁、锌、铜、维生素A和B族维生素等，不仅利于雌激素的合成，而且能补血；青笋富含膳食纤维。三者合用，能调养气血、改善皮肤的滋润感和色泽。

麦冬杏仁煲猪肺

食材选用 猪肺1具，红枣6枚，杏仁12克，麦冬20克，鸡油35克，料酒20毫升，葱10克，生姜5克，胡椒粉、精盐各3克，鸡精、味精各2克。

烹调步骤 ❶将麦冬洗净，拍

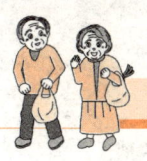

第四章 四季饮食中的养生智慧

破，除去内梗；杏仁去皮尖，洗净；红枣洗净，去核；生姜拍松，葱切段。猪肺用清水从喉管灌入，反复冲洗干净，用沸水焯去血水，捞起。❷ 将猪肺、麦冬、杏仁、红枣、生姜、葱、料酒同放炖锅内，加水约3000毫升，置武火烧沸，再用文火炖煮35分钟，加入精盐、味精、鸡精、胡椒粉、鸡油即成。食用时将猪肺切薄片。

功效主治

养阴润肺，清心除烦。适用于肺虚咳嗽、咯血、肺痈、虚劳烦热、热病伤津、便秘等症。也用于失眠、老年人肺气肿喘咳、肺脓肿、肺结核、便秘、更年期综合征、神经官能症、呼吸道感染后期、支气管扩张等病症的辅助治疗。

莲子芡实粥

食材选用 芡实15克，莲子50克，大米300克。

烹调步骤 将芡实、莲子、大米淘洗干净后放入锅中，倒入适量清水一同熬煮至熟，粥不能太稠。

功效主治

莲子健脾宁心，芡实健脾补肾，常喝此粥可以缓解压力，改善因工作紧张而导致的失眠等不适。

玉笋鸡翅

食材选用 胡萝卜30克，宽粉条1把（60克），玉米笋、绿芦笋各70克，鸡翅6只，党参、枸杞子各5克，桑枝、炒白术、黑杜仲、葛根各3克，老姜5片，葱4段，酱油2大匙，米酒1大匙，白糖1小匙。

烹调步骤 ❶ 药材稍冲洗后，加水3杯以大火煮开，改小火煮至汤汁剩约1杯时，去渣，药汤备用。❷ 玉米笋洗净，切两段；绿芦笋洗净，切5厘米长的段；胡萝卜切2厘米×4厘米的斜片，三者均入开水中煮3分钟后，捞起入冷水中，漂凉，沥干；鸡翅洗净，切块；小宽粉入开水中汆烫，随即捞起入冷水中漂凉，沥干。❸ 锅热入油1大匙烧热，入葱、姜爆香，再入酱油、米酒、白糖、鸡翅及药汤，以大火煮开，改小火加盖焖煮至熟烂（约15分钟），再入酱油、米酒、糖拌炒均匀即可。

功效主治

滋养补气，有养颜美容、疏筋壮骨、清利头目之效。

春季养生保健茶

杞菊药茶

茶材选用 枸杞子、白菊花、绿茶各10克。

冲泡方法 把上述茶材放入干净的茶杯内，用沸水泡浸10分钟即可。

功效主治

滋阴润燥，益精明目。适合视力不好、口干、头晕目眩者饮服。

益肝肾茶

茶材选用 熟地黄、枸杞子、制首乌各10克，当归、杭菊花各5克。

冲泡方法 将上述中药材一同研成末状，放到干净的杯子中，倒入适量沸水冲泡，盖好盖焖20～30分钟即可。温饮，每天饮用1～2剂。

功效主治

此方之中的熟地黄和当归有补血之功；熟地黄和制首乌配伍可温补肝肾；枸杞子滋补肝肾而不燥，和杭菊花搭配可养肝明目，菊花升清宣发醒脑，能让头面止血更加充盈，筋得到濡养。将上述药材搭配在一起，即可补肝益肾，养肝明目。适用于血虚、肝肾不足而引发的头目晕眩、视物模糊、四肢乏力等症状。

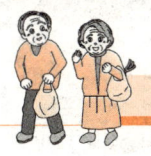

第四章 四季饮食中的养生智慧

百合枸杞粥

茶材选用 百合20～30克，枸杞10克，猪肉适量，大米50克。

冲泡方法 ❶百合、枸杞洗净，猪肉切碎，大米洗净。❷大米熬煮成粥，加入百合、枸杞和猪肉，煮熟即可。

功效主治

这款粥适合有阴虚表现的人，如容易心烦、口渴、睡觉爱出汗、舌红苔少等。其中，百合是润肺佳品，常用于治疗肺燥或肺热咳嗽等症，还能清心除烦、宁心安神；枸杞则有补肝肾、益精气、祛风治虚等功效。

菊槐茉莉茶

茶材选用 菊花、槐花、茉莉花各3克。

冲泡方法 将上述三种花放到干净的容器中，倒入适量沸水冲泡，盖盖焖10分钟，代替茶来饮用，每天1～2剂。

功效主治

将此三花同用，即可清肝泻火、降血压、降血脂。适用于春季高血压、高血脂、肝火上炎等症。

五香奶茶

茶材选用 绿茶5克，肉苁蓉12克，黑芝麻30克，牛奶适量。

冲泡方法 ❶将杏仁、黑芝麻、肉苁蓉研成细末；绿茶和牛奶放入锅中熬成奶茶。❷将杏仁末、芝麻末放到奶茶中，搅拌均匀即可。

功效主治

补脾益肾，延年益寿。适合营养不良、身体虚弱者饮用，也可作为老年人的抗衰保健饮品。

玉灵膏茶

茶材选用 枸杞子、柏子仁各5克，西洋参10克，桂圆30克，蜂蜜适量。

冲泡方法 ❶将桂圆、西洋参、

枸杞子、柏子仁洗净后放入干净的杯子中，倒入适量沸水冲泡。盖盖焖20分钟左右即可，可反复多次饮服。

功效主治

滋补气血，安神益智。适合年迈体弱、神疲体倦、心悸怔忡、食欲下降者饮服。

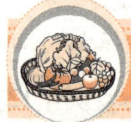

夏 季

夏天喝碗绿豆汤，清热、解毒又消暑

夏季天气炎热，人很容易因为高温出现不适，例如精神萎靡不振，体倦神疲乏力、食欲不振、心烦意乱、头晕眼花等。其中最让人头疼的就是"中暑"。民间有用绿豆汤解暑的习俗，因为绿豆的药用功效是解暑、利湿、解毒。无论是大人还是孩子，喝绿豆汤都能降解体内的暑热，预防中暑。

中医认为，绿豆性味甘寒，入心、胃经，具有清热解毒、消暑利尿之功效。《本草纲目》记载：绿豆消肿下气，治寒热，止泻痢，利小便，除胀满，厚实肠胃，补益元气，调和五脏，安精神，去浮风，润皮肤，解金石、砒霜、草木等一切毒。在大量出汗后喝绿豆汤能消除人的疲劳感。绿豆还是止渴利尿的良药，能解烦渴，增加小便量。

绿豆中丰富的蛋白质、磷脂能兴奋神经、增进食欲；绿豆中的多糖成分能增强血清脂蛋白酶活性，水解脂蛋白中的三酰甘油，进而降血脂。此外，绿豆中还含有丰富的胰蛋白酶抑制剂，能保护肝脏，减少蛋白分解，进而保护肾脏。

高温出汗会使机体由于丢失大量矿物质、维生素而导致内环境紊

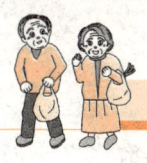

乱,绿豆中富含无机盐、维生素。高温环境下喝绿豆汤能及时补充丢失的营养物质,进而达到清热解暑的目的。

绿豆的清热之力主要在皮,解毒之功在内。所以,如果只是想消暑,煮汤时把绿豆淘净,用大火煮沸,10分钟左右即可,但是不要久煮。这样熬出来的绿豆汤碧绿而清澈。喝汤时不用把豆子一起吃下去,也能起到很好的消暑作用。如果是为了清热解毒,最好将豆子煮烂。这样煮出来的绿豆汤色泽浑浊,消暑功效较差,不过清热解毒作用更强。绿豆和其他食材一起烹调效果更佳,如绿豆银花汤:取绿豆100克,金银花30克,一同放入锅中煎汤即可。

虽然绿豆汤的功效很多,对健康大有益处,但以下几类人并不适合喝绿豆汤:寒凉体质者,比如有四肢冰凉、腹胀、腹泻便稀等症状者,不适宜频繁饮用绿豆汤,否则反而会加重症状,甚至诱发其他疾病。体质虚弱者不适合喝绿豆汤,因为绿豆里面蛋白质含量比鸡肉多,大分子蛋白质需要在酶的作用下转化成小分子肽、氨基酸才可以被人体吸收。此类人的肠胃消化功能较差,难以在短时间内消化掉绿豆蛋白,易因消化不良而出现腹泻。正在服各类药物的人不宜喝绿豆汤,绿豆的解毒作用源于绿豆蛋白等成分能与有机磷、重金属结合成沉淀物,但同时也会影响药物的疗效。

小暑吃黄鳝,进补正当时

小暑节气是品尝黄鳝的最佳时节。入夏后,黄鳝体壮而肥,进入产卵期,其滋味更加鲜美,滋补功能在此季节时进入高峰期。民间有"小暑黄鳝赛人参"的说法。

其实,"小暑黄鳝赛人参"还有另外一个含义,这和中医上"春夏养阳"的养生思想一致,蕴涵着"冬病夏治"之意。中医认为,夏季是慢性支气管炎、支气管哮喘、风湿性关节炎等疾病的缓解期。如果在这个时候吃些有温补作用的黄鳝，能调节脏腑、改善不良体质，到了冬季即可最大限度地减少或避免上述疾病的发生。

黄鳝，也就是鳝鱼，还有长鱼、淮鱼、蛇鱼、田鳗、罗鳝、拱界虫、无肠公子等称呼，与泥鳅、甲鱼、乌龟一起称为我国"四大河鲜"。中医认为黄鳝有补气养血、温阳健脾、滋补肝肾、祛风通络等作用，被历代医家列为"滋补上品"。《滇南本草》中就讲到："鳝鱼添精益髓，壮筋骨。"李时珍《本草纲目》中也认为鳝鱼性味甘温，无毒，入肝、脾、肾三经，能补虚劳、强筋骨、祛风湿。清代医学家王士雄在《随息居饮食谱》也有记载："鳝甘热，补虚助力，善去风寒湿痹，通血脉，利筋骨。治产后虚羸，愈臁疮、痔瘘。"

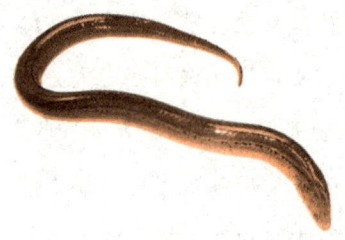

黄鳝全身都可以入药，在民间有很多黄鳝治病的方子。黄鳝头煅灰，空腹温酒送服，能治妇女乳核硬痛。黄鳝骨入药，治疗臁疮。黄鳝血滴入耳中，能治慢性化脓性中耳炎；滴入鼻中可治鼻出血；外用还能治口眼㖞斜、面瘫。"鳝鱼是眼药"，过去患眼疾的人都知道吃鳝鱼有好处。

现代营养学研究表明，黄鳝中含蛋白质、磷、钙、铁、多种维生素和尼克酸等营养成分，是一种高蛋白低脂肪的优良食品，是身体羸弱、营养不良、病后体虚者的上好滋补品。

黄鳝有温补作用，可以达到调节脏腑、改善不良体质的目的，达到事半功倍的补益效果，到冬季就能最大限度地减少或避免上述疾病的发生。当然了，到了现在，市场上一年四季都有供应，经常吃，对身体更是有很强的滋补效果。

要说黄鳝治病，使用范围最广的莫过于糖尿病了。随着生活条件的

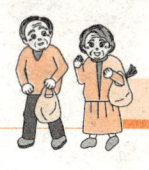

第四章 四季饮食中的养生智慧

改善,现在得糖尿病的人也是越来越多。日本一营养学专家发现,黄鳝对糖尿病有良好的治疗效果,还从黄鳝体内提取出能够生产降血糖药物的原料——黄鳝鱼素。更令人惊奇的是,黄鳝鱼素不但能把血糖高的人的血糖降低,还能将血糖低的人拔高,起到一种双向调节的作用。所以,有糖尿病或者低血糖的人经常吃黄鳝,都是很好的。烹调一道黄精炖黄鳝,具体烹调方法:鲜黄鳝200克,黄精30克,二者放在一起煲汤服用,每天1次,连服1个月为1疗程。此药膳有补气养阴、健脾、润肺、益肾的功效,对血糖也有明显的调节作用。

黄鳝的烹调方法很多,但以蒸、煮、炖为好,煎炸的方式可能产生有害物质。黄瓜焖鳝鱼有非常好的消暑作用,具体烹调方法:黄鳝1条,黄瓜1根,姜片、蒜片、葱段、红尖椒、紫苏叶、调料各适量。黄鳝宰杀洗净血水,切成2厘米长的段;黄瓜洗净切条,准备姜片,蒜片,葱段,红尖椒切圈;锅内倒入适量植物油,烧热,炒香姜蒜片和葱白,放入黄鳝一同爆炒至变色卷起,加入红尖椒圈,烹入黄酒少许,然后倒入适量清水,放入黄瓜、紫苏叶煮6分钟,调盐、鸡精、胡椒粉,加入葱段、香油即可。

其实,黄鳝吃法还不止这些,我们在这里不一一介绍。但是,有一点必须注意,黄鳝虽好,却不是人人都吃得的。《名医别录》讲:"时行病起,食之多复。"告诫人们,在得了流行病之后不能吃黄鳝。得热病或者是热病初愈,也是尽量不要吃黄鳝的。当然,黄鳝虽然好,也别吃太多了,"多食动风"。此外,不新鲜的死黄鳝也是不能吃的,因为黄鳝中的蛋白质中含大量组氨酸,黄鳝死后,组氨酸会迅速转化成有毒物质——组胺,食用后会引起食物中毒。购买黄鳝时要选择新鲜、颜色偏黄的,沉在水底的黄鳝的生命力更强,且健康的黄鳝用手抓的时候能感觉到鳝体硬朗,这种黄鳝肉的肉质更好。

夏季多吃"苦",就是在进补

《黄帝内经》上有"苦入心""心恶热"等记载,因而也就有了夏季适当吃苦味食物降心火的做法。

1. 夏季为什么要吃"苦"

夏季高温酷暑,阳气亢盛,很容易导致机体津液损伤,出现口干舌燥,不思饮食,此时千万不能强迫自己吃大鱼大肉等油腻之品,应适当吃些苦味食物,有助于健脾开胃,提升食欲,所以有"夏日吃苦,胜似进补"的说法。

五行学说倡导"春多酸,夏多苦,秋多辛,冬多咸"。从中医的角度上说,苦味食物属于寒凉之品,有清热泻火、祛暑燥湿、生津开胃之功,所以非常适合在炎热的夏季食用。最典型的苦味食物就是苦瓜,此外常见的苦味食物包括苦菜、莴苣、蒲公英、苦丁茶、杏仁等。夏季除了可以吃些苦味食物,还可适当吃些凉性食物,可以起到与"吃苦"相同的作用,如西瓜、黄瓜、冬瓜、番茄、芹菜、生菜等。

夏季时,人们很容易受气温的影响变得烦躁,有些人会在夏季时口舌生疮、小便黄赤等,主要是由于夏季在五行之中属火,和心相关,气温上升会诱发人体内心火亢奋,进而表现出上述症状,而苦入心,有泻热之功,所以非常适合夏季食用。苦味食物可以有效祛除内心的烦热,保持头脑冷静、心态平和,治疗口舌生疮。

苦味食物除了可以泻热,还能燥湿,祛除身体中的湿气,促进脾胃运化之功恢复正常,夏季食欲不振的时候适当吃些苦味食物能增进食欲。现代研究表明,苦味食物能刺激胃肠蠕动和消化液分泌,提升人的食欲和消化功能。

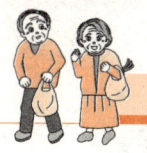

第四章 四季饮食中的养生智慧

2. 苦味食物大盘点

苦瓜：苦瓜富含维生素、矿物质和少量蛋白质、脂肪，既可生食，又可烹调菜肴或是做汤，清脆爽口，别具一番风味。夏季吃苦瓜，能增食欲、助消化、除热邪、解疲乏、清心明目、益气壮阳等，有研究表明，苦瓜中的苦味蛋白能刺激免疫细胞，具有抗癌作用。

苦菜：苦菜又叫荼、荼草、苦马菜、苣荬菜，是菊科植物苣菜的全草。富含碳水化合物、B族维生素、维生素C、矿物质等营养成分。从中医的角度上说，苦菜味苦、性寒，有清热凉血、解毒的作用。李时珍的《本草纲目》中有记载："苦菜调十二经脉，安心益气，轻身耐老，强力明目……"夏季吃上一盘腌苦菜，爽口开胃、消暑、清心除烦。

苦笋：苦笋味甘，性凉而不寒，有消暑解毒、减肥健身、健胃消积等功效。夏季时做一道苦笋煲排骨，苦甘可口，味道鲜美，让人回味无穷。

莴笋：莴笋性凉，味苦、甘，入肠、胃经，有通利小便、开胸利膈、顺气调中、清热止渴等功效。能治疗小便不利、脾胃气滞、饮食下降、消渴多饮等病症。莴笋可炒、可拌，味道鲜美。

芥蓝：芥蓝味甘，性辛，有清热解暑、利水化痰、解毒祛风作用。能改善肠胃热重、熬夜失眠、虚火上升，治疗缺少维生素C引起的牙龈肿胀。

3. 苦味虽好不能过

苦味食物虽好，但还是要提醒大家注意一点，"脾为后天之本"，水湿都由脾主管，进行饮食调理时应当保护好我们的脾。因为"苦寒太甚易伤脾"，太苦的食物会危害脾的健康，比如味道极苦的黄连就不是什么人都可以服用的。

夏季养生食谱推荐

荷叶茯苓粥

食材选用 荷叶1张（鲜、干均可），茯苓50克，粳米或小米100克，白糖适量。

烹调步骤 ❶将茯苓和粳米淘洗干净；荷叶洗净。❷将荷叶放入锅中煎汤去渣，把茯苓粳米加入药汤中，同煮为粥，出锅前调入白糖即可。

功效主治

清热解暑，宁心安神，止泻止痢。

清肺止渴凉茶

食材选用 竹叶、鲜枇杷叶、芦根各25克，白糖、精盐各适量。

烹调步骤 竹叶、枇杷叶（刷净茸毛）；芦根洗净切碎，放入砂锅中，加水1500毫升，煎沸10分钟，去渣取汁，趁热加入白糖、精盐，搅匀。晾凉后代茶饮用。

功效主治

清热生津，利小便。适用于心烦口渴、暑热、小便短赤等症。本茶清肺止渴，是夏季常用清凉饮料。

荷叶乳鸽片

食材选用 乳鸽4只（宰后洗净），鲜荷叶1张，水发冬菇60克，熟瘦火腿15克，蚝油6克，姜片5片，水淀粉10克，精盐少许，熟猪油30克，胡椒粉、白糖、麻油各适量。

烹调步骤 ❶鸽片和鸽头、鸽翼放入瓦钵内，用姜、蚝油、精盐、麻油、白糖、胡椒粉及水淀粉拌匀，后下猪油拌匀，放于长碟中，横放一根水草。❷荷叶用开水泡

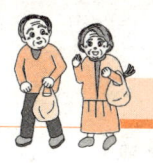

过，洗净，抹干水，放在碟子上面，将鸽片、冬菇片、火腿片互相间隔，分三行排在荷叶上，鸽头、鸽翼放上面，用水草扎紧裹成长方形，入笼中火蒸15~20分钟取出，去水草即可食用，佐餐服食。

功效主治

补气养精，清暑补脾。适用于一切虚弱者，是夏季良好的补品。

凉拌莴笋

食材选用 鲜莴笋350克，葱、香油、味精、盐、白糖各适量。

烹调步骤 莴笋洗净去皮，切成长条小块，盛入盘中，加精盐搅拌，腌1小时，滗去水分，调入味精、白糖拌匀即可。

功效主治

利五脏，通经脉。

番茄炒苦瓜

食材选用 苦瓜半条，番茄1个，植物油、白糖、盐、味精各适量。

烹调步骤 ❶ 苦瓜洗净后去瓤切片；西红柿洗净切片待用；蒜洗净切片。❷ 炒锅内倒入植物油烧热，下蒜片炝锅，蒜片焦黄后倒入苦瓜片翻炒片刻，调入适量盐，倒入西红柿片快速翻炒，趁西红柿片没烂时调入适量鸡精即可。

功效主治

此菜有营养丰富，味道鲜酸略苦，有清口去火的功效。

夏季养生保健茶

蜂蜜黑茶

茶材选用 天花粉、白茅根各30克，麦冬15克，芦根10克，生姜6克，黑茶3克，蜂蜜适量。

冲泡方法 ❶ 将天花粉、麦冬、白茅根洗净后和黑茶一同放到锅内煎汁。❷ 用茶漏过滤药液，待温后调入适量蜂蜜即可。

功效主治

除烦去躁，清热解毒。能辅助治疗口渴咽痛。

薄荷甘草露

茶材选用 薄荷10克，甘草3克，蜂蜜适量。

冲泡方法 将薄荷、甘草一同放入锅中，倒入适量清水，盖好盖煮沸15分钟，取汁，调入适量蜂蜜即可，代替茶来饮用，每天1剂。

功效主治

清肺止咳，解毒利咽。适用于风热上攻而引发的咽喉瘙痛不适、声嘶、咳嗽等症状。

蜜芷茶

茶材选用 白芷、荆芥各15克，甘草10克，绿茶2克，蜂蜜适量。

冲泡方法 将白芷、荆芥研磨包好，每包15克，和绿茶一同放到干净的杯子内用沸水冲泡15分钟，调入适量的蜂蜜，放入甘草，温饮。

功效主治

白芷解表止痛；荆芥能缓解伤风头痛引起的不适；蜂蜜、甘草、绿茶能祛风散寒、解表除湿。此茶适合风寒感冒、头痛者，及产前、产后感受风邪者饮用。

苹果绿茶

茶材选用 苹果1/2个，绿茶包1个，柠檬片1个，冰块、蜂蜜各适量。

冲泡方法 将苹果洗净后去掉皮、核，切成小丁状；柠檬洗净后切成片状；将绿茶包和苹果丁一同放到杯子内，倒入沸水冲泡，盖盖闷10分钟；泡好茶后，取出茶包，根据自己的口味挤出柠檬汁，滴到茶内，调入少许蜂蜜，同时倒入适量冰块搅拌均匀即可。

功效主治

滋润肌肤，润肠通便。适用于便秘、贫血、皮肤干燥等症。

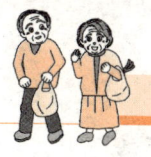

第四章 四季饮食中的养生智慧

鸡苏散茶

茶材选用 滑石18克,薄荷9克,甘草、乌龙茶各3克,蜂蜜适量。

冲泡方法 将滑石、薄荷、甘草、乌龙茶放入杯子内,倒入沸水,盖盖焖15分钟后,调入蜂蜜即可。

功效主治

清热,渗湿,利尿,祛风散寒,解热。适合患有暑病夹热、微恶风寒、头痛目胀、小便不利者饮服。

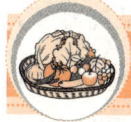

秋 季

秋 瓜香甜别多吃,以免伤了脾气

西瓜是夏令水果,秋季食用难免会伤及脾胃之阳气。民间有句谚语是说"秋瓜坏肚",意思就是说,立秋之后,如果继续生食瓜类水果,很容易引发胃肠道疾病。

说到这儿可能有人会疑惑,民间不是有"啃秋"的习俗吗?怎么又不能吃了?浙江等地有立秋日取瓜果,如西瓜和烧酒同食,民间认为能预防疟疾;或全家人在立秋当天买个大西瓜围着啃,即为"啃秋"。天津等地讲究立秋这天吃西瓜或香瓜,称"咬秋",寓意是在炎炎夏日酷热难熬,时逢立秋,将其咬住。江苏等地也在立秋这天吃西瓜以"咬秋",据说可以不生秋痱子。

其实,"啃秋"抒发的是一种丰收的喜悦之情,而"秋瓜坏肚"指的是立秋以后,大量生食瓜果类会伤及脾胃,诱发胃肠道疾患。所以,正确的理解应该是立秋后要适量吃瓜果,而不是不能吃瓜果。

秋季水果种类繁多，水分充足，富含维生素、葡萄糖、氨基酸、维生素、无机盐等营养物质，能补充营养、改善脱水，还能降血压、软化血管、缓解水肿等。但是立秋之后，昼夜温差较大，而西瓜、甜瓜等瓜果类多属寒性水果，人的胃肠道对寒凉食物的适应力也会跟着下降，再加上很多人喜欢将瓜果冰镇后食用，易伤脾胃，特别是对于脾胃功能较弱、虚寒性体质的人来说，更应当少吃或不吃瓜果，否则易发生胃肠功能紊乱，出现腹痛、腹泻等消化道症状。脾胃功能强盛、体质偏热的人可以继续享受瓜果的香甜美味，不过也要注意量的问题，不能过量食用。

此外，秋季适合细菌繁殖，人在经历了炎热的夏季后，抵抗力会下降，各种病菌易乘虚而入，吃了不洁净的瓜果之后会诱发胃肠道疾病。瓜果在采摘、运输、贮藏的过程中也可能被肠道微生物污染，尤其是生瓜果，若瓜果在食用之前未被充分洗净，或者用不干净的刀具切了，均可能带菌污染瓜果，吃了这些被微生物污染的瓜果可能诱发胃肠道疾病。瓜果有破损后也易被微生物污染，其污染程度和瓜果表皮破损有关，若有溃烂部分，则为微生物入侵导致的，应立即扔掉。很多中老年人就是因为舍不得扔掉已经出现小面积腐烂的瓜果而发生食物中毒的。

爱吃水果的人，可以选一些比较温热的水果，如：梨、柿子、橘子等，以调理脾胃，这样才无损身体阳气，到了冬季也不那么容易感冒，腹泻或者手脚冰冷等。如果想吃冰冷食物，最好是在食用前能看一下保质期，但一定要少吃。建议年老体弱、心血管疾病患者、婴幼儿、体质寒凉等特殊人群就不要再吃冰凉的食物了。

总之，吃瓜果对健康有益，但你在挑选水果时，一定要尽量选择当季的水果，顺着大自然的节气吃当季的水果，以符合人体节律，促进身体健康。

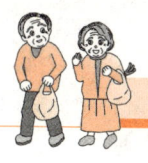

第四章　四季饮食中的养生智慧

金 秋螃蟹肥，会吃才健康

提起螃蟹，很多人都会不自觉想起它的肥美滑嫩，鲜香溢口。"九月团脐，十月尖""秋风起，螃蟹肥"，可见秋季螃蟹卵满、黄膏丰腴，正是吃螃蟹的最佳季节。

东汉郑玄在《周礼》内有著："荐羞之物谓四时所膳食，若荆州之鱼，青州之蟹胥。"到了隋朝，隋炀帝称螃蟹为食品中的第一位。宋元时期流行吃以盐、酒、橙皮、花椒等调料腌渍而成的"洗手蟹"，苏轼有诗句"不到庐山辜负目，不食螃蟹辜负腹"。李渔嗜食螃蟹，人称"蟹仙"，他把螃蟹说得"举世无双"："蟹之鲜而肥，甘而腻，白似玉而黄似金，已造色香味三者之极致，更无一物可以上之……独于蟹螯一物，心能嗜之，口能甘之，无论终身一日皆不能忘之。"

中医认为，螃蟹性寒、味咸，归肝、胃经，有利肢节、滋肝阴、充胃液、清热解毒、补骨添髓、养筋接骨、活血祛痰、利湿退黄等功效，对骨损伤、疥癣、漆疮、烫、瘀血、黄疸、腰腿酸痛等有一定

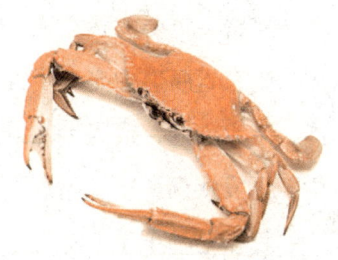

的食疗效果。如《随息居食谱》记载："（螃蟹）补骨髓，滋肝阴，充胃液，养筋活血，治疽愈核"。

新鲜活蟹的壳具有光泽，脐部饱满，腹部洁白，蟹脚硬而结实，把蟹腹部朝天时，蟹可以迅速翻正爬行。购买的时候可以用手逗弄蟹的眼睛，如果它立即有反应，则说明其生命力旺盛；如果眼睛突出且无反应，很可能已经死亡。将蟹拿到逆光的地方，根据它透光缝隙的宽窄就能确定其肥瘦。新鲜活蟹的外壳青黑色，垂死的蟹外壳是黄色，蟹脚较软，翻正困难。

一般而言，九月要吃雌蟹，此时雌蟹黄满肉厚；十月要吃雄蟹，此

时雄蟹蟹脐呈尖形，膏足肉坚。深秋初冬为青蟹丰收的季节，便宜而味美，可以多吃些。

吃螃蟹时可以配些葱、姜、蒜等辛香料，这些热性的配料能中和螃蟹的凉性，或在吃完螃蟹后喝杯黄糖姜茶，能暖胃、去腥，驱除寒气。吃完螃蟹后不宜立即吃梨、西瓜等凉性水果，防止造成身体虚寒而诱发不适。

螃蟹吃法很多，什么香辣蟹、面拖蟹等等，应有尽有。而实际上，螃蟹最好是清淡单吃。如清代诗人袁枚在《随园食单》中所说："蟹宜独食，不宜搭配他物。"如此说来，清蒸螃蟹就很好。这清蒸螃蟹在《红楼梦》中就有记载，第38回写全蟹宴，贾府一干人等都坐好了，凤姐在贾母桌上伺候，吩咐人"螃蟹不可多拿来，仍旧放在蒸笼里，拿十个来，吃了再拿"，可以见得，这贾府的全蟹宴就是吃清蒸蟹。

螃蟹一定要蒸熟蒸透，螃蟹以动物尸体或腐殖质为食，因此蟹的体表、鳃、胃肠道中充满了各类细菌和污泥。有的人由于没能将蟹洗刷干净，蒸煮不透，或因生吃醉蟹或腌蟹而将蟹体中的病菌或寄生虫吃入腹中，诱发疾病。

螃蟹与柿子千万不能一起吃，因为二者都是寒性的，在一起加重寒性，于身体不利。正如《本经逢原》所说："蟹与柿性寒，所以二物不宜同食，令人泄泻，发癥症。"

螃蟹美味，但其肉性寒，还含有大量的胆固醇。脾胃虚寒的人吃了很可能会出现腹痛腹泻，慢性胃炎、溃疡等肠胃疾病以及高血压、高血脂等心血管疾病和伤风感冒的患者，吃了螃蟹可能加重病情，过敏体质的人吃了可能引起呕吐或其他过敏症状。以上这些状况，都要慎吃螃蟹。

另外，螃蟹有活血化瘀的功效，孕妇不能吃。否则，就会动血，惊动胎气，可能导致流产。《名医别录》中就有"蟹爪，破包坠胎"的说

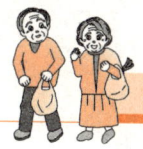

第四章 四季饮食中的养生智慧

法,《本草纲目》中也有"蟹爪,坠生胎"之说。所以,准妈妈就不要拿螃蟹来大饱口福了。

秋季少辛多酸别乱补

自古以来就有立秋"贴秋膘"的说法,其实就是说立秋的时候要适当进补。因为经过"苦夏"的消耗之后,进入凉爽的立秋就要适当进补,不过不能补过头,要科学地摄取营养、调节饮食,千万不能"乱补"。每年都有不少人因为秋季进补不当而失眠、流鼻血,或是患上胃肠道疾病。

从五味上说,肺主辛,肝主酸,辛能胜酸,所以秋季要减少辛味,多食酸味,以助肝气,防止肺气过胜而致肝气郁结。《素问·脏气法时论》上有记载:"肺主秋,肺收敛,急食酸以收之,用酸补之,辛泄之。"可见酸味能收敛肺气,辛味能发散泻肺。

秋季气候干燥,辛辣食物能让人的表气宣达,祛除体表湿邪,所以很多人吃过辛辣的火锅后会全身冒汗,顿时觉得气血畅通,这些对于肺之宣发和管理血脉功能都有帮助,但与此同时,还会耗伤人体津液。汗是人体津液化生而成的,过食辛辣之品会加重津液流失,秋季气候本就燥,此时如果津液流失过多,就会导致肺燥津枯,出现燥咳,表现出口干、咽干、唇干、干咳无痰等,所以在相对干燥的秋季是不宜吃麻辣香锅、川菜等辛辣之品的,此即为秋季要"少辛"。

秋季气候干燥,很多人都会通过喝水来解渴,还有的人会通过吃一些新鲜的水果缓解口干,那么二者之间有什么区别呢?喝水是直接缓解口干的方法,不过不能喝太多的水,因为人喝下去的水并不能直接补充人体所缺失的津液,需要经过脾胃之运化才能被人体利用,但是脾喜燥而恶湿,喝水过多反而会阻碍脾胃之运化,不但不能解渴,还可能会导致胃胀、不想喝水等，此即为口干而不欲饮。

但是吃水果就不一样了，水果中含水丰富，酸酸甜甜，而酸性食物有健脾开胃之功，能避免喝水过多而导致的消化不良，而且酸味食物和甜味食物搭配在一起能产生阴津，此即为"酸甘化阴"。由此可见，秋季吃些酸味食物能有效缓解秋燥，此即为"多酸"。

此外，秋季饮食宜清淡，尽量避免吃煎炒食品，多吃新鲜果蔬，蔬菜宜选择大白菜、菠菜、冬瓜、黄瓜、白木耳等；肉类可吃兔肉、鸭肉、青鱼等；酸味食物包括广柑、山楂等。适当多喝水，多吃萝卜、莲藕、百合、香蕉、梨、蜂蜜等有润肺生津、养阴清燥之功的食物；限制粗纤维食物和刺激性食物的摄入，以保护肠黏膜和肠道功能；脾胃虚弱、消化不良者宜食有健脾养胃功效的莲子、山药、扁豆等。

秋季养生食谱推荐

麦冬蒸南瓜条

食材选用 麦冬20克，南瓜500克，葱10克，生姜5克，鸡油25克，料酒10毫升，精盐3克，鸡精、味精各2克。

烹调步骤 ❶ 麦冬去内梗洗净，南瓜去皮，切条，生姜切片，葱切段。❷ 南瓜条放入盆内，加入料酒、生姜、葱、精盐、味精、鸡精、麦冬拌匀，入味30分钟。❸ 麦冬、南瓜放入蒸盘内，入蒸笼内武火蒸25分钟即成。

功效主治

养阴润肺、清心除烦，益胃生津。适用于肺燥干咳、吐血、咯血、肺痨、虚劳烦热、热病伤津、便秘等症。

润肺银耳汤

食材选用 甜杏仁10克，桂圆肉30克，荸荠100克，水发银耳400克，姜、葱、精盐、白糖、花生

第四章　四季饮食中的养生智慧

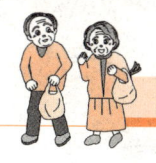

油、玫瑰露酒等各适量。

烹调步骤 ❶ 荸荠削皮，洗净，切碎放入砂锅中，加水煮2小时取汁备用；杏仁去皮，入开水锅煮10分钟，再入清水中漂去苦味，放碗中加清水100毫升；桂圆肉洗净，与杏仁一起入笼蒸50分钟取出，备用。❷ 将银耳入沸水煮片刻捞出；炒锅置中火上，加花生油少许，放葱、姜、精盐和水，把银耳放入煮3分钟捞出，放在蒸锅内，加荸荠汁、精盐、玫瑰露酒、白糖入笼蒸50分钟，然后再放入杏仁、桂圆蒸15分钟，加味精即成。佐餐食用。

功效主治

滋阴润肺、养血润肠。适宜于老年支气管炎、咳嗽、痰中带血、大便秘结等病症。

黄精猪肘煲

食材选用 竹荪20克，黄精25克，菜胆、胡萝卜各50克，猪肘肉500克，葱10克，生姜5克，料酒10毫升，精盐4克，胡椒粉3克，味精、鸡精各2克。

烹调步骤 ❶ 黄精用黑豆50克煮熟，洗净，切薄片，猪肘肉洗净，去毛，生姜切片，葱切段，胡萝卜去皮，切块，竹荪用温水发好，切小段，菜胆洗干净。❷ 猪肘肉、黄精、生姜、葱、料酒、胡萝卜同放炖锅内，加入清水约2800毫升，置武火烧沸，再用文火煲45分钟，加入精盐、鸡精、胡椒粉、菜胆、竹荪，煮熟加入味精即成。

功效主治

补中益气，滋阴润肺，强筋健骨。适用于体虚乏力、心悸气短、肺燥干咳等病。也用于肺气肿、糖尿病、肺结核、心功能不全、肾功能不全、肾病综合征、肾小球肾炎等辅助治疗。

天冬茯苓羹

食材选用 天冬20克，茯苓50克，冰糖、蜂蜜各30克。

烹调步骤 ❶ 天冬用清水浸泡1

夜，切薄片，放入蜂蜜内浸泡2小时；将茯苓去黑皮，白茯苓切小块，烘干，碾成细粉。❷ 冰糖捣碎成屑，放入锅内，加水约500毫升，置武火烧沸，再用文火煮25分钟，加入鸡蛋清。❸ 茯苓粉用清水搅匀，放入天冬片，置中火烧沸，再用文火煮8分钟，加入冰糖溶液搅匀即成。

功效主治

滋阴清热，润肺生津，渗湿利水，益脾和胃，宁心安神。适用于阴虚发热、咳嗽吐血、肺痿、消渴、咽喉肿痛、肺燥干咳、胃肠燥热、尿不利、水肿胀满、呕吐、泄泻、遗精、淋浊、惊悸、健忘等症。

秋季养生保健茶

六安煎茶

茶材选用 茯苓、杏仁各6克，陈皮4克，白芥子、甘草、红茶各3克，生姜3片。

冲泡方法 将茯苓、杏仁、甘草、白芥子、陈皮一同研成粗末，生姜切丝，之后和药末、红茶一同放到杯子内，倒入沸水冲泡10分钟即可。

功效主治

健脾化痰，降气止咳。适用于寒痰咳嗽、痰气滞逆、痰质清稀、脘闷不畅、食欲下降等症。

菊花玄麦饮

食材选用 桔梗3克，菊花10克，玄参、麦冬各15克，蜂蜜30克。

烹调步骤 ❶ 菊花、玄参、麦冬、桔梗共煎水取药汁。❷ 将药汁滗出，放入蜂蜜，搅匀，即可饮用。不分次数，频频代茶饮。

功效主治

疏风润燥。适用于秋天感受燥热邪、恶心发热、咽干喉痛、口渴干咳等症。

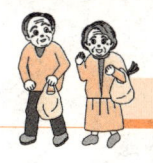

第四章　四季饮食中的养生智慧

杏仁茶

茶材选用　杏仁、冬瓜仁、麻子仁各10克,白糖250克。

冲泡方法　将上述材料一同放到热水里面浸泡几分钟,去掉外皮之后捣烂,放到锅内,调入适量白糖、清水,搅拌均匀,烧至沸即可,代替茶来饮用,趁温饮用,每天1～2剂。

功效主治

杏仁味苦,性温,归肺经、大肠经,有祛痰止咳、平喘、润肠、下气开痹之功;冬瓜仁味甘,性微寒,归肺经、大肠经,有清肺化痰、消痈排脓、利湿之功;麻子仁味甘,性平,归脾、胃、大肠经,有润燥、滑肠、通便之功。将上述药材合用,即可达到润肠通便的目的。适用于大便干结、腹痛不适、口干舌燥等症。

芦根蜜茶

茶材选用　鲜芦根25克,蜂蜜适量。

冲泡方法　将芦根放到干净的茶杯内,倒入适量沸水冲泡,之后放到锅内隔水蒸20分钟,调入适量蜂蜜,搅拌均匀即可。每天1剂,代替茶来频饮。

功效主治

清热生津,润肺利咽。主治秋季燥咳,痰少而黏。

三分茶

茶材选用　荞麦面150克,甘草10克,蜂蜜5克,绿茶2克。

冲泡方法　❶将绿茶和甘草碾成末,之后把药末和荞麦面、蜂蜜调拌均匀。❷每次取20克放入干净的杯子内,倒入适量沸水冲泡,之后调入蜂蜜即可。

功效主治

平喘止咳,清肺除燥,降气宽肠。适合有肺结核、肺炎、慢性支气管炎、慢性咽喉炎、咽喉痛的患者饮服。

玄麦甘桔茶

茶材选用 玄麦、麦冬各5克,桔梗3克,甘草、黑茶各2克,蜂蜜适量。

冲泡方法 将玄参、麦冬、桔梗、甘草研成粗末,将药末和黑茶放到干净的杯子内,倒入适量沸水冲泡10分钟,调入蜂蜜即可。

功效主治

玄参滋阴降火、解斑毒、利咽喉、通便;麦冬清肺热、补肺阴;桔梗宣肺止咳、化痰利咽;甘草清热益气。此茶适合患有痰少而黏、盗汗、口渴咽干的患者饮服。

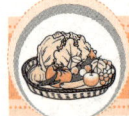

冬 季

一颗萝卜一只鸡,安安全全度冬日

萝卜又叫莱菔,民间将萝卜看成家菜,更有"冬令萝卜小人参"和"冬吃萝卜夏吃姜,不用医生开药方"等说法。

进入寒冷的冬季,体内"阳气在内,胃中烦热",此时身体内部的阳气最为旺盛。再加上很多人冬季有进补的习惯,吃下过多的温热补益食物,因此会导致胃内烦热。《本草纲目》中说萝卜有"下气、消谷和中、去邪热气"的功效,刚好能解胃内烦热,如此就有"冬吃萝卜"的说法,甚至将萝卜誉为"小人参"。

萝卜有"下气降逆"的作用,气血两虚的人多吃萝卜易乏力,因此吃萝卜的时候要配些补益食品,如炖羊肉、猪肉的时候加些萝卜,不禁能减少油腻,还能助消化,预防胃火。

从现代医学的角度上说,萝卜中含有丰富的木质素,能明显抑制肿

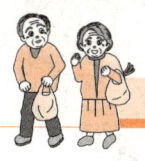

第四章 四季饮食中的养生智慧

瘤生长,增加巨噬细胞活性。萝卜中含芥子油和大量粗纤维,能促进肠蠕动,预防便秘,减少大肠中毒素的自我排解,有助于预防大肠癌。萝卜中丰富的维生素 A 和维生素 C、糖化酵素有助于致癌物亚硝胺的分解。

冬季除了有吃萝卜的习俗,还有吃鸡肉进补的习俗。民间有"逢九一只鸡,来年好身体"的谚语,意思就是说,冬季人体对能量和营养的需求比较大,经常吃鸡滋补身体,不仅能很好地抵御寒冷,而且能为健康打下坚实的基础。

鸡肉的药用价值很高,有温中益气、补精填髓、益五脏、补虚损的功效,能调补脾胃气虚、阳虚引起的乏力、胃脘隐痛、浮肿、产后乳少、虚弱头晕,对于肾精不足而致的尿频、耳聋、精少精冷等症有辅助治疗的作用。

但是鸡肉有雌雄之分,两性的作用有别:雄鸡肉属阳性,温补作用较强,适合阳虚气弱患者食用;雌鸡肉属阴性,适合产妇、年老体弱、久病体虚者食用。

冬季是感冒的高发季节,健康人适当喝些鸡汤能增强自身免疫力,对抗流感病毒;已经被流感病毒"俘虏"的患者多喝点鸡汤能缓解感冒引起的鼻塞、咳嗽等症状。有研究表明,鸡汤可以帮助人赶走流感,将病毒排出体外。

在所有的鸡中,乌鸡是鸡中上品。鸡肉的食用方法很多,包括蒸煮、烧汤、腌制、风干,各具风味。除了鸡肉和鸡汤,鸡肝、鸡肾、鸡心、鸡胆、鸡内金等都有非常不错的医疗保健作用。如鸡肝补肝、养血、明目,适合视力下降、夜盲、贫血患者食用;鸡心补心镇静,适合心悸、虚烦患者食用;鸡胆清热、解毒,适合胆囊炎、百日咳患者食用;鸡内金健脾、养胃、消食,适合消化不良、腹胀的患者食用。

但是，并非所有人都适合通过吃鸡肉来进补，鸡肉中富含蛋白质，为了避免加重肾脏负担，尿毒症患者禁食鸡肉；鸡肉性温，为了防止助热，高烧患者、胃热嘈杂患者禁食鸡肉；鸡肉中磷的含量较高，为了防止其影响铁剂的吸收，服用铁剂时应避免吃鸡肉。有的人喜欢吃鸡屁股，应放弃这一癖好，因为鸡屁股是细菌、病毒、致癌物质的"仓库"，应绝对禁食。

冬季温补，适当吃些高热量食物

冬季天气寒冷，人体需要更多的热量来维持生理活动，因此，冬季要增加高热量食物的摄入，进而维持机体的能量供应，提高机体抗病能力，预防感冒、气喘的复发等。

接下来为大家介绍几种冬季高热量食物。

1.
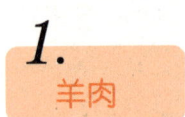
羊肉

羊肉性温，能为人体提供大量热能，非常适合冬季寒冷时食用。现代研究表明，羊肉中富含蛋白质、脂肪，同时还含有维生素B_1、维生素B_2及钙、磷、铁、钾、碘等矿物质。从中医的角度上说，羊肉还有助元阳、补精血、疗肺虚的功效，是非常好的滋补强壮的食物，能治疗气喘、气管炎、肺病、虚寒证等。

蒸羊肉就是非常不错的羊肉食疗方，具体烹调方法：取羊肉1000克，熟附片30克，其他调料适量。将鲜羊肉洗净后整块放到锅内，倒入适量清水煮熟；羊肉捞出控水然后切成块，取大碗1只，放入煮熟的羊肉（皮朝上），再放入熟附片、料酒、熟猪油、葱、姜、肉清汤、食盐，蒸3小时。食用时，撒上葱花、味精、胡椒粉等调味品。此菜肴适

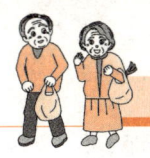

第四章 四季饮食中的养生智慧

合冬季食用，不仅能御寒，还能治疗肾阳虚导致的四肢不温、腰膝酸软、尿清长、关节冷痛、阳痿等症。

2. 鹅肉

鹅肉补益心、肝、脾、肺、肾五脏，《本草纲目》中有云："鹅肉利五脏，解五脏热，止消渴"，中医认为，鹅肉味甘，性平，入脾、肺经，有益气补虚、和胃止渴之功，冬季常吃鹅肉能预防急慢性支气管炎。

鹅肉粥是非常不错的鹅肉食疗方，具体烹调方法：取鹅肉、大米各100克，其他调料各适量。将鹅肉洗净后切细，放到碗内，用淀粉、酱油、料酒、花椒粉等勾芡备用；大米淘洗干净后放入锅中，加适量清水熬粥，至沸后放入鹅肉，煮至粥熟，调入食盐、味精即可。

3. 板栗

板栗俗称栗子，热能很高，因此适合在寒冷的冬季食用。中医认为，栗子味甘，性温，入脾、胃、肾三经，有补肾健脾、壮骨强筋、活血止血的功效，适合脾胃虚寒引起的慢性腹泻和肾虚导致的腰酸膝软、腰肢不遂、小便频数，以及金疮、折伤肿痛等症。现代研究表明，栗子的营养丰富，100克鲜品含蛋白质5.7克、脂肪2克、碳水化合物40克、淀粉25克、维生素C 60毫克，还含有钙、磷、铁、钾等微量元素、脂肪酸和胡萝卜素等。

板栗炖猪蹄是非常不错的栗子食疗方，具体烹调方法：取板栗400克，猪蹄2只。先将猪蹄用清水浸泡，去掉残毛，除去蹄甲，刮洗干净，用刀断开；板栗去外壳洗净；砂锅置于火上，倒入适量清水，放入猪蹄，开大火煮沸，撇净浮沫，再放入板栗、生姜、葱段，改用中火炖煮2~3小时，炖时注意加水，至猪蹄烂透，然后加入调料即可食用。板栗与猪蹄同炖，能补肾健胃、滋阴养血、抗衰防老、延年益寿。

冬季饮食宜清淡、少油腻

冬季天气寒冷，想要抵御严寒，宜适当进补，以补足阳气。中医上有"春夏养阳，秋冬养阴"的说法。

春夏季节虽然天气炎热，阳光充足，但是由于人的活动多，会导致阳气的损耗，并且天气炎热的时候多吃了不少的偏凉食物，这些食物会耗伤人体之阳气，所以春夏季节要注意养护阳气；秋冬季节天气转冷，这时人们会注意增加衣物，再加上寒气外袭，人体阳气内敛，内部阳气会更充足些，并且秋冬是进补的季节，此时人们会吃很多营养丰富的食物，而中医认为膏粱厚味会产生内热，内热会损伤阴分，出现上火，因此秋冬季节要注意补养人体之阴分。秋冬季节本就寒冷，阴气不足，此时再吃些寒冷滋腻的食物养阴会造成饮食停滞，脾胃运化失常。

冬季适合吃清淡的食物。不过清淡并不是指无味，没有五味的食物是很难下口的，而且不利于身体健康。所谓淡味食物，指的是少放调料，将食物本身的味道体现出来。味淡，寒凉略多余温热，酸苦咸淡略多于辛甘，阴味略多于阳味，符合淡食养生的原则，与秋冬养阴不谋而合。

尤其是在冬季时患上感冒的人，食欲会下降，发热者的食欲会更差。现代医学表明，人在发热的时候，体内的各种消化酶会被破坏或活性降低，导致患者不想进食，如果此时强迫进食，会出现脘腹饱胀，加重胃肠负担，降低机体抗病能力。感冒患者的饮食在能供应全身所需能量的前提下尽量清淡、易消化，如米粥、面条，尽量不要吃煎炸和油腻之品。

第四章 四季饮食中的养生智慧

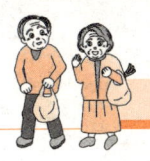

即使是健康人,冬季时也要避免摄入过多的肥甘厚味之品,尤其是在春节前后,隔三差五庆贺,大鱼大肉不断,此时适当摄入淡食能恢复味蕾和食欲。否则,一味地追求短时间的刺激和享受,不禁忽略了食物本身的美味,时间久了,身体还会不舒服,皮肤变差。只有吃清淡的食物,才能吃出食物的本味,确认食材新鲜与否、材料好坏,一味地添加油、盐、酱、醋、葱、姜、花椒、辣椒、麻油、芥末等调味料会掩盖食物的本味。

老一辈的人常说"越吃口味越重",这句话是有道理的,因为长时间吃重口味的食物,味蕾对刺激性食物的敏感性就会降低,此时吃重口味的食物他们也觉得味道一般,吃清淡的食物就会觉得"没味儿",难以下咽。

不仅冬季要以淡味食物为主,平时也应少吃浓味食物,坚持吃一段时间的淡味食物后,身体会觉得非常舒服,皮肤状况也会逐渐得到改善。

冬季养生食谱推荐

三子泥鳅汤

食材选用 活泥鳅200克,韭菜子、枸杞子、菟丝子各20克,精盐、味精各适量。

烹调步骤 泥鳅沸水烫杀,剖腹去内脏、肠杂;韭菜子、枸杞子、菟丝子均洗净,韭菜子与菟丝子装入一纱布袋,口扎紧;然后将泥鳅、枸杞子、纱布袋共入锅,加入水,用旺火煮沸后再改文火煨至水剩余300毫升左右时,取出布袋,加入精盐及味精即成。

功效主治

具暖中益气、补肾壮阳之效。适用于阳痿、早泄、贫血者食用。

五元补鸡

食材选用 母鸡1只,龙眼肉、荔枝肉各10克,枸杞、莲子、黑枣、冰糖、料酒、葱姜蒜、食盐各适量。

烹调步骤 ❶将母鸡宰杀后清洗干净,其他食材洗净,去除果核备用。❷将除母鸡外的食材一同放到母鸡腹内,随后将母鸡放到砂锅中,调入葱、姜、蒜、料酒,蒸2小时左右即可。

功效主治

补气补血、滋阴养肾。非常适合身体虚弱或大病初愈者食用。最好在饭后服食,有助于为身体补充营养,进而达到强身健体的目的。

海马枸杞卤驴肉

食材选用 海马1个,枸杞子20克,驴肉500克,白糖15克,葱、桂皮、山柰各10克,小茴香6克,生姜5克,大茴香2粒,草果2个,素油50毫升,料酒20毫升,酱油10毫升,精盐4克,鸡精3克,味精2克。

烹调步骤 ❶驴肉洗净,用沸水焯去血水,海马用料酒浸泡2小时,枸杞去果柄、杂质,大茴香等香料洗净,生姜切片,葱切段,驴肉与海马先煮12分钟。❷炒锅置武火上烧热,加入素油,烧六成热时,下入生姜、精盐、大茴香、白糖、酱油,烧成枣红色,加入精盐、鸡精及清水约2800毫升,煮40分钟,下入驴肉、海马、枸杞子卤35分钟,加入味精即成。

功效主治

补气,养血,益肾壮阳。适用于气血不足、阳痿不举、举而不坚等症。

番茄猪骨粥

食材选用 番茄3个,粳米200克,猪骨头500克,盐适量。

烹调步骤 ❶番茄洗净、去蒂、切块备用;粳米淘洗干净;猪骨头砸碎,用沸水氽一下,备用。❷锅中倒入适量清水,放入番

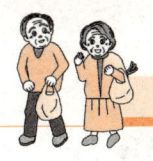

第四章 四季饮食中的养生智慧

茄、猪骨，开大火煮沸后转成小火继续熬煮30分钟，倒出汤液。

❸ 粳米入锅加水，煮沸后倒入番茄骨头汤，等到粳米煮至熟烂后，调入适量盐即可。

功效主治

健脾胃、通血脉、补虚损。

桂心粥

食材选用 桂心末30克，粳米120克，冰糖适量。

烹调步骤 将桂心末同淘洗净的米，加适量水煮粥，粥将熟时，放入桂心末和冰糖，稍煮片刻，停火起锅。早、晚温热服食，一般3~5日为1疗程。

功效主治

补元阳、暖脾胃、除积冷、通血脉。适用于命门火衰、肢冷脉数、亡阳虚脱、腹痛泄泻、寒疝疼痛、腰膝冷痛等。

冬季养生保健茶

丁香花茶

茶材选用 丁香6克，红茶、枸杞子各3克，蜂蜜适量。

冲泡方法 将丁香、红茶、枸杞子放到干净的茶杯内，倒入开水冲泡10分钟后调入蜂蜜即可。

功效主治

缓解牙痛，温中暖身。适用于牙痛、内分泌失调者饮服。

桂枝陈皮茶

茶材选用 桂枝4克，杏仁、陈皮、绿茶各5克，生姜3片，红枣10枚。

冲泡方法 将上述材料（除绿茶）洗净后放入锅中，倒入适量清水煎汤，趁热沏绿茶，代替茶来饮用。

功效主治

散寒止咳。适用于冬季受寒、鼻塞、咳嗽。

做父母的营养师
——中老年营养一本通

左归茶

茶材选用 大熟地 24 克,山药、菟丝子、鹿角各 12 克,山药、山茱萸各 10 克,红茶 2 克。

冲泡方法 将大熟地、山药、菟丝子、鹿角、山茱萸研成粗末,将药末和枸杞子、红茶放入杯内,倒入沸水冲泡 20 分钟即可。

功效主治

益精强身,滋阴补肾。适用于头晕目眩、腰酸腿软、手脚发热、遗精滑泄、口燥咽干、舌红少苔等症。

虫草茶

茶材选用 冬虫夏草 5 克。

冲泡方法 将冬虫夏草放入锅中,倒入适量清水煎煮 20 分钟,过滤留汁。代替茶来饮用,趁温饮用,每天 1 剂,药渣可以再次煎服。

功效主治

益肾壮阳,补肺平喘,止血化痰。适用于阳气不足而表现出的腰膝酸软、夜尿增多、肺气不足、气短懒言、咳嗽气喘等症。

茉莉花茶

茶材选用 茉莉花、玫瑰花各 5 克,红茶 3 克,蜂蜜适量。

冲泡方法 将茉莉花、玫瑰花、红茶放到锅内,倒入适量清水煎汁,用茶漏过滤取药汁,调入适量蜂蜜即可。

功效主治

清热生津,润燥止咳。适合咳嗽痰多、便秘、高血压等患者饮服,还可预防龋齿和辐射损伤。

第五章 会「吃」才能健康长寿

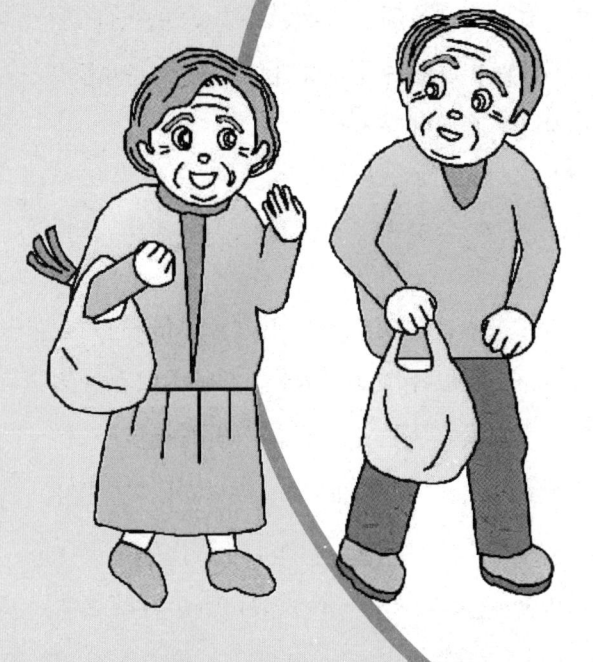
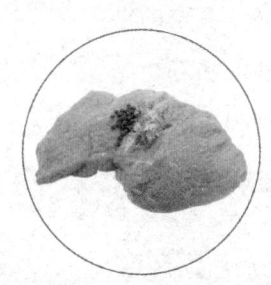
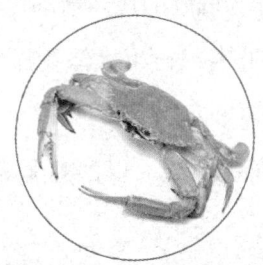
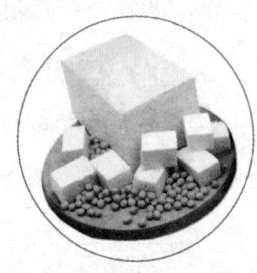

营养师给父母保健饮食建议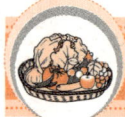

保 肝护肝：营养均衡，规律饮食

肝脏负责管理身体的气、血、水之流通。情绪、睡眠、饮食、药物等都会影响肝之疏泄功能。不过保护肝脏并非将肝脏包起来不让病毒侵犯。那么要吃什么才能有效养肝护肝保肝呢？

1. 肝与营养

大量高脂肪、高蛋白食物的摄入，会使机体产生大量热量和脂肪，再加上平时久坐、缺乏运动，肝功能很容易发生异常。肝脏中储存着多种维生素，能保护肝细胞和防止毒素损害肝细胞；蛋白质能提供胆碱、氨基酸等物质，让脂肪变成脂蛋白，有利于肝脏将其排出体外，防止肝内脂肪沉积，保护肝细胞，促进肝细胞的修复、再生；B族维生素可以加速物质代谢，让其转化成能量，还可以修复肝功能，防止肝细胞变性，进而预防脂肪肝。

2. 营养师推荐保肝食材

蜂蜜：有保肝作用，能为肝脏的代谢活动提供能量准备。春季的早上喝2~3勺蜂蜜，能刺激肝组织再生，修复损伤。慢性肝炎和肝功能不良者常喝蜂蜜水能改善肝功能。

奶制品：能为人体补充蛋白质，以酸奶最佳，酸奶能调整肠道菌

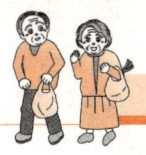

群，促进体内的毒素排出，增强机体免疫力。

大豆及豆制品：富含蛋白质、钙、铁、磷、维生素 B、中等量脂肪和少量碳水化合物，有助于肝脏的修复。

西瓜：有清热解毒、除烦止渴、利尿降压的功效，富含糖、维生素、蛋白酶等。蛋白酶能将不溶性蛋白质转化成可溶性蛋白质。

荔枝：荔枝有强肝健胰之功效，能增强人的精力、增加血液，不过不宜过食，否则易流鼻血或牙痛，上火。

大枣：有安五脏补血的功效，鲜枣含非常多的维生素 C，可常食。

西红柿：含有非常多的维生素 C、番茄红素。肝功不正常者常吃西红柿鸭蛋汤能滋阴，可作为肝炎患者的日常膳食。

苦瓜：生食性寒，可以熟食养肝，不过不能多食，否则性寒伤胃。

猪血：猪血能解毒、保肝，对肝大有益处，《本草纲目》中有记载，猪血有解毒作用，能用来治疗中风、头疼、中满腹胀等症状。

海鲜：带鱼、黄鱼、银鱼、牡蛎、蟹等能增强免疫功能，修复破坏的组织细胞，保护其不受病毒侵犯。

鸭子：鸭子性凉，有滋阴功效，肝炎者多阴虚内热，吃雪梨炖全鸭是肝炎患者的食疗佳方。

甲鱼：滋阴清热、软坚散结，肝炎、肝硬化患者可以取鳖甲用砂炒后醋淬研磨用。

3. 保肝护肝的饮食调理

饮食清淡、易消化：饮食尽量少油腻、辛辣、高脂肪食物，尤其是肝脏急性炎症期间。

多吃富含纤维素的食物：多吃富含纤维素的食物，如新鲜水果，有利于排便通畅。

多吃富含硒的食物：硒能有效调节免疫力，刺激体液免疫和细胞免疫系统，富含硒的食物有大蒜、蘑菇、芦笋、鸡蛋、龙虾、金枪鱼、黄芪、麦芽、花生、洋葱等。

限制脂肪：每人每天食用油的摄入量不超过25克，尽量避免吃动物油、肥肉、油炸食品、高胆固醇食品。高脂肪、高胆固醇食物为加重肝脏负担的主要危险因素之一。

芥蓝荸荠炒田螺肉

食材选用 芥蓝600克，荸荠10粒，田螺肉300克，葱1根，姜末、蒜末、高汤、酒、糖、酱油、植物油各适量。

烹调步骤 ❶芥蓝摘去白花、老叶，洗净后切斜片；荸荠肉削皮，洗净，切片；田螺肉解冻后洗净，余水，沥干；葱洗净后切段，备好姜末。❷将植物油倒入锅中，油热后下姜末，将芥蓝、荸荠肉兜炒，加少许高汤、糖调味，盛起。❸再起油锅，爆姜末、蒜末，将田螺肉爆炒一会儿后，调入酱油、酒、葱段再炒至熟透。把芥蓝回锅炒匀即可。

功效主治
清热祛湿，强肝养肝。

● 提示

螺肉有鲜品和急冻品之分。新鲜田螺可养在清水中，漂净污泥，之后取出螺肉。

丝瓜黑木耳炒腰花

食材选用 丝瓜1根，猪腰2个，黑木耳15克，高汤少许，姜末少许，酱油、糖、酒、淀粉各适量。

烹调步骤 ❶猪腰开边，去白筋，用盐搓洗干净后再用清水冲洗干净，切花，用腌料稍腌；黑木耳用清水浸发，洗净后，然后小火煮至软；丝瓜去皮，洗净，切块；备好姜末。❷起油锅，爆姜末，将丝瓜、黑木耳放入锅中翻炒，倒入少许高汤，调味。❸再起油锅，将猪腰爆炒至熟透，勾芡后摆在丝瓜上即可。

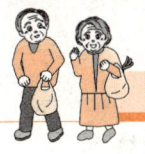

第五章 会"吃"才能健康长寿

功效主治

滋阴补肾，养血柔肝。

● 提示

不宜过食。

护 胃养胃：规律三餐，饥饱有度

很多中老年人年轻的时候忙于工作，常常饥一顿饱一顿，饮食没有规律，之后经常胃部不适，甚至常年被胃病困扰。

不良的生活习惯：长期进食时间不稳定、无规律，或者严重偏食，吃了不干净的食物、生冷食物、辛辣食物；抽烟、酗酒、喝浓茶等；或精神紧张、焦虑不安、忧郁悲伤、经常恼怒等。从饮食到精神，一旦有"差池"，均可能诱发胃病。

不是有句俗话叫"十人九胃"，可见胃病的发生几率有多高，护胃养胃有多重要。

1. 胃与营养

维生素C对胃有保护作用，能保护胃部，增强胃的抗病能力；维生素B_1有利于胃肠对食物的消化吸收，维持胃肠的正常蠕动和消化腺的分泌。

2. 营养师推荐护胃食材

牛奶：牛奶有补肺胃、生津液、润大肠的功效，适合阴虚胃痛、津亏便秘者食用。

苹果：苹果味甘、性凉。健脾补气益胃，生津润燥。宜于脾虚食少，胃阴亏虚，阴虚胃痛。

木瓜：适合胃的脾性，有养胃的作用，但是胃酸较多者不宜过食。

桂圆：能入药，有壮阳益气、温胃补脾等功效。

菠菜：味甘性凉，能润燥养肝，益肠胃，通便秘。《食疗本草》中称菠菜能"利五脏，通肠胃，解酒毒"，菠菜能促进胃和胰腺分泌，增进食欲，助消化；其丰富的纤维素还能促进肠道蠕动，促进排便。

山药：山药中富含蛋白质、维生素、有益微量元素，能防治脾胃疾病。

南瓜：南瓜中丰富的果胶能保护胃肠道黏膜免受粗糙食物的刺激，促进溃疡面愈合，能养胃。南瓜中的有益成分能促进胆汁分泌，促进胃肠蠕动，助消化。

花菜：花菜有健脾养胃的作用，适合脾胃虚弱者食用。

卷心菜：有健脾养胃、缓急止痛、解毒消肿、清热利水的作用，能治疗内热引起的胸闷、口渴、咽痛、小便不通、耳目不聪、睡眠不佳、关节不利、腹腔隐痛等症。其所含的维生素C等成分有止痛、促进溃疡愈合的作用。

大蒜：消毒杀菌，能帮助人体消除炎症，熟吃可暖胃健脾。

3.
护胃养胃的饮食调理

规范饮食习惯：少食多餐，每餐只吃七分饱。早餐吃好，午餐吃饱，晚餐吃少，千万不能暴饮暴食。按时就餐，尽量坐着吃饭，戒辛辣、油炸、烟熏、烧烤、过酸、过冷的食物，不饮酒，少喝咖啡、浓茶等，多吃素菜和富含膳食纤维的食物。

选择暖胃食物：羊肉、狗肉等温热食物能养胃暖胃，适合胃寒病症；大蒜能消毒杀菌，有助于消除炎症；枸杞、银耳、红枣、核桃等都是不错的养胃食材。

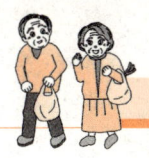

第五章 会"吃"才能健康长寿

温度适宜：饮食的温度应以"不烫不凉"为度，吃过热或过冷的食物都会刺激胃黏膜，诱发胃病。

细嚼慢咽：充分咀嚼食物，能让食物尽可能变得"细"一些，进而减轻胃的工作负担。咀嚼次数越多，随之分泌的唾液愈多，能保护胃黏膜。

不吃霉变食物，少吃盐渍食物：有流行病学资料显示，长期高盐饮食，或吃霉变、烟熏、盐渍食物，均会增加胃癌的发生危险。所以，一定要避免吃发霉变质的大米、花生仁、玉米、肉类、鱼类、贝壳类等，还要少吃咸肉片、腌鱼干等，防止食物里面的自然致癌物危害身体健康。

戒烟酒：烟中的尼古丁会刺激胃粘膜，增加胃酸、胃蛋白酶的分泌，诱发或加重胃炎、胃溃疡病变。酒精会直接损伤胃黏膜，长期酗酒会损伤胃黏膜，诱发胃炎，并加重慢性胃炎，胃溃疡加重，甚至引起胃、十二指肠穿孔、胃出血和胃癌。

保持良好的就餐情绪：有研究表明，不良情绪会导致食欲下降、腹部胀满、嗳气、消化不良、胃病、十二指肠溃疡等症，良好的情绪有益于胃肠系统的正常活动。所以，吃饭时要保持放松的心情，避免紧张、焦虑、恼怒等不良情绪的刺激。

胡椒猪肚汤

食材选用 新鲜猪肚1个，白胡椒15克。

烹调步骤 ❶ 将胡椒打碎，放到洗净的猪肚内，用线扎紧猪肚切口。❷ 放入砂锅内慢火煮至烂软，汤中放入少许芫荽调味，将猪肚捞起，弃肚内胡椒，食肚肉饮汤。

功效主治

温中健脾、和胃镇痛。

● **提示**

湿热痰滞内蕴者慎食；感冒期间忌食。

木瓜鲩鱼尾汤

食材选用 番木瓜1个，鲩鱼尾100克，生姜片、盐各少许。

烹调步骤 木瓜削皮后切块；鲩鱼尾入油锅中煎片刻，加木瓜、生姜片、盐少许，放适量水，共煮1小时左右。

功效主治
滋养、消食。辅助治疗食积不化、胸腹胀满。

提示
不可过食。

护心养心：低盐少油，粗细搭配

中医上有"心藏神"之说，《素问·灵兰秘典论》中有云："心者，君主之官，神明出焉。"心和神智、舌、脉、面部为统一体，心为主宰。《黄帝内经》中有记载："心为君主之官，主不明，则十二官危。"意思就是说，一旦人的内心不平静，身体之中所有的脏腑就会跟着陷入了危机之中。

心主管血脉，包含着主血、主脉两方面。全身之血均在脉内运行，依赖着心脏推动作用输送至全身。脉为气血流行之通道，又名"血之府"。心脏为血液循环制动力器官，推动血液与脉管之中按特定方向流动，进而运行于全身，维持全身脏腑器官之生理活动。

可见，心好，则全身气血运行畅通，五脏状态俱佳。护心养心是尤为必要的。

1. 心与营养

叶酸有清除血液中同型半胱氨酸的作用，而同型半胱氨酸是心脏病的诱因之一，人体不能合成叶酸，所以需要通过吃绿叶蔬菜或服用叶酸

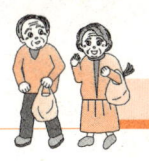

制剂来补充；番茄红素的抗氧化性非常强，有防治心脏病的功效；镁元素能促进胆固醇的合成，抑制神经兴奋性，维护心肌纤维正常的舒缩功能和冠状动脉弹性，防止冠状动脉痉挛和心里失常引起的猝死。

2. 营养师推荐护心食材

鱼类：鱼类中富含ω-3脂肪酸，可以增加血液中的高密度脂蛋白胆固醇，协助清除低密度脂蛋白胆固醇。有研究表明，ω-3脂肪酸能减少中风的危险。

黑木耳：富含胶质样活性物质，这种物质可以明显缩短凝血时间，进而疏通血管、防止血栓形成。黑木耳具有独特的止血、活血作用，因而又被称为"天然抗凝剂"，能防治冠心病、心脑血管病。

坚果类：杏仁、花生等坚果富含对心脏有益的氨基酸、不饱和脂肪酸，可以降低患心脏病的风险。有调查研究发现，每天吃1/3杯干豆可以让心脏病再次发作的概率减少38%。杏仁、山核桃、花生均能保护心脏。

豆类和豆制品：豆类中富含亚麻酸、亚油酸等不饱和脂肪酸和大豆异黄酮，能降低胆固醇，在一定程度上保护心脏。

人参：人参可以增强心肌收缩力，控制血压，增强心功能。

燕麦：燕麦中富含膳食纤维，能降低人体总胆固醇量和低密度脂蛋白含量，还能降血压。而这两种物质都会诱发心脏病。

3. 护心养心的饮食调理

多吃新鲜果蔬：新鲜果蔬中富含维生素C、纤维素、优质蛋白、维生素E等营养物质，对心血管有很好的保护作用，因此，每餐都要吃新鲜果蔬，吃一次大豆制品。

减少高脂肪、高胆固醇食物的摄入：脂肪、胆固醇的摄入量过多，会诱发起高血脂和动脉硬化，要少吃些，特别是肥胖者、高血压者、血脂偏高者、糖尿病患者，老年人更要少吃。

适当吃些粗杂粮：杂粮、粗粮营养全面，富含B族维生素、膳食纤维，有益于心脏，杂粮、粗粮的营养比精米精面丰富，所以要经常吃一些。

少吃盐：摄入盐过量会引起血压增高、加重心脏负担，所以要少吃些，除了菜要做得淡些，餐桌上尽量少摆出咸菜、酱菜、酱油等高盐调味品。

少饮酒：少量饮酒，尤其是少量饮用果酒，有益于心脏健康。反之，大量饮酒会伤害心脏，尤其是烈性酒，最好不饮。

炝拌莴笋

食材选用 莴笋1棵，盐、蒜末、花椒油各适量。

烹调步骤 ❶ 莴笋洗净后横切成薄片，加入适量盐腌1个小时，戴一次性手套把腌制的笋片反复揉搓，倒出腌出的水分。❷ 锅烧热后放入花椒炸香，捞出花椒，把花椒油倒入腌好的莴笋上，最后拌入蒜末，淋上芝麻酱即可。

功效主治
助眠护心。

● **提示**

莴笋苦寒，脾胃虚寒者不宜多吃。

桂圆莲子鸡汤

食材选用 桂圆10颗，莲子1小把，鸡半只，葱、姜、酒、盐各适量。

烹调步骤 ❶ 鸡切块汆烫后洗去浮沫；桂圆放到温水中洗净；莲子用清水洗净备用；❷ 将上述材料一同放到砂锅中，添加足量的清水，放入葱、姜、酒，大火煮沸后转小火继续熬煮2小时以上，至材料软烂，最后调入盐即可。

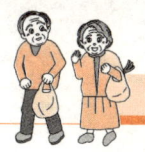

第五章 会"吃"才能健康长寿

功效主治

滋补养心。

● 提示

桂圆表层有很多灰尘,要用温水洗净。

清 肺润肺:少食肥腻,戒烟限酒

中医认为:"肺为娇脏","温邪上受,首先犯肺",意思就是说,肺最易受外来有害物质侵袭。肺受伤之后,除了会影响呼吸道健康,还易诱发感冒。因为肺为华盖,像雨伞一样为五脏六腑遮风挡雨,一旦这个"保护伞"不好,感冒、肺炎等症就会接踵而来。从保健养生的角度上来说,食疗是最佳的辅助预防措施,而且中医也提倡药食同源,通过调节饮食来增强人体的抗病能力。

1. 肺与营养

肺为娇脏,而食物本身就有润肺的作用。维生素 A 有保护肺部组织的作用;维生素 E 是细胞呼吸的促进因子,保护肺组织免受空气污染,增强机体免疫力。

2. 营养师推荐护肺食材

雪梨:有生津润燥、清热化痰的功效,可制成川贝雪梨,润肺效果更佳。

银耳:性平,味甘、淡、无毒,是名贵的营养滋补佳品。银耳温润,适合体寒或肠胃不好者食用。用银耳熬粥至其融化成黏腻状态补益作用更佳。

百合:百合味甘、性微寒,归心、肺经,有养阴润肺、清心安神、润肺解渴、止咳止血、开胃安神的功效。适用于阴虚久咳，惊悸、失眠、多梦，精神恍惚等症状。

甘蔗：有滋补清热的功效，是清凉补剂，适用于大便干结、虚热咳嗽等症。

橄榄：有清肺、利咽、生津、解毒的作用。嗓子痛时含服青橄榄能让咽喉清爽，和鲜萝卜煎服效果更佳。橄榄经蒸馏后的液体被称作橄榄露，能用来治疗咽痛、咳嗽、烦躁等症。

枇杷：有润肺、止渴、下气的功效，能治疗肺萎咳嗽、吐血和烦渴等。枇杷叶经蜜炙后能清肺和胃、降气下疾，常用其制成枇杷膏、枇杷露、枇杷冲剂等，治疗肺热咳嗽。

罗汉果：用罗汉果泡茶饮用，能清热利咽，治疗百日咳、肺热咳嗽、咽喉炎、口干舌燥等症。

无花果：除生食外还可加工成果干、蜜饯、罐头等。不管是干无花果还是鲜无花果，它们都能入药。咽喉肿痛时吃几颗能减轻疼痛，很快恢复。肺热、声音嘶哑时服冰糖水煎无花果能祛火消哑。

蜂蜜：蜂蜜中含葡萄糖、果糖，易被人体吸收，而且含有和人体血清浓度相近的多种无机盐、有机酸、微量元素，性味甘平，入脾、肺、大肠经，有滋养、润燥、解毒的功效，常用来治疗肺燥咳嗽。

白萝卜：清肺润喉，生吃效果好，榨汁效果更佳。

3. 清肺润肺的饮食调理

多吃新鲜果蔬：新鲜果蔬中富含维生素、矿物质等营养成分，且饱满多汁，对身体有补益作用。柑橘、梨、荸荠等有一定的润肺止咳功效。

多吃白色食物：中医认为，白色入肺，因此，多吃白色食物能润燥养肺。常见的白色食物包括：梨、藕、百合、杏仁、莲子、银耳、山

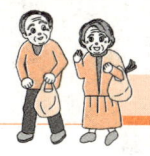

药、白果、白芝麻等。

少吃肥腻、重口味食物：肥腻、重口味食物易引起肺部燥热上火，诱发或加重肺部疾病。辛辣刺激性食物易伤肺，所以也应少食。

戒烟酒：酒精和烟雾会使肺动脉压升高，进而加重右心衰竭和肺心病病情。此外，烟雾会损伤支气管上皮，降低其防御功能，细菌易乘虚而入，加重呼吸道感染。

蛋蓉菜花汤

食材选用 菜花150克，水发香菇30克，鸡蛋2个，植物油20毫升，鲜汤300毫升，香菜、精盐、味精、胡椒粉、黄酒、葱花、生姜丝、湿淀粉各适量。

烹调步骤 ❶将菜花洗净后掰成小块，放到沸水锅中稍微烫一下，捞出，放入冷水中过凉，捞出，沥干水分；鸡蛋放入沸水中煮熟去壳，把蛋黄和鸡蛋白分开，将蛋白切成丝，蛋黄捣成蓉；香菇先用水发一下，之后斜切成片；香菜洗净后切成段。❷将炒锅置于旺火上，倒入植物油烧至五成热，下蛋黄蓉略炒，之后加入葱花、生姜丝、黄酒、鲜汤，汤沸后一次加入菜花块、鸡蛋白、香菇片、精盐、味精、胡椒粉，淋入湿淀粉，撒上香菜即可。

功效主治

滋阴润燥。适用于口干咽燥、自汗盗汗、心烦口渴者。

● 提示

菜花常有残留的农药，易生菜虫，因此吃之前要将菜花放到盐水中浸泡几分钟，至菜虫跑出来，而且有助于去除残留农药。

银耳鸽蛋汤

食材选用 银耳50克，鸽蛋20个，冰糖250克。

烹调步骤 ❶先将银耳泡发，洗净后去根，撕成小朵；鸽蛋煮熟去皮。❷银耳放到锅中，加水煮至熟烂，放入鸽蛋，烧沸，调入冰糖，撇去浮沫，再煮沸即可。

做父母的营养师
——中老年营养一本通

功效主治
补肺益气、养阴润燥。适用于干咳乏力、口干咽燥者。

● **提示**
食积胃热者不宜多食。

养 肾固肾：低盐低蛋白，多吃黑

中医认为"肾为先天之本"，"肾藏精，主生长，发育，生殖"，"肾主纳气，肾主水液"等，都在强调肾脏的健康与人体的生长、发育、生殖有着密切关系。一旦肾虚，就会出现一系列的衰老现象。

1. 肾与营养

合理的营养能减轻肾脏负担，延缓疾病进展，通过调整饮食可以最大限度减少代谢废物，纠正营养物质代谢异常和钙、磷、酸碱平衡紊乱。维生素C有排毒的作用，能减轻肾脏负担；碳水化合物能为机体提供充足的热量，以免热量不足时消耗体内的蛋白质，导致尿氮水平升高，不利于肾脏健康。

2. 营养师推荐护肾食材

动物肾脏：猪肾、牛肾、羊肾等都有补肾益精的作用，富含蛋白质、脂肪、多种维生素，有补益精气的作用。

雀肉、雀卵：雀肉和雀卵有壮阳益精的功效。能治肾虚、腰痛、阳痿、早泄、不育等症。

蛤蜊：可以促进性腺和甲状腺机能活化、益精固肾、造血强肝，能

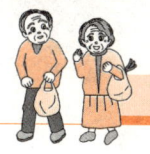

防止老化、强化性机能。

干贝：性平，味甘咸，能补肾滋阴，所以肾阴虚者宜常食。

鲈鱼：性平，味甘，既能补脾胃，又能补肝肾，益筋骨。

黑色食物：黑米、黑豆、黑枣、黑芝麻、黑桑葚、乌骨鸡、紫菜等黑色食物有益肾强肾、增强机体免疫功能的作用。适合肾气渐弱、体弱怕冷者食用。

山药：有健脾益肺、强精固肾的功效。煎汤或熬粥，能补肾益精、固涩止遗，常食能防治阳痿、早泄、遗精、腿软等症。

莲子：有补皮涩肠、养新固肾的功效。现代医学研究表明，莲子中含莲子碱、莲子糖、钙、磷、铁等营养成分，为收敛强壮的健康食品，常吃可治脾久泻。

枸杞子：有强精固肾、固本培原、抗衰老等功效。现代医学研究表明，枸杞子中含多种必须氨基酸，可以强壮身体，补益精气，强盛阳道。

3. 养肾固肾的饮食调理

多吃补肾食物：很多食物都有补肾的作用，如多数黑色食物（黑豆、黑米、黑枣、腰果、栗子等）、杏仁、虾、羊肉、动物肾脏等。

饮食不宜过咸：咸入肾，过咸则损伤肾精，导致精亏于下，而虚火上浮，易诱发高血压、中风等症。而且，我们吃下去的盐95%由肾脏代谢，因此吃盐过多会加重肾脏负担，再加上盐里面的钠会使体内的水分不易排出，进一步加重肾脏负担，导致肾功能减退。

定时饮水：不管生活有多忙都要记得喝水，以免体内水不足而出现浊毒留滞，加重肾脏负担。

减少蛋白质的摄入：对于肾功能不好的人来说，大量摄入蛋白质会导致蛋白质经肾脏滤出，不仅会流失蛋白质，还会加重肾脏负担，进一步损害肾功能。

去火轻身：少食辛辣油腻和烧烤

身体没火是不行的，但是身体里的火太过了，也不行，这时我们就称之为上火。一般情况下，这个火是在正常范围内，一旦这个火超出正常范围，就会形成邪火，邪火即病理之火，也就是我们平时所所的"上火"。

1. 上火与营养

人上了年纪之后，味觉就会退化，食量也跟着减少，所吃的食物种类少，导致身体缺乏各种维生素、铁等营养物质。而且老年人的运动量和睡眠时间都比较少，致使体内的新陈代谢速度变慢，身体中的废物逐渐积累，易化火。而且，老年人上了年纪之后由于咀嚼功能较差，喜欢吃精细食物，导致摄入的纤维素过少，再加上老年人的肠道蠕动功能较差，腺体分泌减少，因此易上火、便秘。镁元素有宁神、降火、降血压的作用，B族维生素能润肺止咳、清热解暑、助消化。

2. 营养师推荐去火食材

牛奶：牛奶性微寒，有解热毒、去肝火的功效。牛奶的含水量高达70%，还能补充人体由于大量出汗而损失的水分，提醒大家注意一点，尽量不要将牛奶冻成冰块食用，以免营养成分被破坏。

草莓：草莓有去火的功效，可以清暑，解热，除烦。

西瓜：果肉有清热解暑、解烦渴、利小便之功，能治疗一切热证、

第五章 会"吃"才能健康长寿

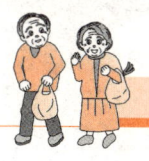

暑热烦渴、小便不利、咽喉疼痛等症。

甘蔗：味甘，性寒，入肺经和胃经，有清热解毒、生津润燥、和胃止呕、补肺益胃之功，能治疗热病而致的伤津、心烦口渴、反胃呕吐，肺燥而致的咳嗽、气喘，而且还有通便、解酒毒之功。

藕：生藕性寒，甘凉入胃，能消瘀凉血、清烦热、止呕渴，适合烦渴、醉酒、咳血、吐血等症。熟藕其性从寒转温，有滋阴补心、健脾开胃、益气养血之功，是良好的食补佳品。

黄瓜：清热开胃、生津止渴、去烦热等作用，适合胃热而致的烦渴、口腻等症，非常适合夏季暑热时食用。

茄子：性寒，有消肿宽肠、去胃肠积火之功，而且能缓解热毒口疮、皮肤溃疡，非常适合暑热季节食用。

西红柿：营养丰富，是清热解毒、平肝去火的佳品。

薏仁：性凉，味甘、淡，有清热排脓、健脾利水、除痹之功，入脾经，能去脾胃之火。

3. 去火轻身的饮食调理

适当吃些苦味食物：苦味食物（苦瓜、苦菜、苦苣、芥蓝等）中含有生物碱、尿素等苦味物质，有清热祛暑、消除疲劳的作用。

少吃油炸、肥甘厚味之品：过食油炸、肥甘厚味之品会很难消化，容易影响正常的胃肠功能，未被消化掉的那部分食物会堆积在身体之中，导致"积热上火"。

少食辛辣之品：大葱、辣椒、芥末、咖喱等均属于辛辣燥热之品，多吃会耗伤人体津液，导致阴虚生热，容易助长虚火，所以要少吃。

少吃热性水果：荔枝、龙眼、榴莲等均为热性水果，过量食用，热量就会积聚在人体之中，出现上火，会导致消化不良、便秘、牙龈肿痛、面部痤疮、食欲下降、口腔溃疡、腹痛腹泻等症,所以,经常上火者不宜吃热性水果。

少吃补益之品:补益之品多偏温性或热性,适合补养身体、缓解虚证。身体虚弱或先天不足者可以适当吃些补药和补品,身体健康的人不用特别进补,否则补药吃的太多会产生内热,导致上火。尤其是那些原本阴虚有热者,吃太多的补药、补品就相当于在增加"火力",可能会导致流鼻血、牙龈出血、口干舌燥、心烦失眠、腹胀便秘等不适。

少吃冰冷之品:很多人喜欢吃冷饮,特别在炎热的夏季,哪知吃太多的冷饮易导致体内的冷热失调,身体需要消耗大量的能量来调节,结果加重了内火,进而引发一系列的不适症。

少吃脱水食物:脱水食物指的是通过各种手段将食物里面的水分去除的食物,如干炸鱼、干姜等,就拿姜来说,老姜比鲜姜更辣,火更大,更易导致上火。干姜在经过彻底晒干、脱水之后,吃下去会将身体中的大量水分带走,导致身体上火。干姜主要用于体寒导致的胃肠病、感冒等,但正常人不宜多食。

少吃烧烤:很多人都喜欢吃烧烤,但是吃过烧烤之后却会出现嗓子干痛等上火症状,这是因为烧烤食物中添加了大量香辛料、孜然等易上火之品,且烧烤食物本身性质偏燥热,人吃过之后就会表现出"上火"症状。

少饮酒:饮酒过量会引起"上火",尤其是酒精含量在30%以上的酒类。酒性辛辣燥烈,会加速气血运行,损伤人体之精气,过量饮酒会导致上火生痰,且会诱发湿热类病症,所以易上火者应少喝或不喝酒。

葡萄生地藕汁

食材选用 取葡萄100克,生地黄50克,鲜藕200克,蜂蜜适量。

烹调步骤 ❶ 将生地黄放到锅

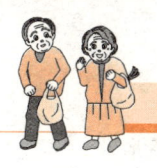

第五章 会"吃"才能健康长寿

内,倒入适量清水熬煮成汤,过滤留汁。❷ 将葡萄和鲜藕分别洗净,捣烂取汁,和生地黄汁混在一起,加热之后熬成浓汁,调入适量蜂蜜。❸ 吃的时候每次取1勺放入干净的杯子内,倒入适量沸水冲化即可。

功效主治

滋阴凉血、通便润燥、生津止渴等功效,能治疗发热烦渴、小便灼痛、尿中带血等症。

● 提 示

孕妇谨食,因为酸的东西吃太多会影响钙的吸收,并且葡萄含糖量高,会导致腹中的羊水增多;糖尿病、便秘、脾胃虚寒的患者均不宜多食。

老鸭汤

食材选用 取老鸭1只,冬瓜、葱、姜、植物油、盐各适量。

烹调步骤 ❶ 老鸭宰杀后放尽血,放到开水中烫一下,褪毛,去掉内脏、爪子,用水洗净之后沥干水分;冬瓜去皮之后洗净、切开;葱洗净之后切段;姜洗净之后切片;老鸭切成大块。❷ 将锅置于火上,倒入适量植物油,油热后放入葱姜煸香,放入鸭块略煎。❸ 另取一砂锅,倒入足量清水,煮沸之后,放入炒好的鸭块和冬瓜,开大火煮20分钟,之后转成小火继续煲1小时,调入适量盐即可。

功效主治

鸭肉性味甘寒,入肺经、胃经和肾经,有非常好的滋补之功,可大补虚劳、滋五脏之阴、清虚劳之热、补血行水、养胃生津、止咳息惊、清热健脾。适用于身体虚弱、病后体虚、营养不良性水肿。

● 提 示

鸭子有补益之功,一般人均可食用,不过鸭肉性凉,脾胃阴虚、经常腹泻者忌用。而且鸭肉不能和龟肉、鳖肉同食。

排毒抗衰：饮食清淡，粗细搭配

每个人的身体里都有毒素，如果毒素不多，能被身体顺利代谢出去，则无须过于担心。可如果体内的毒素堆积得太多，人体可能会出现慢性中毒，罹患各种疾病或诱发早衰。环境污染、食物不洁、代谢废物蓄积等都是毒素的根源，而且会随着时间的增长而加速人体衰老。

1. 排毒抗衰与营养

B族维生素能帮助肝脏制作更多的解毒酵素，提升肝脏工作机能；维生素E能减少体内自由基，增强抗氧化能力，保护微血管，防止肌肉和血管老化。

体内的毒素排出后，衰老的速度也会慢下来，面色逐渐有光泽，疾病的发生发展得到控制，逐渐走向年轻态。

2. 营养师推荐排毒抗衰食材

荔枝：味甘，酸，性温，有解毒止泻、生津止渴、排毒养颜的作用。

红薯：红薯中富含膳食纤维，能促进肠胃蠕动。

芦笋：富含多种营养素，其所含的天门冬素和钾有利尿作用，可以排除身体中的多余水分。

黄瓜：富含维生素E，有清热解毒、生津止渴之功，黄瓜所含的黄瓜酸能促进人体新陈代谢，排出毒素。

苦瓜：味苦，性寒，有解毒、养颜美容的作用。苦瓜中含有一种有明显抗癌功效的活性蛋白质，能够激发体内免疫系统防御功能，增加免疫细胞活性，清除身体中的有害物质。

第五章 会"吃"才能健康长寿

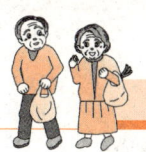

海带：富含B族维生素，有化痰、消痰、平喘、排毒、通便之功。

绿豆：富含有机酸，有清热解毒、除湿利尿、清暑解渴的功效。

木耳：木耳中含有一种植物胶质，有较强的吸附力，能吸附残留于体内的消化系统内的灰尘和杂质，之后排出体外。

胡萝卜：味甘，养血排毒，是健脾健胃的有效解毒食物，含有丰富的胡萝卜素、维生素，和体内的汞离子结合后，能有效降低血液中汞离子浓度，加速汞离子排除，适用于铅、汞超标的化妆品或饮食中铅汞引起的黄褐斑、蝴蝶斑等皮肤问题。

枸杞子：枸杞子能提升肝脏抵抗毒素的能力，有很好的保护肝脏的作用，能提升肝脏毒素的耐受性。使用时最好咀嚼着吃，每天吃1小把。

酸奶：酸奶中含多种维生素，酸奶中的维生素C能减少黑色素形成，让肌肤保持白皙。

猪血：味甘，性温，有解毒清肠、补血养颜、排毒养颜的功效。猪血中的血浆蛋白被人体中的胃酸分解后，会产生一种解毒清肠分解物，会将有害粉尘和金属微粒排出体外。

茶叶：茶叶中含有茶多酚、多糖、维生素C，能加快体内的有毒物质排泄。尤其是普洱茶，研究表明，普洱茶能杀死癌细胞。常坐在电脑旁的人坚持喝普洱茶还能防止电脑辐射对人体产生伤害。

3. 排毒抗衰的饮食调理

适当吃青色的食物：从中医的角度上说，青色食物能通达肝气，起到很好的疏肝、解郁、缓解情绪的作用，能帮助肝脏排毒。

粗细、荤素搭配吃：粗粮、细粮混着吃，荤菜、素菜搭配吃。粗粮中的膳食纤维能在肠道中吸水膨胀，促进肠壁蠕动，使肠内容物迅速经肠道排出体外，进而达到通便的目的，并将肠道中的毒素吸附、稀释、包裹，适当随粪便一同排出。

每餐吃八分饱：俗话说得好"八分饱，肠胃好"，吃饭时，八分饱最舒服，而且八分饱可以在保证营养需求的同时避免营养过剩而造成毒素堆积。

少吃腌制食品：腌制的鱼、肉、菜在腌制的过程中的亚硝酸盐易转化成亚硝酸胺，亚硝酸胺是一种致癌物，人吃多了易患癌症，而且会促进人体早衰。

禁食霉变食物：粮食、油类、花生、豆类、肉类、鱼类等发霉时会产生大量病菌和黄曲霉毒素。人吃了这些发霉的食物后，轻则发生腹泻、呕吐、头昏、眼花、烦躁、肠炎、听力下降、全身无力等，重则致癌致畸，促使人早衰。

少饮酒：大量或经常饮酒会使肝脏发生酒精中毒，导致肝脏发炎肿大，男性精子畸形、性功能衰退、阳痿等；女子会出现月经不调，停止排卵，性欲减退甚至性冷淡等早衰现象。

香菇豆腐

食材选用 豆腐300克，香菇3只，榨菜、酱油、糖、香油、淀粉各适量。

烹调步骤 ❶ 将豆腐切成四方小块，中心挖空；将洗净泡软的香菇、榨菜剁碎，加入调味料和淀粉拌成馅料，将馅料放入豆腐中心。❷ 将夹好馅料的豆腐摆在碟上蒸熟，淋上香油、酱油即可。

功效主治
排毒瘦身。

● **提示**
不可过食。

拍姜韭菜滚猪红汤

食材选用 猪红500克，韭菜250克，生姜50克，食盐、麻油、

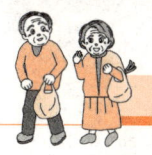

胡椒粉各适量。

烹调步骤 猪红洗净后切块；韭菜洗净后切段状；生姜去皮后切成大块状，用刀背拍裂。❷ 铁锅中倒入1250毫升清水，加入拍姜，开大火煮沸后，加入猪红，稍熟，加入韭菜，煮沸，调入食盐、麻油、胡椒粉即可。

功效主治

消毒润肠。

● **提示**

收集猪血时一定要注意卫生，避免污染。此外，病猪的血不可食用。

护 眼明目：补充维生素、蛋白质

眼睛是心灵的窗户，注意保护好眼部健康，老年人易出现各种眼科疾病，如青光眼、白内障、老花眼等症。可以通过饮食的方式来养护眼睛。

1. 眼睛与营养

眼睛的明亮和饮食有着密切关系，比如，视网膜专门负责暗视觉的细胞中含有特殊的视紫质，对微弱的光线非常敏感。视紫质由蛋白质和维生素A合成，一旦缺乏会诱发夜盲症、白内障等眼病。维生素A能增加角膜光洁度，让眼睛变得更加明亮，缺乏时会引起角膜上皮脱落、增厚或角化，导致角膜透明度下降。B族维生素维持、参与视神经细胞代谢，缺乏会导致眼睛干涩，甚至引发视神经炎症。钙是神经化学反应的信使，参与各种神经活动，神经细胞缺钙，易诱发视疲劳；钼是组成虹膜的重要成分，瞳孔放大和缩小的灵敏度和虹膜之间有着密切关系；锌能增强视觉神经敏感度。

2. 营养师推荐护眼明目食材

玉米：玉米中含大量的叶黄素、玉米黄素，能保护眼睛、抗氧化，吸收进入眼睛内的有害光线，保持黄斑的健康。

胡萝卜：胡萝卜中富含胡萝卜素，进入人体后会转化成维生素A，因而被称为维生素A原。维生素A在人体中发挥着重要作用。它参与视网膜内视紫质合成，一旦缺乏维生素A，眼睛对黑暗环境的适应能力就会衰退，甚至诱发夜盲症。吃胡萝卜的时候要注意，胡萝卜素是脂溶性维生素，要和油接触结合才可以被人体吸收，因此最好熟吃。

海带：海带中含碘、甘露醇，晒干的海带表面有层"白霜"，它就是海带中的甘露醇，有利尿作用，能减轻眼内压力，治疗急性青光眼。

枸杞子：枸杞子中富含维生素A、维生素B_1、维生素B_2、维生素C、钙、铁等健康眼睛的必需营养。枸杞子平补肝肾、明目，平时用其泡茶最为实用。

决明子：决明子有清肝明目、润肠的养生功效，可改善眼睛肿痛、红赤多泪，避免视力减弱。

桑叶：桑叶有疏散风热，清肺润燥，清肝明目等保健养生功效。适合风热感冒，肺热燥咳，头晕头痛，目赤昏花者服用。

金银花：金银花有清热解毒的功效，能治疗感冒、头痛、目赤、耳聋等症状。金银花和菊花一同泡茶，清热明目功效更佳。

蛋黄：蛋黄中的叶黄素、玉米黄素对眼睛大有益处，吃后能使眼睛更明亮。这两种营养物质可以减少紫外线对眼睛的伤害，延缓眼睛老化，预防视网膜黄斑变性、白内障等眼病。

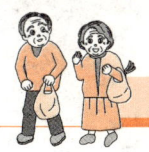

3. 护眼明目的饮食调理

适当吃些富含维生素 A 的食物：饮食中要适当补充富含维生素 A 的食物，如黄绿色蔬菜、鱼肝油、动物肝脏等。

摄入维生素 C 含量丰富的食物：人眼中维生素 C 的含量比血液高 30 倍，随着年龄的增长，营养吸收功能和代谢机能逐渐减退，晶状体营养不良，维生素 C 的含量会显著下降，时间久了就会诱发晶状体变性，诱发白内障。富含维生素 C 的食物包括：猕猴桃、柑橘、番茄等。

补充优质蛋白质：视紫质的合成不仅需要维生素 A，还需要蛋白质的参与。平时要多吃鱼类、奶类、瘦肉、蛋类、大豆、动物肝脏等蛋白质丰富的食物。

多吃养肝食物："肝开窍于目""肝受血而能视"，因此护眼的同时要注意养肝养血，适当吃些保肝养血的食物。

戒烟：吸烟会增加患黄斑点退化、白内障、青光眼的几率。

山茱萸猪肝煲

食材选用 山茱萸、枸杞子各 20 克，猪肝 250 克，猪腰子 2 个，料酒 10 毫升，鸡油 30 毫升，棒骨汤 3000 毫升，盐、姜、味精、胡椒粉、葱各适量。

烹调步骤 ❶ 将山茱萸、枸杞子洗净；猪肝洗净后切薄片；猪腰子洗净后破成 2 片，去白色臊腺，切成大张薄片；姜拍松，葱切段。❷ 将山茱萸、枸杞子、猪肝片、猪腰子片、料酒、盐、味精、姜、葱、胡椒粉一同放到煲内，放入棒骨汤和鸡油。❸ 将煲置于大火上烧沸，转成小火煮熟后即可。

功效主治

山茱萸补益肝肾，收敛固涩；枸杞子补肝肾，明目，润肺；猪肝补肝，明目，养血；猪腰理肾气，通膀胱，消积滞，止消渴。

● **提示**

如果猪肝的颜色不正常，表面呈褐黑色、蓝紫色、灰褐色、淡黄色，或有黄白肿块、散在红点、白色水泡、丝状花纹等，或肝肿大、肝萎缩、肝内有片状虫体，闻起来有臭味，解压易破碎，则可能是病猪肝，千万不能食用。

枸杞子密蒙花茶

● **食材选用** 枸杞子10克，密蒙花3克。

● **烹调步骤** 将枸杞子和密蒙花洗净后放入干净的杯子内，倒入85℃的开水浸泡1小时后饮用。

● **功效主治**

预防由于过高的电磁辐射对视觉系统造成影响。如视力下降、干眼症、白内障、严重的视网膜脱落。

● **提示**

目疾属阳虚内寒者慎服。

健脑益智：补充不饱和脂肪酸

进化规律显示，从40～50岁开始，身体的形态和功能就会逐渐出现衰老现象。通常来说，45～65岁为初老期，65岁以上为老年期。这一期间，大脑的变异和萎缩属于自然的生理现象，所以，40岁以上的中老年人应当重视这个问题，调整自己的生活、饮食，千万不能任其发展下去，坚持通过适当的食物为大脑供给营养，保持智力。

1. 脑与营养

脑是否健康，和人体健康有着密切关系，所以养生要先养脑。充足的营养是大脑正常工作的基础。各种微量元素、维生素和大脑的发育之间有着密切关系，有助于防治老年痴呆，益智健脑。B族维生素可以防

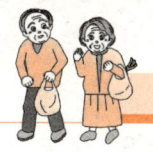

止类半胱氨酸氧化；维生素 C 能促进脑细胞结构的坚固、防止脑细胞结构松弛和紧缩；维生素 E 有抗氧化作用，维生素 E 不足会引起各种智能障碍或情绪障碍。

2. 营养师推荐健脑食材

鱼：鱼头中富含卵磷脂，是人脑中神经递质的重要来源，能增强记忆、思维和分析能力，而且能控制脑细胞退化，延缓衰老。鱼肉中丰富的优质蛋白质、钙质、不饱和脂肪酸（ω-3 脂肪酸），对大脑和眼睛的发育而言尤为重要。

动物脑：猪脑、羊脑中富含卵磷脂，对大脑有保健作用。

牛肉：牛肉能提高智力、强身健体。

核桃：核桃中富含不饱和脂肪酸，是公认的传统的健脑益智食品，每天吃上 2~3 个核桃，对预防大脑衰老有着重要意义。常吃核桃能营养大脑、增强记忆、消除脑疲劳等。

牛奶：有奶中含优质蛋白质、核黄素、钾、钙、磷、维生素 B_{12}、维生素 D，这些营养素能为大脑提供所需的多种营养物质。

鸡蛋：鸡蛋中富含卵磷脂、优质蛋白质，是维持人体大脑细胞运作不可或缺的营养素，蛋白质是制造细胞、神经传递物质的重要元素；卵磷脂成分能补脑、增强记忆。蛋黄中的卵磷脂中的独特胆碱成分，更是合成脑部神经传导物质乙酰胆碱的重要原料，乙酰胆碱是活化脑细胞、促进脑部发育、增强学习力的关键。因此，适当吃些鸡蛋能提升脑部神经传导速率，让人体讯息接收得更快、反应更迅速、思绪更清晰，降低失智的发生风险。

南瓜：南瓜中富含 β 胡萝卜素、维生素 C、锌、钾、纤维素等。中医认为：南瓜性味甘平，有清心醒脑的功能，能治疗头晕、心烦、口渴等阴虚火旺病症。所以，神经衰弱、记忆力减退者用南瓜做菜食用，每天1次，效果俱佳。

葵花子：富含铁、锌、钾、镁等微量元素和维生素E，使葵花子有补脑健脑的作用。实践证明：喜欢吃葵花子的人不但皮肤红润、细嫩，且大脑思维敏捷、记忆力强、说话有条不紊。

芝麻：每天吃些芝麻有较好的健脑效果。

香蕉：营养丰富，除了富含蔗糖、果糖、葡萄糖等3种天然糖分，可迅速补充人体所需的能量、增强体力，预防精神疲倦而致的记忆力下降，香蕉中丰富的钾能平衡身体的钠离子过高的问题，能促进人体细胞和组织的生长。

3. 健脑益智的饮食调理

每餐只吃七分饱：以大米、面粉、玉米、小米等为主食，它们是脑细胞的重要能量来源。食物转化成葡萄糖供给热能最快；二是脑中的氨基酸平衡有助于脑神经功能和大脑细胞代谢，氨基酸结构比例平衡的优质蛋白质对于大脑智能活动起着重要作用。

多吃富含蛋白质的食物：富含蛋白质的食物包括鱼、肉、蛋、奶等。

注意必需脂肪酸的摄入：必需脂肪酸主要存在于大豆油、芝麻油、花生油等植物油中，瓜子、松子、核桃等也是不错的含必需脂肪酸的健脑益智食品。

注意果蔬和粗粮的摄入：此类食物富含维生素、微量元素、膳食纤维，对大脑有营养保健的作用，能活跃智商，充沛精力。

多吃富含维生素的食物：维生素C相当于大脑中的润滑油；维生素A能增强大脑判别能力；维生素D能促进脑组织活动；B族维生素既能促进脑组织活动，又能促进糖代谢，确保大脑能量供给充足，有助于克服倦怠、

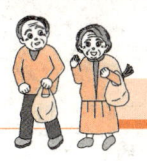

疲劳感，而且能让人反应快、思维清晰，保持优良的记忆力。

多吃富含卵磷脂的食物：蛋类、豆类、鱼肉类、坚果类富含卵磷脂，流行的大豆卵磷脂是良好的健脑来源。卵磷脂能活化脑细胞，有利于消除疲劳、增强记忆、提高学习和工作注意力。

莲子鸡丁

食材选用 净鸡脯肉250克，莲子60克，香菇、火腿肉各10克，蛋清、淀粉、调料各适量。

烹调步骤 ❶ 将鸡脯肉切丁，用蛋清、淀粉拌匀；香菇泡软，火腿肉切成小菱形块；莲子去心，蒸熟备用。❷ 先将鸡丁在油锅中煸至七成熟，沥去油，放入莲子、香菇、火腿、适量调味品，翻炒均匀后出锅即可。

功效主治

健脾补肾，养心强身。适宜于食欲下降、消化不良、肢软无力、眩晕健忘、心烦失眠、遗尿、遗精者食用。健康人常食可增强体质、益智延年。

● **提示**

有的人用鸡肉做菜时，喜欢将鸡肉去皮，如果有必要的话，最好烹饪后再去皮。不仅能减少脂肪的摄入，还可保证鸡肉味道鲜美。

益智鳝段

食材选用 干地黄、菟丝子各12克，净鳝鱼肉250克，笋、黄瓜各10克，木耳3克，酱油、味精、盐、淀粉、料酒、胡椒面、姜末、蒜末、香油、白糖各适量，蛋清1个，高汤少许。

烹调步骤 ❶ 菟丝子、干地黄煎2次，取汁过滤；木耳放到清水中泡发；淀粉用水调好；鳝鱼肉切成鱼片；笋洗净后切片；黄瓜洗净后切方片。❷ 将鳝鱼片放入碗内，加水淀粉、蛋清、盐、药汁煨好，放温油内划开，等到鱼片泛起，滗入笊篱。❸ 原勺留油，炸蒜末、姜末，下笋片、黄瓜片、木耳、鱼片，加盐、味精、白糖，烹料酒、高汤，淋香油，装盘，撒上胡椒面即可。

功效主治

益智增力。

● 提示

不要食用死鳝鱼，因为鳝鱼的体内含较多的组氨酸，鳝鱼死后，组氨酸在细菌的作用下会迅速产生一种叫做"组胺"的有毒物质。

美容养颜：补充维生素和水分

对于女人来说，最不想听到的可能就是"衰老"一词，最不想面对的也是衰老这一现象，可生老病死乃人之常情，既然我们不能让青春永驻，何不想办法让它常驻呢？

1. 美容养颜与营养

营养是美容的关键，合理摄取营养能达到美容的效果，皱纹出现是由于皮肤缺水、胶原蛋白、软骨素减少，弹性下降，人体中的过氧化脂质增多所致，可以通过合理饮食来改善面部问题。维生素E能减轻紫外线伤害，改善胶原和弹力蛋白交连变性导致的皱纹，而且能帮助调节皮脂分泌，进而达到抗老化、防晒伤的目的；软骨素是构成真皮弹性纤维的重要物质；维生素C能中断黑色素生成，消除皮肤雀斑；核酸能延缓衰老，去除老年斑。

2. 营养师推荐美容养颜食材

坚果（核桃、松子、榛子、花生、芝麻等）：坚果富含维生素E，它是抗氧化剂，能防止体内不饱和脂肪酸过分氧化和皮肤过早出现老年

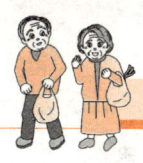

斑，有效阻止黑色素沉积于皮肤中，防止面部出现褐色、斑纹、斑块；维生素 E 还能促进细胞分裂、再生，延缓细胞衰老，恢复皮肤弹性；坚果果仁中的多种氨基酸、维生素 A、维生素 D、维生素 K 及铁、磷、锌、锰等，能促进毛发、指甲生长，防止脱发、过早白发、皮肤干燥粗糙、过早衰老等。

红枣：红枣是一种天然的美容护肤食品，它所富含的抗氧化维生素，有延缓衰老的作用。

柠檬：柠檬中富含维生素 C、维生素 B_1、维生素 B_2 等。维生素 C 能使皮肤变得光滑、细腻、白嫩、丰满，是理想的美容养颜食品。

苹果：苹果热量低，其所含的营养成分可溶性大，易被人体吸收利用，被誉为"活水"和"水果皇后"，是非常好的美容护肤品，常食能减肥，让皮肤变得润滑细嫩。

杏仁：杏仁主要作用于肺经，而"肺主皮毛"，所以，杏仁不管是内服还是外用都是天然的植物性美肤护肤佳品。

荔枝：荔枝中富含维生素 A、维生素 B_1、维生素 C，还含有果胶、游离氨基酸、蛋白质以及铁、磷、钙等营养元素。现代医学研究表明，荔枝有补肾、改善肝功能、加速毒素排除、促进细胞生成、使皮肤细嫩等功效，为排毒养颜之理想水果。

薏仁：薏仁能促进体内的血液循环、水分代谢，发挥利尿消肿效果，能改善水肿型肥胖，美白皮肤。

猪血：味甘、性温，有解毒清肠、补血养颜的作用，是排毒养颜的理想食物。

3. 美容养颜的饮食调理

适当吃富含胶质的食物：胶原蛋白能让皮肤细胞变得丰满、充盈，进而减少皱纹，弹性蛋白能让肌肤变得光滑而富有弹性。

多吃富含维生素、微量元素的食物：维生素有助于保持皮肤光滑细腻，能有效预防皮肤衰老，比如维生素A、维生素B_2，是保持皮肤光滑的重要物质，人体缺乏这些物质会出现皮肤干燥、干裂、脱屑；维生素能促进胶原蛋白合成，保持皮肤弹性、降低黑色素的代谢和生成，所以能保持皮肤洁白细嫩，防皱抗衰；维生素E可以防止色素沉着，减少皮肤色斑的产生。新鲜果蔬中富含大量的维生素、微量元素，可以通过增加新鲜果蔬的摄入量来补充维生素和微量元素。

适量饮水：人体的含水量占70%，人体缺水时，脏腑功能就会受到影响。正常人每天的饮水量是2000~2500毫升，饮水太少，身体中的代谢废物排不出去，就会诱发一系列的皮肤问题，如褐斑、痘痘等。每天早晨起床后喝上一杯温开水，能增强机体免疫力，缓解疲劳，保持皮肤水嫩。

薏仁红豆粥

食材选用 生薏仁20克，红豆30克，冰糖适量。

烹调步骤 ❶将生薏仁、红豆洗净后放到清水中浸泡半日，沥干备用。❷薏仁加水煮至半软，放入红豆煮熟，之后调入冰糖，冰糖溶解后熄火即可。

功效主治
养颜美容，益气养血，利水消肿。

● 提示

服用时一定要注意适量，汗少且便秘者最好不要大量服用，否则易加重病情。

山药煲猪胰

食材选用 生山药60克，猪胰1条，食盐适量。

烹调步骤 ❶洗净猪胰上的血污，切成片状备用；生山药洗净后切成5厘米长片状。❷将二种汤料放到瓦锅内，加水用中火煲汤，

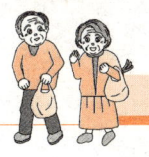

第五章 会"吃"才能健康长寿

煲约1小时,调味即可。

功效主治

健脾补肺,固肾益精,美白养颜。

● **提示**

多服猪胰损阳,故男子不宜多服。

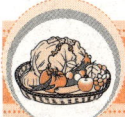

老祖宗传下来的健康饮食智慧

两粥一饭,长寿不难

从秦皇汉武开始,人类一直寻找着"长寿仙丹""不老药",长寿老人非常多的地方,经常引起很多人的注意,前去一探究竟。有人对长寿老人做了调查,发现这些老人都喜欢吃的蔬菜有青菜、韭菜、菠菜;最喜欢吃的主食有玉米、荞麦、大米;近八成的百岁老人喜欢早晚喝粥。

1. 吃粥长寿保安康

"两粥一饭,长寿不难"是中国的民间谚语,这种"早晚喝粥,中午吃饭"的饮食模式流传于国内著名的长寿之乡广西巴马和江苏如皋,成为当地人万古不变的养生妙招。很多老人通过早晚喝粥治好了胃痛、失眠、便秘等症。

"两粥"指的是早晚要喝粥,早晨喝粥能调节脾胃,晚上喝粥能补肾,不过提醒大家注意一点,熬玉米粥的时候最好放些小苏打,有助于将玉米中的结合型尼克酸转化为游离型的,进而被人体充分吸收、利用。可以用各种米、豆熬成杂粮粥,防止营养单一。

我们都知道，人生病或受重伤之后多选择喝粥，因为粥清淡、易消化吸收，且营养丰富，产热快，能及时帮助患者补充营养和热量。

粥，古时称糜、膻、酏等，古人写作鬻。中国从汉代起就有关于粥的记载，《周书》已有"黄帝始蒸谷为饭，烹谷为粥"的记载。宋代诗人陆游有一首《食粥》诗，"世人个个学长年，不悟长年在目前。我得宛丘平易法，只将食粥致神仙"，彻底道出了粥的神奇作用。明代李时珍在他的医学巨著《本草纲目》中列有50多种粥的做法和药效。可见在那时，粥就是公认的养生保健佳品了。

清代美食家袁枚说过一句话，叫做"见米不见水，非粥也；见水不见米，非粥也，必使水米柔腻为一，然后方为粥。"关于食粥的故事，古籍也多有记述。据说，唐白居易在翰林院时，皇上赐粥，喝了一碗，口香七日。清郑板桥在给其弟的信中就活灵活现地陈述食粥之乐："暇日咽碎米饼，煮糊涂粥，双手捧碗，缩颈而啜之。霜晨雪早，得此周身俱暖。"

此外，胃不好、喉咙干燥、预防感冒等都可经常喝粥，能很好地缓解上述症状。常喝粥还有"延年益寿"的作用，因为粥由五谷杂粮熬成，富含膳食纤维，润肠通便，促进身体排毒。肠胃功能较弱或患有溃疡的中老年人平时要少食多餐、细嚼慢咽，通过喝粥来调养肠胃。喝粥最大的好处是养胃，因为它不但不会消耗胃气，还能补益胃气。胃为后天之本，保养好胃，就相当在为长寿打基础。中午吃米饭是一种全国各地普遍存在的饮食习惯。

2. 米油营养别抛弃

粥熬好后，上面都会浮着一层细腻、黏稠、形似膏油的物质，中医称之为"米油"，俗称粥油。有些人甚至直接将粥油撇去不吃，岂不知

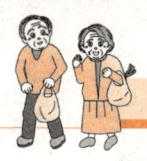

第五章 会"吃"才能健康长寿

粥油的滋补作用甚至能和参汤媲美。粥油是由小米或大米熬粥所得。中医认为,大米、小米味甘性平,有补中益气、健脾和胃的作用。二者共同熬粥,很大一部分营养进入汤中,以粥油中的营养最为丰富,是米汤之精华,滋补之力不亚于人参、熟地等名贵的药材。

清代赵学敏撰写的《本草纲目拾遗》中记载,米油"滋阴长力,肥五脏百窍,利小便通淋""黑瘦者食之,百日即肥白,以其滋阴之功,胜于熟地,每日能撇出一碗,淡服最佳"。清代医学家王孟英在他的《随息居饮食谱》中则认为"米油可代参汤",因为它和人参一样具有大补元气的作用。不过,喝粥油最好是早上空腹时,再加入少量食盐,可起到引"药"入肾经的作用,以增强粥油补肾益精的功效。据《紫林单方》记载,这种吃法还对患有性功能障碍的男性有一定的治疗作用。

喝下豆浆一杯,扔掉补药一堆

豆浆是一种营养价值非常高的日常饮品,最早起源于中国,相传为西汉淮南王刘安始创。刘安是大孝子,其母患病期间,刘安每天用泡好的黄豆磨豆浆给母亲喝,刘母的病很快就好了,从此豆浆就渐渐在民间流行开来。

1. 豆浆的营养价值

豆浆是中国人喜爱的饮品之一,尤其是在吃早餐时,配上一杯豆浆,增添风味的同时补充蛋白质、磷脂、钙等重要的营养成分。

豆浆在《本草纲目》中也有记载:"豆浆,利水下气,制诸风热,解诸毒"。《延年秘录》上也记载豆浆"长肌肤,益颜色,填骨髓,加气力，补虚能食。"中医理论认为，豆浆性平味甘，滋阴润燥，"秋冬一碗热豆浆，驱寒暖胃保健康"，常饮豆浆，对身体大有裨益。

从现代营养学的角度上说，豆浆中含大豆皂甙、异黄酮、大豆低聚糖等有显著保健功能的特殊保健因子。常喝豆浆能维持正常的营养平衡，全面调节内分泌系统，降低血压、血脂，减轻心血管负担，增加心脏活力，优化血液循环，保护心血管，而且能平补肝肾、抗癌、增强免疫等功效，所以有科学家称豆浆为"心血管保健液"。糖尿病患者常喝豆浆，还有助于控制血糖。

女性喝豆浆还有一定的美容作用。因为鲜豆浆中除了含有植物雌激素外，还含有大豆蛋白、异黄酮、卵磷脂等物质，能预防乳腺癌、子宫癌等，是一味天然的雌激素补充剂。同时，豆浆还含有一种牛奶没有的植物雌激素"黄豆苷原"，该物质能调节女性内分泌系统。每天喝300~500毫升的鲜豆浆能显著改善女性的心态与身体素质，延缓皮肤衰老，美容养颜。

2. 花式豆浆营养高

豆浆不一定只是用大豆打成，也可以尝试着做一些花式豆浆，可以取红枣、枸杞、银耳、绿豆、花生、灵芝、黑米、黑豆等作为豆浆的配料，不同的搭配，其营养价值也各有不同，不仅味道独特，也更有利于健康。

3. 豆浆之"忌"

（1）豆浆必需煮熟之后才能喝。生豆浆是不能喝的。生豆浆中含皂毒素和抗胰蛋白酶等成分，不能被肠胃消化吸收，饮用后容易出现恶心、呕吐、腹泻等中毒症状。不过豆浆经充分煮熟后会被分解。豆浆用大火煮沸后，转小火熬煮5分钟左右即可彻底煮熟煮透。

（2）豆浆并非人人适宜。中医认为，豆浆性平，偏寒而滑利，平素胃寒，饮后有发闷、反胃、嗳气、吞酸者，脾虚易腹泻、腹胀的人以及夜间尿频、遗精肾亏者均不宜饮用豆浆。

（3）豆浆搭配有禁忌。豆浆不能和药物同饮，否则会破坏豆浆中的营养成分、影响药效，如四环素、红霉素等抗生素药物；豆浆里不能冲入鸡蛋，否则鸡蛋清会和豆浆中的胰蛋白酶结合，生成不易被人体吸收的物质。

（4）豆浆虽好，但不宜空腹喝。空腹喝豆浆，豆浆中的蛋白质会在人体内转化为热量被消耗掉，造成蛋白质浪费。喝豆浆的同时吃些面包、糕点、馒头等淀粉类食物，能使豆浆蛋白质等在淀粉的作用下和胃液充分酶解，促进人体对营养物质的吸收。

豆腐流传上千年，滋养身体不费钱

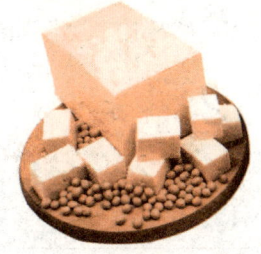

豆腐有南北之分。南豆腐用石膏，北豆腐用卤水。上等的豆腐，清淡微苦，豆香浓郁，软而不散，营养丰富。传说唐代鉴真大师东渡之时，将制作豆腐的方法带到日本，并从此在东瀛流传开来，奉为珍宝，大力推崇，深入研究，并将它推广到世界各地。唐代鉴真法师对豆腐作了这样的评价："清淡素雅延年寿，一钵豆腐敌八珍。"革命先行者孙中山先生在《建国方略》中推崇豆腐"实乃植物中之肉料也，此物有肉料之功，而无肉料之毒，故中国全国皆食，已习惯为常。"

1. 豆腐的营养价值

现代医学表明,豆腐除能增加营养、帮助消化、增进食欲外,还能促进骨骼、牙齿的生长发育,增加血液中的铁含量;豆腐中不含胆固醇,所以非常适合高血压、高血脂、高胆固醇、动脉硬化、冠心病患者食用。

豆腐中含有丰富的蛋白质、脂肪、碳水化合物、钙、磷、铁、维生素及人体不能合成的八种氨基酸等。每2块豆腐中所含的蛋白质就相当于1个鸡蛋中所含的蛋白质。豆腐低热量、低脂肪、高蛋白、不含胆固醇,不仅是老年人的理想食品,也是某些疾病患者(如心血管疾病患者、肥胖者)的理想食品。上世纪末,美国神经科专家研究发现,乙酰胆碱的缺乏是老年性痴呆的主要原因,而豆腐中的卵磷脂能使乙酰胆碱增加,老年人常食用豆腐,可以预防痴呆。

豆腐能为人体提供丰富的植物蛋白和钙,所以,不喜欢奶制品或存在乳糖不耐症者,可以用豆腐替代奶酪和牛奶,为人体提供充足的钙。和奶酪相比,豆腐当中的钙比较高,成酸性较低,有利于骨骼健康。

2. 豆腐的药用价值

豆腐是我国炼丹家淮南王刘安发明的绿色健康食品,是独具中国传统特色的美食,营养丰富,蛋白质、钙的含量高。俗语说"鱼生火,肉生痰,白菜豆腐保平安。"中医认为,豆腐味甘性凉,入脾、胃、大肠经,有益气和中、生津润燥、清热解毒,能治疗赤眼、消渴、解硫磺、烧酒毒等。

李时珍在《本草纲目》中还写道:豆腐有"宽中益气,和脾胃,

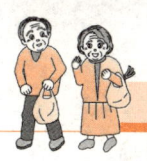

消胀满，下浊气"，以及"清热散血"等功能。著名医学家张仲景早在东汉末年就知道用豆腐来治疗疾病。他曾用热豆腐敷贴烧酒醉死者全身，结果使"死尸"苏醒复活。华佗用豆腐切片外敷治疗杖疮青肿，疗效甚佳。唐代著名医学家编著的《千金要方》也有很多关于豆腐治疗疾病的记载。

豆腐及其副产品都有一定的药物价值。如：豆腐炖鲜鲤鱼或豆腐加红糖煮食能催乳；豆腐加醋煎食能治久痢不止；豆腐、杏仁、麻黄煎服，能治支气管哮喘的受凉发作；豆腐、鲜泽泻叶、冰糖煎服，能治肺结核咯血；豆浆冲鸡蛋，加白糖服用以宁嗽补血；热豆浆加松香末，搅匀外敷，以治脚气感染；豆腐渣炒焦，研细，加红糖送服，以治便血；牙缝出血时，也可用豆腐渣敷之；豆腐泔水有通便、祛痰、治疗多发性疖肿的功效。

豆腐是补益清热养生的食物，常食能补中益气、清热润燥、生津止渴、清洁肠胃，适合热性体质、口臭口渴、肠胃不清、热病后调养者食用。

3. 豆腐找到"好搭档"，营养功效更突出

想多补充蛋白质，可以在吃豆腐时加入一些优质蛋白质含量高的食物，这样就可以和豆腐之间进行"蛋白质互补"，使豆腐中的蛋白质可以更好地被人体吸收、利用，如肉末豆腐、鱼头豆腐汤等。富含优质蛋白质而又低脂肪的食物主要是鸡肉和鱼肉；如果你想要补充钙质，就可以加一些蛋黄或血豆腐。

补钙的同时最好补充维生素D，因为维生素D能促进钙的吸收和利用；豆腐与海带、紫菜等含碘丰富的食物搭配，即可在补钙的同时补碘。豆腐不仅可以补充营养，还能预防动脉硬化。豆腐中含有一种叫皂

甙的物质，可以有效防止引起动脉硬化的氧化脂质的产生。但是皂甙易引起体内碘的排泄，长期食用可能导致碘缺乏。所以，吃豆腐时和海带、紫菜等含碘量丰富的海产品一同烹调就更好了。

4. 什么情况下不宜吃豆腐

豆腐含嘌呤较多，而嘌呤代谢失常的痛风患者和血尿酸浓度增高的患者要慎食豆腐。豆腐性偏寒，平时胃寒者若食用豆腐后有胸闷、反胃、嗳气等现象，则不宜食用。易腹泻、腹胀的脾虚者，或常有遗精的肾亏者也不宜多食豆腐。服用四环素药物时不宜吃豆腐。

大蒜是个宝，杀菌保健好

年轻人多不喜欢吃大蒜，因为大蒜的气味很冲，容易影响到自己的社交过程，而中老年人一般比较喜欢大蒜的气味，也不用参加各种社交场合，每天吃上几瓣蒜的大有人在，这是一个好习惯。

2000多年前，大蒜由西汉张骞出使西域时带回内地，目前全国各地均有栽培。古埃及人用它治疗61种疾病，士兵吃大蒜后能壮胆；古印度人也经常吃大蒜，认为其能增进智力，让声音更加洪亮；英国在第二次世界大战期间购买了几千吨大蒜治疗士兵的创伤。可见，大蒜不仅仅是生活中常见的调味品，也是一种很好的保健品。特别是近几年，它普遍被人们看作是一种健康食品，受到了大众的追捧。

1. 大蒜的营养价值

早在《名医别录》中就说大蒜能"散痈肿，除风邪，杀毒气"。《日华子本草》说大蒜可"健脾消肾气，止霍乱转筋、腹痛，除邪辟

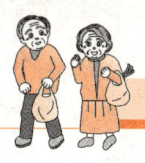

第五章 会"吃"才能健康长寿

瘟、疗劳疟、冷风、痃癖、瘟疫。敷风损冷痛、蛇虫伤,并捣贴之。"《日用本草》载大蒜可"燥脾胃,化肉食。"可见大蒜在人们日常膳食中的重要地位和作用。

美国最新的研究表明,大蒜的杀菌效果比抗生素强百倍,《抗菌化学疗法杂志》的研究报告显示:大蒜中的二烯丙基硫化物可以杀灭引起食源性疾病的弯曲杆菌。这种物质能有效穿透弯曲杆菌表面的保护膜,杀灭细菌,它的效果比常用抗生素环丙沙星和红霉素高出100倍。

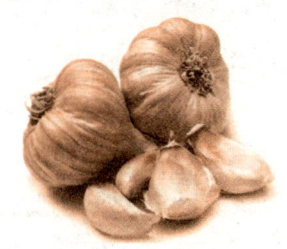

大蒜对多种细菌和病毒性感染疾病有效,常吃大蒜有预防流感、白喉、痢疾等疾病的作用;大蒜还有防癌的作用,这是因为大蒜能阻断致癌物亚硝胺的化学合成,抑制癌细胞生长;大蒜中丰富的硒能加速体内过氧化物的分解,减少恶性肿瘤所需的氧气供给,进而抑制癌细胞生长,所以产蒜地区的各种癌症的发生几率大多比其他地区低得多;大蒜中的大蒜素和维生素B_1结合能产生蒜硫胺素,有消除疲劳、增强体力的功效;大蒜中的肌酸酐是参与肌肉活动的主要成分,有助于精液的生成。此外,大蒜还有降血脂、降血压,预防冠心病和糖尿病的作用,有良好的抗衰老作用。

喜欢吃肉食的人经常吃蒜也有利于健康。肉类食品中,特别是瘦肉中含有丰富的维生素B_1,维生素B_1在人体内停留的时间很短,身体来不及吸收,维生素B_1就会随尿液排出体外。大蒜里面的蒜氨酸和蒜酶和维生素B_1结合后会生成蒜素,肉中的维生素B_1就和蒜素结合生成稳定的蒜硫胺素,从而使维生素B_1的含量提高了4~6倍。不仅如此,蒜硫胺素还能延长维生素B_1在人体的停留时间,提高维生素B_1在胃肠道的吸收率和体内利用率,对消除身体的疲劳、增强体质等都有十分重要的作用。

2. 大蒜的正确吃法

大蒜虽好，也要讲究方法。正确的吃法是将大蒜捣碎后，放 10～15 分钟后再食用，有助于大蒜素的生成。生蒜每天吃 1 瓣，熟蒜每天吃个 2～3 瓣就足够了，多吃对身体并无多大益处。生吃大蒜过多易诱发急性胃炎，长期过量食用易造成眼部不适。肠胃功能不好的人每天最好别超过 1 瓣。肝病、非细菌性腹泻、眼疾、胃病、十二指肠溃疡、脑溢血患者则不宜吃大蒜。

多吃一点醋，不用到药铺

据说，醋是古代酿酒大师杜康的儿子黑塔发明的，黑塔学会酿酒技术之后，觉得酒糟扔掉太可惜了，在不经意间酿成了"醋"。我国著名的醋包括山西老陈醋、镇江香醋、保宁醋和红曲米醋。

1. 醋的营养价值

常食醋能消除疲劳、软化血管等。醋以酸味为主，富有芳香味，用途较广，能去腥解腻，增鲜增香，在食物加热的过程中可以减少维生素 C 的损失。

喝醋养生法古已有之，相传清朝的乾隆皇帝每晚睡前都要饮用一小杯醋来强身健体。汉代张仲景所写的医学著作《伤寒论》中，就有关于食醋治病的记载。而清朝汪昂的《本草备要》中更是对食醋有如下描述："醋，可除湿散瘀解毒，下气消食开胃气，散水气。"

醋本身富含对人体有益的营养成分，是人体新陈代谢过程中必不可少的成分。醋能消肿、软化血管、降低血脂、保护肝脏、增强肝脏解毒

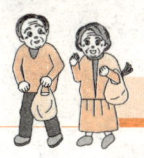

能力。醋中含3%~5%的醋酸,还含有少量酒石酸、柠檬酸等。此外,醋还能抑制人体衰老过程中氧化物质的形成,促进维生素C的吸收,进而达到美容的作用。

2. 吃醋的好处

(1) 刺激食欲,促进消化。醋能开胃,促进唾液、胃液的分泌,助消化,提升食欲,消食化积,适当吃些醋能改变食欲不佳的情况。特别是对患有慢性胃病者和味觉退化的老年人来说,醋能有效改变他们食欲不佳的情况。

(2) 预防高血压,减少并发症。很多人每天摄取的盐量已经超过6克,如果适当减少摄盐量,用醋充当调味品,减少盐的摄取量,即可有效降低高血压的发病率。醋还能软化血管,维持血管的活力和健康,避免因血管硬化和僵化,减少患动脉硬化、冠状动脉心脏病、中风等疾病的危险。

(3) 吃醋对皮肤和头发都有很好的保护作用,有生发、美容等功效,让人看起来更年轻。醋进入人体后,首先与消化器官互动,促进肝脏的新陈代谢和血液循环,使肌肉筋络变柔软、有弹性。

(4) 多吃醋还能消除疲劳,促进睡眠,减轻晕车、晕船,抗衰老等。

3. 吃醋的注意事项

(1) 吃醋别超量。在此提醒大家注意一点,不管醋的好处有多少,摄入量也不宜过多,每天醋的食用量最好不要超过20毫升,喝之前宜用温水稀释一下。醋中含有较多的醋酸,直接喝醋会腐蚀牙齿,导致牙齿脱钙，喝完之后别忘了漱口。

（2）吃药别吃醋。醋养生法却并非适合所有人：正在服用某些西药者不宜吃醋，因为醋酸会改变人体内局部环境的酸碱度，导致某些药物不能发挥作用。服"解表发汗"的中药时不宜吃醋。因醋有收敛之性，中医认为，酸能收敛。当复方银翘片之类的解表发汗中药与之配合时，醋会促进人体汗孔的收缩，还会破坏中药中的生物碱等有效成分，从而干扰中药的发汗解表作用。

（3）胃溃疡和胃酸过多的患者不宜吃醋。醋不仅会腐蚀这类患者的胃肠黏膜而加重溃疡病的发展，而且醋本身有丰富的有机酸，能使消化器官分泌大量消化液，从而加大胃酸的消化作用，导致溃疡加重。

（4）骨折患者不宜吃醋。由于醋能软化骨骼和脱钙，破坏钙元素在人体内的动态平衡，会促发和加重骨质疏松症，使受伤肢体酸软、疼痛加剧，骨折迟迟不能愈合。

一日吃三枣，一生不显老

红枣是一种营养佳品，被誉为"百果之王"。民间有"一日吃仨枣，一生不显老"、"天天吃红枣，一生不显老"的说法。《战国策》有"北有枣栗之利……足食于民"的说法，指出枣在中国北方的重要作用。

1. 红枣的营养价值

红枣富含蛋白质、脂肪、糖类、胡萝卜素、B族维生素、维生素C、维生素P以及磷、钙、铁等成分，其中维生素C的含量在果品中名列前茅，有"天然维生素丸"之美称。红枣富含的环磷酸腺苷，是人体能量

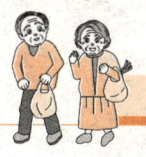

代谢的必需物质，能增强肌力、消除疲劳、扩张血管、增加心肌收缩力、改善心肌营养，对防治心血管疾病有良好的作用。

红枣能促进白细胞的生成，降低胆固醇，保护肝脏；红枣中含有抑制癌细胞、促进癌细胞向正常细胞转化的物质；枣中富含的钙和铁，对于防治骨质疏松和贫血有重要作用，因而特别适应于中老年人、更年期女性和正在成长的青少年食用；枣所含的芦丁，能够使血管软化，从而使血压降低，对高血压病有防治功效；枣还可以抗过敏、除腥臭怪味，有宁心安神、益智健脑、增强食欲的作用。

2. 补血美容广流传

在宋朝孙光宪所著的《北梦琐言》中，记载了这样一个有关吃枣养生养颜的故事：在某地山村中一名叫做青姑的女子，年过半百却依然身体强健容貌年轻，"颜如处子"般动人。书中提到青姑之所以能够保持年轻貌美，正是源于她爱吃枣，可见食用红枣可以补充人体养分，是良好的补气血食物。

产妇在生完小孩之后体质是偏于虚寒的，用小米大枣粥就能起到补养身体的效果；剖腹产的妇女，喝温热的大枣汤有助于排解麻药的毒性，保护肝脏，减轻手术后的疼痛；女性朋友常喝大枣汤，对于经血过多引起的贫血有效，并能改善面色苍白和手脚冰冷的症状；大枣对贫血患者朋友有十分理想的效果，对病后体虚的人也有良好的滋补作用。

在中医开的药方里，由于红枣有缓和药性和养血补气的作用，经常能见到它的身影，它被中医看作是上好的营养保健品。有研究表明，大枣具有抗衰老和预防癌症的功效。大枣对于女性来说，既强身健体又美容养颜，实在是难得的保健美容佳品。

据调查发现，世界上每年都有上万人因为贫血引发的各种疾病而猝然离世，其中女人最多。因为女人月经都会流失部分血液，如果不及时补血，就很有可能进入到贫血的行列。当然，也不乏有些男人及儿童也是贫血患者。那么，红枣怎么吃最补血？

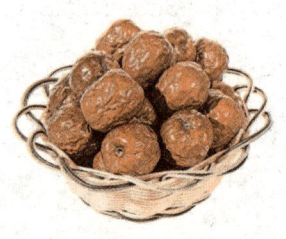

红枣的吃法多种多样。可以洗净直接食用，也可以泡水喝，可以熬汤，也可以熬粥，加入小米、大米、百合、莲子等共同熬粥，可起到养心安神的作用。还可以将红枣在铁锅里炒黑后泡水喝，能治疗胃寒、胃痛。如果再加入桂圆，就是一杯香甜可口，补血又补气的茶了。如果能再加上4~6粒枸杞子，还能治疗便秘，但大便稀的人就不要加枸杞子了。

也可以将红枣放到铁锅中炒硬、炒黑。红枣的外皮包裹住了枣肉，营养成分出不来，而经过炒制的大枣放到经开水中一泡，表皮都裂开了，里面的营养成分就会逐渐渗出来。

3. 红枣虽好也有"忌"

（1）吃枣要适量。大枣有益健康，但并非多多益善。中等大小的大枣，一次食用最好别超过15个，过量食用滋腻脾胃、有损消化功能，引起胃酸过多和腹胀。

（2）红枣虽好，但并非人人适宜。月经期间眼肿脚肿的女性朋友，体内痰湿偏重，不适合服食大枣。因为大枣味甘，多吃易生痰生湿，加重水肿。体质燥热的女性在经期服食，可能引起经血过多而伤害身体。外感风热而引起的感冒、发烧者，容易腹胀气滞者，也不宜进食大枣。大枣糖分丰富，也不适合糖尿病患者食用。

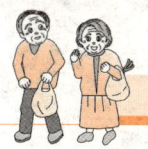

第五章 会"吃"才能健康长寿

一日一苹果，医生远离我

苹果味道酸甜适口，营养丰富，是秋季最为常见的水果，每天吃个苹果，不但能让人心情愉快，对身体也是益处多多。民间素有"一日一苹果，医生远离我"的说法。美国流传着这样的说法："每天吃一个苹果，就不用请医生。"

1. 苹果的营养价值

（1）苹果含有很高的营养价值，还含有多种维生素。苹果中含有15%的碳水化合物及果胶，维生素A、C、E及钾和抗氧化剂等含量也很丰富。可及时清除体内的代谢垃圾，降低血液中的中性脂肪含量，而中性脂肪是造成血管硬化的罪魁祸首，对预防心脑血管疾病尤为重要。苹果中的可溶性纤维果胶还能降低胆固醇，增加胆汁分泌胆汁酸的功能，可避免胆固醇沉淀在胆汁中形成胆结石。果胶还能促进胃肠道中的铅、汞、锰的排放，调节机体血糖平衡，预防血糖的骤升骤降。苹果中的细纤维能使大便松软，不致硬结难下；苹果中的有机酸可刺激肠壁，促进肠蠕动，有利于排便。因此，慢性便秘者适当吃些苹果是有益的。苹果中的鞣酸、果胶和苹果酸又有收敛作用，能止住轻度功能性腹泻。

（2）多食苹果能增强肺功能和预防肺癌，患有慢性支气管炎、肺气肿等肺部疾患者以及常下厨的妇女不妨经常吃些苹果。因为苹果富含抗氧化剂，它有助于人体提高抗氧化的能力以抵御氧化破坏效应对人的损害，从而增强人的肺功能，而苹果中的重要抗氧化物质黄酮类化合物则有预防肺癌的作用。每天吃一个苹果最好，但只要每周至少吃5个苹果，便会有上述的益处。

（3）苹果的香气是治疗抑郁和压抑感的良药。心理专家通过多次

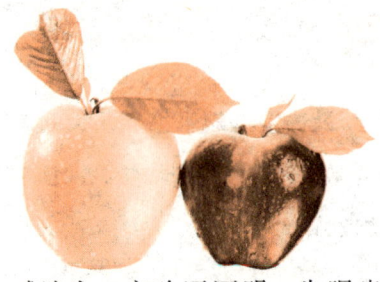

试验发现，在诸多气味中，苹果的香气对人的心理影响最大，它具有明显的消除心理压抑感的作用。临床实验证明，让精神压抑患者嗅苹果香气后，心境大有好转，精神轻松愉快，压抑感消失。实验还证明，失眠患者在入睡前嗅苹果香味，能较快安静入睡。

（4）苹果能改善失眠。大仲马是法国19世纪的著名作家，一生著作甚丰。据说他在写作长篇历史小说《基督山伯爵》时，由于劳累过度，曾一度患了失眠症。于是，他每天清晨起来都会吃一个苹果，并强制自己按时睡觉和起床，终于治好了失眠症。

2. 吃苹果的注意事项

（1）吃苹果也要选对时间。俗话说：早上的苹果是金苹果，中午的苹果是银苹果，晚上的苹果是铜苹果，所以说苹果最好早上吃。中医上讲人体在上午时是脾胃活动最旺盛的时候，那时候吃水果有利于身体吸收，晚餐后的水果不利于消化，吃得过多，使糖转化为脂肪在体内堆积，所以吃苹果尽量选择在下午前，要么是饭前半小时，要么是饭后半小时。

（2）吃苹果时要细嚼慢咽。苹果的营养价值虽然很高，但在吃苹果的时候还要注意细嚼慢咽，因为苹果果肉里含有多种维生素和酸性物质，只有细嚼慢咽，这些物质才能被充分吸收利用。不仅有助于消化，还能清洁口腔。植物学家试验显示：一个苹果15分钟吃完，则苹果中的有机酸和苹果酸质就可以杀死口腔里90%的细菌。因此，慢慢地吃苹果，对于人体健康更有好处。

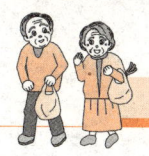

第五章 会"吃"才能健康长寿

重视饭前饭后的保健智慧

生活中,中老年人通常比较重视饭后的保健,往往忽视了饭前的保健,其实,饭前饭后都要做些养生保健措施,身体健康才能有保障。

1. 饭前养生智慧

饭前运动:餐后运动,摄入体内的大量脂肪酸已经进入到脂肪细胞内,不管怎样都很难将其"动员"出来。饭前运动的时候腹内已空,脂肪细胞没有新的脂肪酸进入,进行适当的运动可以将脂肪细胞中的脂肪酸"动员"出来,转化成热能消耗掉。

饭前吃水果:饭后吃下的水果易被食物阻滞在胃内发酵,诱发胀气、便秘等症状,对消化道产生不良影响。而饭前吃水果能保护机体免疫系统,防止其受热食的恶性刺激。

饭前刷牙:龋齿的形成主要是牙垢和食物中的糖分发生化学反应,形成酸性物质腐蚀牙齿的结果。饭后酸性物质已经形成,而且形成速度快。饭后将牙垢去除可以大量减少酸性物质的形成,饭后宜漱口。

饭前喝汤:口腔、食管到胃、肠,为食物之必经之道,中老年人饭前喝汤能减少干硬食物对消化道黏膜的刺激。

2. 饭后养生智慧

饭后漱口:我们常说"饭前洗手,饭后漱口",饭后漱口可以将吃饭时附着在牙齿表面尚未被细菌发酵的食物残渣冲掉,降低牙病发生的几率,同时漱口还可以防口臭,让口腔清洁舒适。医书《直指方》中指出:"凡暑毒酒毒常付于口齿之间,莫若时时洗漱。"西汉名医淳于意认为龋齿是"食而不漱"导致的。中医学家提倡饭后漱口,睡前漱口，并且着重指出吃甜食后要及时漱口。

饭后用手摩腹：饭后 1 小时或临睡、起床前进行，全身肌肉放松，全掌着力，意念置于掌心，以肚脐为中心，缓缓摩动腹部，力度宜轻柔，不需要带动皮下组织，以抚摩后腹部产生温热感，而且层层向内透热为佳。摩腹前可先将手部搓热后进行。

饭后听音乐：轻柔欢快的音乐有怡养心情的作用，可以作为一种良性刺激通过中枢神经系统调节人体的消化吸收功能。所以，中老年人饭后不妨拿着手机，边听音乐边漫步。

饭后慢走：孙思邈是唐代著名医学家兼养生家，享年 101 岁。他在《千金翼方》中指出："平日点心饭后，出门庭行五六十步，中食后，行一二百步，缓缓行，勿令气急"，紧接着又说："食毕行步，踟蹰则长生。"饭后缓步行走能促进胃肠蠕动，增加血液营养供应，能促进消化液分泌和食物的消化吸收。最好在饭后半小时后步行，速度不能太快，也不能进行剧烈运动。

第六章 中老年常见病的饮食疗法

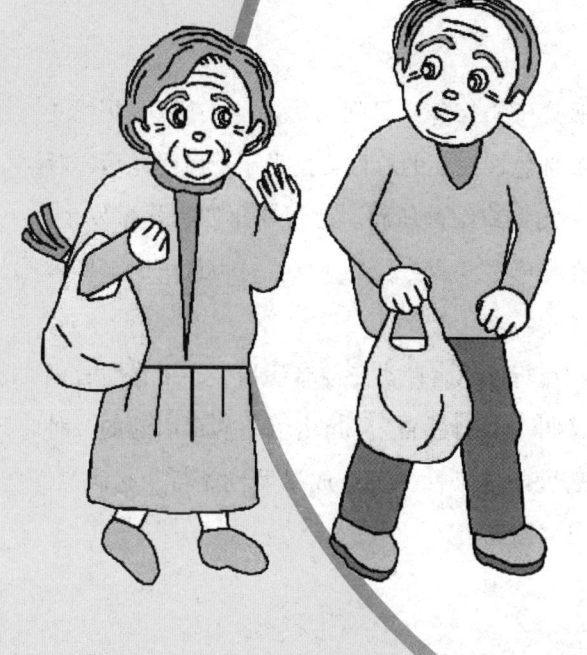
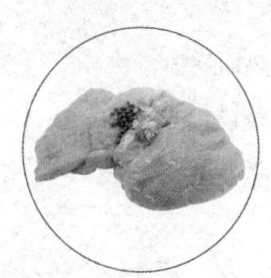
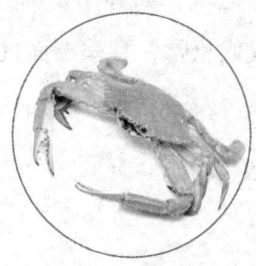
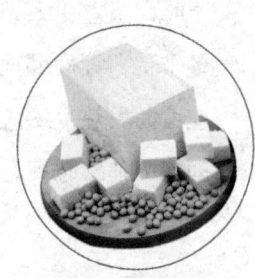

呼吸系统疾病

感冒

1. 什么是感冒

感冒是最常见的上呼吸道感染疾患，民间又俗称"伤风"，是感受风邪病毒而致的鼻、咽、喉部急性炎症的总称，是由于受风受寒后，呼吸道局部抵抗力下降而感染病毒或细菌所致。感冒一年四季均可发生，但以冬、春两季多见。人在身体过度疲劳、着凉、抵抗力低下时，皆容易染发此病。

感冒可分为普通感冒和流行性感冒两类。前者病情轻，多在数日内经充分休息而自愈。后者又叫"时行感冒"，是由流感病毒引起的一种急性呼吸道传染病，具有高度的传染性，可造成暴发性流行，起病急，全身中毒症状明显，重者可并发肺炎。

2. 哪些因素会诱发感冒

六淫病邪：风寒暑湿燥火都能诱发感冒，风为六气之首，"百病之长"，受风是感冒的主因。六淫侵袭有当令之时气与非时之气。气候骤变之时，温差变大，感受当令之气，如春季受风，夏季受热，秋季受燥，冬季受寒等病邪而感冒；气候反常，春季温而反寒，夏季热而反凉，秋应凉而反热，冬应寒而反温，人感"非时之气"就会患上感冒。六淫之间能单独致感冒，不过经常互相兼夹为病，风邪为首，冬季夹寒，春季

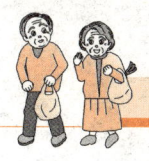

第六章 中老年常见病的饮食疗法

夹热，夏季夹暑湿，秋季夹燥，梅雨季节夹湿邪等。临床上，冬春两季的发病率较高，所以以夹寒、夹热为多见，成风寒、风热之证。

时行病毒：时行者指的是和岁时有关，每2~3年一小流行，每10年左右一大流行的邪气；病毒指的是危害甚烈的异气，或称疫疠之气，传染性较强。《诸病源候论·时气病诸候》上有记载："因岁时不和，温凉失节，人感乖戾之气而生病者，多相染易。"指的就是时行病毒之邪。人在感时行病毒而感冒者即为时行感冒。

过度疲劳：受凉、淋雨、过度疲劳会使全身和呼吸道局部的防御机制下降，导致原来已经存在于上呼吸道或由外界侵入的病毒或细菌迅速繁殖，诱发疾病，特别是老幼体弱或慢性呼吸道疾病患者，更易罹患此病。鼻腔和咽黏膜充血，水肿，上皮细胞破坏，少量单核细胞浸润，有浆液性和黏液性炎性渗出，继发细菌感染后，存在中性粒细胞浸润，大量脓性分泌物。

3. 感冒与营养

感冒患者常出现发热、头痛等症状，而且会伴随着流鼻涕、打喷嚏等症状，有些患者会表现出食欲下降、消化不良等消化系统症状。如果感冒不治，时间久了身体就会变得虚弱，因营养、能量供应不足而感到浑身无力。

4. 感冒的饮食调理

选择易消化食物：易消化的流质食物包括菜汤、稀粥、蛋汤、蛋羹、牛奶等。

饮食不宜太油腻：饮食宜清淡少油腻，不仅能满足营养需要，还能增进食欲。平时可吃些白米粥、小米粥、小豆粥等，配些豆腐乳和清淡的小菜。

水分供给要充足：确保水分的供给充足，可适当喝些酸性果汁，如山楂汁、猕猴桃汁、红枣汁、鲜橙汁、西瓜汁等，能促进胃液分泌，提升食欲。

预防维生素缺失：多吃富含维生素C、维生素E和红色食物，如西红柿、苹果、葡萄、枣、草莓、甜菜、桔子、西瓜、牛奶、鸡蛋等，能预防感冒。

少食多餐：饮食宜少量多餐，若退烧食欲较好后，可吃些半流质饮食，如面片汤、鸡汤龙须面、小馄饨、菜泥粥、肝泥粥、蛋花粥。

荆芥薄荷粥

食材选用 荆芥、淡豆豉各10克，薄荷6克，粳米60克。

烹调步骤 ❶ 荆芥、薄荷、淡豆豉洗净，先用清水煮淡豆豉30分钟，下入荆芥、薄荷煎煮5分钟，取汁，去渣。❷ 粳米淘洗干净，入锅煮粥，待粥将成时，加入药汁，稍煮即可。趁热食用。

功效主治
发汗解表，清利咽喉。用于伤风感冒、发热恶寒、头昏头痛、咽痒咽痛等上呼吸道感染、咽喉炎、流行性感冒辅助治疗。

● 提示
表虚自汗者忌食用。

姜糖紫苏饮

食材选用 生姜、紫苏叶各10克，红糖适量。

烹调步骤 生姜洗净，切成细丝。紫苏叶洗净沥干，同生姜丝一起放入大茶杯中，加入红糖，冲滚开水250毫升，温浸10分钟，搅匀。分1~2次趁热服。

功效主治
适用于风寒感冒、恶心、呕吐、胃痛、腹胀。

● 提示
气虚、阴虚以及温病患者一定要慎服紫苏叶。

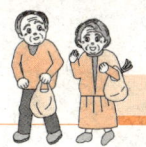

第六章　中老年常见病的饮食疗法

哮喘

1. 什么是哮喘

哮喘是因气管和支气管对各种刺激物的刺激不能适应，而引起的支气管平滑肌痉挛、黏膜肿胀、分泌物增加，从而导致支气管管腔狭窄。喘症以呼吸困难，甚至张口抬肩、鼻翼翕动、不能平卧为特征；哮症是一种发作性的痰鸣气喘疾患，发作时喉中哮鸣有声、呼吸气促困难，甚则喘息难以平卧。由于哮必兼喘，故又称作哮喘。哮喘包括支气管哮喘、哮喘性支气管炎等。

2. 哪些因素会诱发哮喘

遗传因素：多数患者的亲人都有哮喘或其他过敏性疾病病史。

敏感原：常见的敏感原包括尘埃、尘、花粉、地毯、动物毛发、衣物纤维、尿液等。

刺激物：包括香烟、喷雾、虾、蟹、芝士、乳酪、牛奶等。尘埃是一种体积细小的微生物，主要依附在枕头、床单、窗帘、地毯等处。尘埃的排泄物会使支气管哮喘患者的支气管产生敏感反应。

气候转变：气候转变是诱发支气管哮喘病的因素之一，季节转换时，如夏秋之间，冬季进入春季，温度、空气湿度的转变会让患者的呼吸管道产生敏感反应，为支气管哮喘的诱因之一。

感染：上呼吸道感染、支气管炎、感冒等均为支气管哮喘的常见诱因，这些疾病多为病毒所引起的，病毒会损害患者的呼吸管道黏膜，让患者的气管对外来刺激更加敏感。

药物：有的支气管哮喘患者对某些药物发生过敏反应，致使呼吸道狭窄，引发支气管哮喘。此外，有的药物几乎对所有支气管哮喘患者都会产生不良影响。

运动：剧烈运动有时会诱发支气管哮喘，由于运动时身体需要大量氧气，此时我们多会用口呼吸，但是用口吸入的空气未经呼吸管道，因此较冷、较干，里面也会含有较多微粒，因此大量吸入易引起病发。

空气污染：有调查显示，哮喘发病率不断升高，主要是由于部分地区的工业、运输业发达，因此空气质量相对较差。比如工厂喷出的二氧化硫就可能诱发支气管哮喘。

3. 哮喘与营养

哮喘的致敏因素有很多，所以很多食物都是哮喘患者要禁食或忌食的，日常饮食应选择营养丰富、经过排除过敏原的，在确保营养供给的同时不至于过敏。过敏体质者尽量少吃异性蛋白类食物，发现某种食物的确会诱发支气管哮喘后，要尽量避免进食。

4. 哮喘的饮食调理

合理饮食：饮食宜清淡，不宜过饱、过咸、过甜，忌生冷、酒、辛辣等刺激性食物。

宜少食异性蛋白类食物：发现某种食物会诱发哮喘后，要避免进食，多吃植物性大豆蛋白，如豆类和豆制品等。

常吃食用菌类：常吃菌类能调节免疫功能，如香菇中含香菇多糖，能提升人体抵抗力，减少哮喘的发作次数。

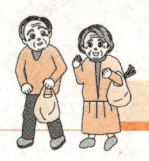

第六章　中老年常见病的饮食疗法

营养均衡：确保各种营养素的充足、平衡，尤其是要增加胡萝卜素、维生素C、维生素E、微量元素硒等有抗氧化作用的营养素的摄入。因为此类营养素能清除自由基，减少其对组织的损伤，降低哮喘的发生几率。

牛肺汤

食材选用　川贝母12克，鲜芦根20克，牛肺150克，盐3克，料酒10毫升，鸡精、味精各2克。

烹调步骤　将牛肺洗净，焯去血水，切块，贝母和芦根洗净。将牛肺、贝母、芦根、料酒、鸡精加水同煎煮，待熟烂后，加盐、味精即可食肺饮汤。每日1剂，连续食用5～7日。

功效主治

止咳、平喘、化痰。用于哮喘伴有气急面红、胸闷热、口干、痰黄而稠、咳痰困难、肺气肿、慢性支气管炎、肺结核辅助治疗。

● **提示**

不宜与乌头类药材同用。

清肺粥

食材选用　桑白皮、地骨皮各30～50克，炙甘草3～5克，粳米50克。

烹调步骤　将桑白皮、地骨皮、炙甘草三者一同放入砂锅内，加水适量，煎汤取汁，去渣；把粳米淘洗后，放入搪瓷锅内，加水适量，煮成稀粥。待煮沸后加入上述药汤，继续加热，煮成稀粥即可。以上为1日量，煮成稀粥后，分作2次服食，连用3～5天。

功效主治

清肺热、止喘咳。适用于咳嗽、哮喘、吐黄色脓性痰等。

● **提示**

脾胃虚寒者忌服地骨皮。

慢性支气管炎

1. 什么是慢性支气管炎

支气管炎有急、慢性之分。急性支气管炎是由病毒、细菌的感染，或物理与化学的刺激所引起的支气管和气管的急性炎症。疲劳、受惊、上呼吸道感染等，是导致本病的诱因。慢性支气管炎多由急性支气管炎反复发作转变而成。支气管炎发病时很像感冒，表现为刺激性咳嗽，1~2天后咳痰，开始为白色黏稠痰，后为黏液脓性痰，或痰中带血丝。若久治不愈，症状可逐渐加重，咳嗽长年持续，痰多，呈泡沫黏液；有的患者有喘息和哮鸣音。常伴胸骨后痛、疲倦、头痛、全身酸痛等症状。本病冬季发病率高，以老年人、小儿为多见。

2. 哪些因素会诱发慢性支气管炎

大气污染：大气污染是世界上被公认为此病发生的首要因素，由于污染空气中含大量化学气体，如氯、氧化氮、二氧化硫等有害物质，对支气管黏膜的刺激作用与细胞毒性左右都非常大，会损害支气管黏膜上皮细胞，影响支气管自净排出功能，促进病原菌的生长繁殖。

气候变化：慢性支气管炎患者对气候变化比较敏感，冬季受冷空气刺激，会使支气管黏膜分泌物增加，支气管平滑肌痉挛，增加气道阻力，致使分泌物排出困难，诱发症状急性加重。

吸烟：香烟中所含的焦油、烟碱会抑制气道纤毛运动，削弱肺泡的巨噬细胞吞噬、灭菌功能，而且会诱发支气管痉挛，增加气道阻力。临床调查结果表明，开始吸烟的年龄越早，此病的发生就越早，而且和吸烟量成正比。

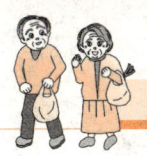

第六章 中老年常见病的饮食疗法

呼吸道感染：慢性支气管炎的发生、加剧的另一个重要因素，病毒感染会损伤支气管纤毛上皮细胞，破坏黏膜，为细菌感染创造条件。有实验结果表明，慢性支气管炎发病前期，能分离出大量不同的病毒，如鼻病毒、乙型流感病毒等。

过敏因素：临床上观察显示，很多单线慢性支气管炎患者服用的解痉药物有时也有一定疗效。所以，有人认为，慢性支气管炎的发作不一定是细菌感染导致的，也可能是细菌中含致敏物质，最终诱发支气管过敏。

植物神经功能紊乱：临床调查结果显示，植物神经功能失调为本病病理改变的内因之一。由于植物神经功能失调，会导致呼吸道杯状细胞分泌亢进，产生大量黏液，是细菌的依附、生存、繁殖的绝佳条件，最终诱发此病。临床治疗结果证实，经药物治疗调节了人体植物神经功能紊乱后，能改善慢性支气管炎。

其他因素：老年人的性腺和肾上腺皮质功能减退，呼吸防御功能退化，也会诱发此病。营养对此病也是非常重要，人体缺乏营养时，机体的抗病能力会下降，支气管黏膜的修复功能变弱。此外，有人提出该病和遗传有关，不过尚未得到证实。

3. 慢性支气管炎与营养

每天补充天然蛋白质 3~6 勺，因蛋白质是免疫力抗体/细胞修复的主要材料；补充 1 克维生素 C，刺激免疫系统，增强机体免疫力；补充 1500 国际单位的类胡萝卜素，能加速呼吸道黏膜修复和残留毒素排放，缩短炎症期；补充 50 毫克锌，能提升机体免疫力，促进组织修复。

4. 慢性支气管炎的饮食调理

喝牛奶：慢性支气管炎患者适当喝些牛奶对身体大有益处，抽烟又喝牛奶者，患慢性支气管炎的概率比抽烟不喝牛奶者低很多，如果非要抽烟，一定要记得喝杯牛奶。

喝新鲜的果蔬汁：果蔬汁对慢性支气管炎有较好的疗效，不但能止咳化痰，还能补充维生素、矿物质，有益于疾病的康复。把生萝卜、鲜藕、梨绞汁后调入蜂蜜饮服，能治疗慢性支气管炎导致的热咳和燥咳。

多吃蔬菜和豆制品：如白萝卜、绿豆、蔬菜等，这些食物清淡、易消化，而且能为人体补充营养，增强机体抗病能力，促进疾病的康复。

适当吃些止咳平喘的食物：有止咳、平喘、祛痰、温肺、健脾作用的食物包括白果、枇杷、柚子、山药、栗子、百合、海带、紫菜等。

避免吃刺激性食物：忌食生冷、过咸、辛辣、油腻及烟、酒等刺激性食物，防止加重症状。

忌用补品：人参、鹿茸等补品在急性发作期或痰多、舌苔腻时均不宜用，否则会加重胸闷气急，导致病情反复发作。

羊肉炖小麦

食材选用 羊肉500克，小麦60克，生姜9克，食盐适量。

烹调步骤 将羊肉、小麦、生姜放瓦锅内加水适量炖成稀糊状，用食盐调味服食。每日分早晚2次服食，连服30日。

功效主治
化痰止咳。适用于寒证型慢性支气管炎。

●**提示**
羊肉温热而助阳，吃得太多易上火，一次不要吃太多。

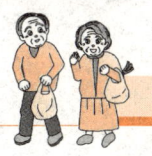

第六章 中老年常见病的饮食疗法

清明菜糯米饭

食材选用 清明菜500克，糯米1000克，盐5克，大葱15克，猪油（炼制）25克。

烹调步骤 ❶ 将清明菜去杂洗净，切碎；糯米淘洗干净。❷ 将锅置于火上，下葱花煸香，放入清明菜煸炒，调入精盐炒至入味。❸ 锅中倒入适量清水，放入糯米、清明菜，用铲子翻炒均匀，将上面抹平，烧沸后，转成小火煮熟即可。

功效主治

健脾胃、祛风湿、去痰止咳。

● **提示**

瘀血体质不宜食用清明菜。

肺 炎

1. 什么是肺炎

肺炎是由肺炎链球菌等细菌感染引起的肺部急性炎症。属中医学风温、肺胀、喘咳范畴。主要症状为寒战、高热、咳嗽、咯铁锈色痰，胸痛和肺部实变体征。四季可发病，以冬、春两季多见。本病初起风温壅遏，痰热交阻于肺，症见高热或有寒战，口干欲饮，咳嗽胸痛，咯黄稠痰或铁锈色痰，或痰中带血，鼻扇气粗，小便黄赤，舌干，苔薄黄，脉洪大或滑数。经过正邪激烈空争，如正胜邪，痰热消退，则病情逐渐恢复，可见气阴两伤的证候，如低热持续，咳嗽痰白，自汗神疲，手足发热，舌红，苔薄，脉细数；如体虚正不胜邪，热势嚣张，邪隔于里，阳气欲脱，症见面色苍白，汗出淋漓，四肢厥冷，脉微细欲绝等危急证候。随着年龄的增长，人体的免疫力下降，尤其是50岁以上的中老年人的肺炎死亡率很高。

2. 哪些因素会诱发肺炎

感染肺炎链球菌；在受冷或过度疲劳、手术、外伤、营养不良等抵抗力减弱的情况下常可诱发。中医也认为本病多在正气不足、卫外功能不强的情况下，感受风温之邪而发，且病情的发展与正气的强弱有密切关系。

3. 肺炎与营养

重症肺炎主要是缺氧和使用广谱抗生素，再加上呼吸机的应用，导致正常生理负压改为正压通气，膈肌下移，负压增大，胃肠道瘀血、水肿，蠕动减弱，菌群失调，肠黏膜屏障功能发生一系列改变，肠黏膜通透性增加，胃肠功能紊乱，进而导致营养缺乏。此外，由于患者无法正常进食，胰岛素抵抗、糖异生增强、脂肪氧化加速、蛋白质分解增强，会加重营养不良。对于肺炎患者而言，补充营养，增强抵抗力是非常必要的。

4. 肺炎的饮食调理

吃高营养、易消化的食物：主食可以吃米饭、面条、馒头、面包等，副食多吃肉、鱼类、蛋类、禽类和豆制品。每日早餐加鸡蛋1个，午、晚餐各加肉类100~150克。

发高热、食欲不振者宜吃半流质食物：主食如粥、包子、馄饨等；副食如肉糜炖蛋、肉圆、蒸鱼等，每2~3小时吃1餐，每日6餐。也可以吃流质食物，如牛奶、豆浆、米汤、藕粉、肉汤、鸡汤、蛋羹等，每日6餐。不过流质供应的热能和营养素不足，所以不宜长期采用。

多吃有清热生津作用的瓜果，如梨、柚子、西瓜、黄瓜、冬瓜、荸荠等。

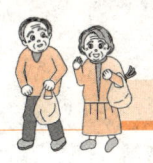

第六章 中老年常见病的饮食疗法

忌刺激性食物：肺炎患者忌食辣椒、葱、蒜、酒等辛辣刺激性食物，因为此类食物会刺激气管黏膜，加重咳嗽、气喘、心悸等症状，诱发哮喘，所以要忌食。

忌食生冷之品：如果过食西瓜、冰淇淋、冰冻果汁、冰棒、冷饮、生梨等生冷食品，易伤及阳气，而阳气受损则无力抗邪，病情难愈，所以要忌食，尤其是有消化道症状的患儿更要避免食用。

玉参焖鸭

食材选用 玉竹、沙参各 50 克，老鸭 1 只，葱、生姜、味精、精盐各适量。

烹调步骤 将老鸭宰杀后，除去毛和内脏，洗净放砂锅（或瓷器）内；再将沙参、玉竹放入锅中，倒入适量清水，先开大火烧沸，再用小火焖煮 1 小时以上，使鸭肉熟烂，放入调料。饮汤，吃鸭肉。

功效主治

补肺滋阴。适用于肺阴虚的咳喘、糖尿病和胃阴虚的慢性胃炎以及津亏肠燥引起的大便秘结等症。

● **提示**

中寒腹泻，胃部胀满，不喜饮水，痰多，苔厚腻等湿痰盛者忌食玉竹。

萝卜杏仁煮牛肺

食材选用 萝卜 500 克，苦杏仁 15 克，牛肺 250 克，姜汁、料酒、盐各适量。

烹调步骤 ❶ 萝卜切块，杏仁去皮、尖；牛肺用开水烫过，再以姜汁、料酒旺火炒透。❷ 瓦锅内加水适量，放入牛肺、萝卜、杏仁，煮熟后调入适量盐即可。吃肺，饮汤。每周 2～3 次。

功效主治

补肺清肺，降气除痰。适用于肺虚体弱、慢性支气管炎。尤宜冬、春季节选用。

● **提示**

苦杏仁药用不可过量，否则可致中毒。

消化系统疾病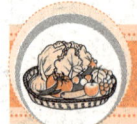

脂 肪 肝

1. 什么是脂肪肝

脂肪肝已成为当今社会的常见病之一,在男性人群中,患脂肪肝人数超过5%,在肥胖人群中,该病发生率达50%左右,且多集中于30~60岁的男性。患病后,病人会出现某些类似慢性肝炎的临床表现,如肝功异常、肝区不适等,而脂肪肝代谢异常往往还能加速和加重冠心病、高血压、糖尿病、胆石症的发生或恶化。

一般西医认为当脂类储积过多时,即被认为患上脂肪肝。当脂类储积超过肝脏自重10%~25%时,称中度脂肪肝。当脂类储积超过肝脏自重25%~50%时,称重度脂肪肝。中、轻度脂肪肝可无任何症状。

2. 哪些因素会诱发脂肪肝

肥胖: 大概有一半的肥胖者有合并脂肪肝的倾向。有调查发现:平均每10个肥胖者中就有8个患脂肪肝,其主要原因是肥胖者的血液中含大量游离脂肪酸,不断运送至肝脏,超出了肝脏的运输代谢能力,导致肝脏脂肪堆积,最终诱发肥胖性脂肪肝。

营养过剩: 长期大量摄入高脂肪、高糖食物,导致肝脏脂肪合成过多。一旦所吃的食物中脂肪含量过高,超出肝脏处理限度,肝脏负担加

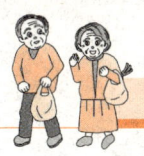

第六章 中老年常见病的饮食疗法

重,就会干扰其对脂肪的代谢功能,打破肝脏输入输出平衡,脂肪堆积于肝脏中,就形成了脂肪肝。

营养不良:不是说营养过剩会导致脂肪肝吗?怎么这里又说营养不良会造成脂肪肝呢?营养不良时,蛋白质缺乏,导致极低密度脂蛋白合成减少,久而久之,肝转运甘油三酯的过程出现障碍,脂肪在肝内堆积,诱发脂肪肝。

糖尿病:大概有半数2型糖尿病患者伴有脂肪肝,因为糖尿病患者体内的葡萄糖、脂肪酸不能被有效利用,脂蛋白合成也出现障碍,多数葡萄糖、脂肪酸在肝脏中转变为脂肪,最终导致脂肪堆积于肝内,诱发脂肪肝。

高脂血症:血液中的脂肪类物质,统称为血脂。血浆中的脂类包括胆固醇、甘油三酯、磷脂等,它们在血液中和不同的蛋白质结合在一起,以脂蛋白的形式存在。高血脂指的是血液中的胆固醇、甘油三酯含量过高或高密度脂蛋白胆固醇过低,当血液中的脂类超出肝脏的处理限度时,就会导致脂肪在肝内堆积,诱发脂肪肝。

酒精:酒是脂肪肝的常见诱因之一,长期大量饮酒会导致酒精中毒,对肝内甘油三酯的代谢产生直接的毒性作用,导致肝内脂肪氧化减少,脂肪大量堆积。慢性嗜酒者近60%患脂肪肝,20%~30%最终发展成肝硬化、肝癌。

妊娠:主要发生在第一胎妊娠30~40周时,病情严重,预后不佳,母婴死亡率分别为80%和70%。

3. 脂肪肝与营养

蛋白质能提升蛋氨酸、胆碱能抗脂肪因子,促进脂蛋白形成,减少肝内脂肪堆积,还能刺激体内的新陈代谢,防止热量过剩;膳食纤维能调节脂代谢，促进脂肪排出体外，降低胆固醇，增加胆汁分泌，让胃肠产生饱感。

4. 脂肪肝的饮食调理

控制脂肪的摄入：由于脂肪肝的排除毒素、净化血液和排除废物功能大减，因此应尽量少摄入脂肪，少吃肥肉和油炸食品，给肝脏休息、调整的时间。通常进食油脂类食物每天按每公斤标准体重0.5~0.8克为宜。

多吃富含蛋白质的食物：蛋白质有保护肝细胞的作用，可以促使已经发生损伤的肝细胞恢复和再生。所以，脂肪肝患者在饮食中应增加豆制品、瘦肉，鱼虾等含蛋白质丰富的食物。

确保维生素供应充足：最好多食新鲜绿叶蔬菜和含糖量偏低的新鲜水果，对胡萝卜、芋头、土豆、山药、粉丝等含糖较多的食物应适当限制。

金钱草砂仁鱼

食材选用 金钱草、车前草各60克，砂仁10克，鲤鱼1尾，盐、姜各适量。

烹调步骤 将鲤鱼去鳞、鳃及内脏，同其他3味加水同煮，鱼熟后加盐、姜调味。

功效主治 利胆除湿、补脾利水。适用于水湿停滞型脂肪肝症。

● 提示

阴亏津少、肾虚遗精遗尿者慎用。

韭菜炒鸡蛋

食材选用 韭菜150克，鸡蛋2个，生抽、食盐、植物油各适量。

烹调步骤 ❶韭菜洗净后切成小段；鸡蛋打入碗中，放入韭菜、少许生抽、食盐搅匀。❷将锅置于火上，油热后，倒入韭菜拌鸡蛋炒熟即可。

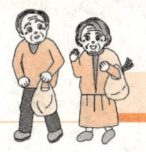

第六章 中老年常见病的饮食疗法

功效主治

促进胃肠蠕动和脂蛋白形成,促进脂肪排出肝脏。

● **提示**

阴虚内热、疮疖疔毒、目疾者不宜食用。

肝硬化

1. 什么是肝硬化

肝硬化是临床上常见的慢性进行性肝病,由一种或多种病因长期或反复作用弥漫性肝损害。在我国,大多数属于肝炎后肝硬化,少数为酒精性肝硬化和血吸虫性肝硬化。存在肝细胞结节性再生、结缔组织增生、纤维隔形成,导致肝小叶结构破坏和假小叶形成,肝脏逐渐变形、变硬,最终发展成肝硬化。早期由于肝脏代偿功能较强所致,多没有明显症状,后期以肝功能损害、门脉高压为主要表现,而且身体的其他系统也会受累,晚期经常出现上消化道出血、肝性脑病、继发感染、脾功能亢进、腹水、癌变等并发症。

2. 哪些因素会诱发肝硬化

肝炎病毒:常见的肝炎病毒包括乙型肝炎病毒、丙型肝炎病毒、丁型肝炎病毒,其中,乙型肝炎病毒感染中的部分患者会发生慢性肝炎,慢性乙型肝炎中的少部分会发展成肝硬化。急性肝炎中大概有10% ~ 30会发生肝硬化。丁型肝炎病毒依靠乙型肝炎病毒才可以发生肝炎,部分患者会发展成肝硬化。

酒精因素:酒精是酒精肝硬化的诱发因素之一,长期大量饮酒会损害肝细胞，出现脂肪、坏死、肝脏纤维化，甚至发生肝硬化。

胆汁淤积：长期慢性胆汁淤积会诱发肝细胞炎症和胆小管反应，甚至发生硬变。

肝脏淤血：长期反复的慢性心功能不全、缩窄性心包炎、肝静脉阻塞会诱发肝脏淤血，导致肝细胞缺氧坏死，最终诱发肝硬化。其中，因心脏引起的肝硬化被称作心源性肝硬化。

药物或化学因素：长期服用某些药物（如双醋酚汀、辛可芬、甲基多巴等）也会诱发肝硬化，导致药物性肝炎，最终发展成肝硬化。长期接触某些化学毒物（如四氯化碳、砷、磷等），会诱发中毒性肝炎，最终发展成肝硬化。

代谢紊乱：铜代谢紊乱主要出现在肝豆状核。铁代谢紊乱主要出现在血友病、半乳糖血症、纤维性囊肿病、α-抗胰蛋白酶缺乏症、糖原贮积病、酪氨酸代谢紊乱症、遗传性出血性毛细血管扩张症，以上情况都和遗传代谢缺陷有关，都会诱发肝硬化。

寄生虫感染：血吸虫感染主要发生在我国的南方，会导致血吸虫病，进一步诱发肝脏纤维化，最终致肝硬化。人体感染血吸虫后治疗不及时会诱发肝硬化。

其他因素：如高度营养不良会导致肝硬化，还有少部分原因不明的肝硬化。

3. 肝硬化与营养

各种原因引起的肝硬化都可能导致肝脏代谢功能下降，进而干扰全身的营养状况，让患者处在营养不良状态。治疗时营养物质的选择非常重要。营养支持已经证明能改善患者的营养不良，增加蛋白合成，减少蛋白消耗，加速肝细胞的愈合、再生，预防肝性脑病，提高生活质量。

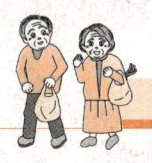

第六章 中老年常见病的饮食疗法

肝硬化患者的营养不良是个非常复杂的问题。蛋白质—热能营养不良普遍存在,不过临床综合治疗的措施中,营养支持治疗是个值得重视的方面。营养支持中要注意降低葡萄糖供热量,选择含中链甘油三酯的脂肪乳剂,以及提供富含支链氨基酸的氨基酸液,积极实施早期肠内营养。

4. 肝硬化的饮食调理

多喝水:肝脏的代谢废物要通过尿液排出,多喝水能促进排尿,帮助将肝脏产生的代谢废物排出体外,进而确保肝脏的健康,预防肝病。

避免吃高脂肪食物:每天脂肪的摄入量不宜超过 30 克。

少吃胆固醇含量高的食物:过食高胆固醇食物会增加肝脏负担,如猪脑、猪腰、猪肝、羊肝、蟹黄等。

禁食某些鱼类:肝硬化患者不宜吃秋刀鱼、青花鱼、沙丁鱼等,因为这些鱼的体内含有一种不饱和脂肪酸,易诱发出血。

限制食盐的摄入量:晚期肝硬化腹水的患者应限制食盐的摄入量,每天 2~3 克为宜,情况严重者应禁食食盐。

忌食高嘌呤食物:高嘌呤的食物会增加患者的肾脏负担,肝硬化患者的肝、胆、肾、心脏功能都较弱,因此不宜食用高嘌呤食物。

其他:戒酒,同时应注意少吃或不吃油炸、烧烤、辛辣刺激性食物;少吃或禁食含糖食品,避免吃粗纤维食品和干硬难消化的食物,食品应煮熟,肉类宜软烂,千万不可吃半生不熟的食物。

三豆炖白鸭

食材选用 白鸭 1 只,蚕豆、绿豆、红豆各 50 克,绍兴酒、大蒜、葱、食盐、姜各适量。

烹调步骤 ❶ 将蚕豆、绿豆、红豆放到清水中泡 2 小时;白鸭去掉毛、爪、内脏;葱洗净后切段。❷ 将上述材料一同放入锅中,倒入适量清水煮炖，至鸭肉软烂后即可食用。

功效主治

补气血，消腹水，适合肝硬化腹水患者食用。

● 提示

服用补药的时候不宜吃绿豆，否则会降低药效。

鸡骨草田螺汤

食材选用 田螺 500 克，鸡骨草 50~100 克。

烹调步骤 田螺洗净后放养两三天，排出体内的废物后，将田螺的尾部敲去少许，之后和鸡骨草一同放入锅中煎汤服食。

功效主治

治疗传染性黄疸型肝炎、慢性肝炎、早期肝硬化等。

● 提示

吃螺时不可饮用冰水，否则易致腹泻。

胆 结 石

1. 什么是胆结石

胆结石是常见的消化疾病，是指胆道系统包括胆囊或胆管中发生结石的疾病；胆道感染属于常见疾病。按发病部位可分成胆囊炎和胆管炎两种。结石在胆囊中形成后，会刺激胆囊黏膜，不仅会诱发胆囊的慢性炎症，而且在结石嵌顿于胆囊颈部或胆囊管后，还会引起继发感染，导致胆囊急性炎症。结石会对胆囊黏膜产生慢性刺激，还可能诱发胆囊癌。

2. 哪些因素会诱发胆结石

遗传因素：遗传因素在胆结石危险性方面起着重要作用。胆结石在

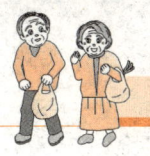

第六章 中老年常见病的饮食疗法

胆固醇胆石症患者的近亲中的发生率更高。

不吃早餐： 现在有很多人有不吃早餐的习惯，久而久之，胆汁浓度增加，利于细菌繁殖，易促进胆结石的形成。坚持吃早餐能促进部分胆汁流出，降低一夜贮存胆汁的黏稠度，进而降低胆结石的发生风险。

餐后体位： 人体呈蜷曲体位的时候，腹腔内压增大，胃肠道蠕动受限，不利于食物的消化吸收和胆汁排泄。饭后久坐会影响胆汁酸的重吸收，导致胆汁中的胆固醇和胆汁酸比例失调，胆固醇沉积。

身体肥胖： 喜欢吃高糖、高脂肪、高胆固醇的饮食易诱发肥胖，而肥胖为胆结石的重要诱因之一。

不爱运动： 运动过少，久而久之，胆囊肌的收缩力会下降，胆汁排空延迟，易导致胆汁淤积，胆固醇结晶析出，易诱发胆结石。

肝硬化： 肝硬化患者体内的雌激素灭活功能降低，导致体内的雌激素水平较高，再加上肝硬化患者的胆囊收缩功能低下、胆囊排空不畅、胆道静脉曲张、血中胆红素升高等，增加胆结石的发生几率。

3. 胆结石的饮食调理

合理饮食： 治疗胆结石首先要做的是控制饮食，养成定时定量、少食多餐的好习惯，忌暴饮暴食。平时减少脂肪的摄取，如肥肉、猪油、牛油、蛋黄、虾蟹、动物内脏、牡蛎、鱼卵、奶油、巧克力、油炸类食物等。

多摄入纤维类食物： 多吃富含可溶性纤维的食物，如蔬菜、水果、燕麦、大麦、红豆、绿豆等；蛋类以2~3天吃1颗为佳；海鲜类不用完全禁食，不过千万不能过量；鸡肉、鱼肉是肉食来源，肉类最好去皮后食用，猪肉宜选择瘦肉。

避免吃易胀气的食物： 不要摄取番薯、马铃薯、芹菜、洋葱、萝卜、韭菜、黄豆、竹笋、大蒜、汽水饮料、酸性果汁、咖啡、可可等易胀气的食物。

限制草酸含量高的食物：如扁豆、巧克力、菠菜、无花果、核桃等食物不宜多吃，否则其与血液中的钙结合会形成不溶性沉淀物——草酸钙，易诱发结石。

改变烹调方法：烹调时少用油煎、油炸的烹调方法，尽量选择煮、炖、清蒸的烹调方式，油品最好选择植物油；重口味的调味品，如辣椒、咖喱等最好不用。

及时补充水分：一般而言，每天最少喝2500毫升的白开水。

其他：尽量避免饮酒，牛奶只限于脱脂牛奶，避免吃加工食品和高糖分食物等，不要滥用激素。

白茅根炒猪肉

食材选用 瘦猪肉500克，鲜白茅根50克，味精、食盐各适量。

烹调步骤 ❶瘦猪肉洗净后放到沸水中焯一下，祛除腥味和血污，切成片；鲜白茅根洗净后切成小段。❷将白茅根和猪肉一同放入砂锅中，放入葱、姜，倒入清水，开大火烧沸，之后转成小火慢炖，挑出白茅根、葱、姜，调入味精、食盐即可。

功效主治

清热利湿，适合胆结石、肝胆湿热和胁痛隐隐症状的患者服用。

● 提 示

脾胃虚寒，溲多不渴者忌服。

须草汁

食材选用 黄芩、广木香、郁金香各15克，茵陈25克，玉米须20克，川楝子9克，虎杖30克，白糖适量。

烹调步骤 将上述药材一同放入锅中煎汁，过滤后调入白糖，搅拌均匀即可。

功效主治

清肝利胆，适用于胆结石、肝胆气滞。

● 提 示

非湿热引起的发黄忌服茵陈。蓄血发黄者禁用茵陈。

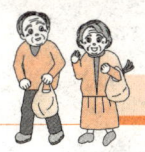

第六章 中老年常见病的饮食疗法

消化不良

1. 什么是消化不良

消化不良是一种由胃动力障碍所引起的疾病，主要表现为上腹部不适或疼痛、烧心、饱胀、嗳气等。中医学认为，消化不良多因脾胃虚弱，或饮食不节、过食生冷之物，或因感受外邪、损伤脾胃，以致运化失司而引发。应根据病因及症状，辨证施治，以健脾、益胃、助消化为主。

2. 哪些因素会诱发消化不良

不良的饮食习惯：烟、酒、咖啡、浓茶和高脂食品都会刺激肠胃粘膜，所以日常生活中经常摄取这些物质的人也易患消化不良。

精神紧张：长期的精神紧张和压力会引起神经系统、内分泌调节失常，诱发消化不良。

药物：有的药物会刺激肠胃，如非类固醇消炎药会刺激胃肠道，关节药和中风、心脏病人服食的阿司匹林，都会对胃部产生一定的损伤，造成胃和上腹部的疼痛。这些药物诱发的溃疡主要发生在胃部。

消化道蠕动变慢：消化道蠕动变慢，会让患者感到腹胀、肚子饱胀，如果出现逆蠕动，人就会恶心甚至呕吐。

胃酸分泌改变：胃酸过多或过少会影响正常的消化功能，不过有的患者即使胃酸分泌正常，但由于胃黏膜对胃酸的敏感性发生变化，最终出现消化不良。

幽门螺旋杆菌：幽门螺旋杆菌寄生于胃内，它具有一定的耐酸性，会诱发胃炎、胃溃疡甚至胃癌。半数以上的功能性消化不良者的胃部都存在这种病菌。

3. 消化不良与营养

人在出现消化不良的症状之后，食物中营养成分的吸收和利用就成了问题，老年人本身的消化吸收功能就不是很好，再加上患此病，很容易导致身体虚弱、营养不良等。及时治疗，恢复正常的消化功能，才是健康的根本。

4. 消化不良的饮食调理

饮食平衡：消化不良患者在饮食上一定要注意保持好饮食均衡，多吃些富含纤维素的食物。如新鲜果蔬或谷类食物。宜多吃新鲜木瓜、菠萝等酵素丰富的食物，因为此类食物中含有能促进消化的酵素，对身体大有益处。

合理搭配：合理的搭配食物会更利于消化吸收。有些食物虽然好，但单一食用不利于营养物质的吸收和利用，比如馒头和豆腐搭配食用能做好氨基酸互补，牛奶和淀粉类食物同食可以避免腹泻等。

适量喝米汤：米汤或大麦清粥能有效改善胀气、排气等症状，所以，消化不良者最好每天都喝些米汤。

少吃不易消化的食物：消化不良者日常更要少吃些不利消化的食物。比如：豆类、辛辣刺激类食物、油炸食物、乳制品、巧克力、奶油、糖类等，因为这些食物会刺激黏膜分泌过量，导致体内的蛋白质消化不良。

细嚼慢咽：尽量将食物嚼碎后再咽下，以减轻胃的负担。进食过急，或期间不停谈话，会在无形之中吸入较多的空气，最终诱发胃肠胀气。

第六章　中老年常见病的饮食疗法

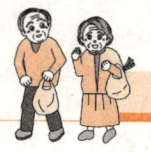

山楂瘦肉粥

食材选用 山楂30～40克，粳米、瘦肉各60克，红糖10克。

烹调步骤 ❶ 山楂洗净后去核；粳米淘洗干净；瘦肉洗净后切末。❷ 先将山楂煎取浓汁，去渣后加入粳米、猪肉末一同煮成粥，食用时加红糖，空腹食用效果更佳。

功效主治
消食降气。

● 提示
　　山楂不宜过量食用，否则会导致泛酸。

小米香菇粥

食材选用 小米、香菇各50克，鸡内金5克。

烹调步骤 ❶ 小米淘洗干净；香菇择洗干净后切碎；鸡内金洗净。❷ 将锅置于火上，倒入适量清水，下入小米、鸡内金，用小火煮成粥，取其汤液，再和香菇同煮至熟烂，分次食用。

功效主治
健脾和胃，消食化积。

● 提示
　　脾虚无积滞者慎用鸡内金。

急、慢性胃炎

1. 什么是急、慢性胃炎

　　胃炎是多种不同病因导致的胃黏膜急性和慢性炎症，经常伴随着上皮损伤、黏膜炎症反应、上皮再生等，是最常见的消化系统疾病之一。

　　急性胃炎由多种病因引起的急性胃黏膜炎症。临床上急性发病，经常表现出上腹部不适、隐痛等症状。

　　慢性胃炎是胃黏膜的慢性炎症性病变，以淋巴细胞和浆细胞浸润为主。主要病因有幽门螺杆菌感染、十二指肠胆汁反流等。本病是一种常见病,男性略多于女性。慢性胃炎缺乏特异性临床症状,且症状轻重与黏膜的病变程度往往不一致。多为消化不良症状,如饭后饱胀、嗳气等。少数患者可有食欲减退、恶心,或有上腹部疼痛、呕吐,病重者有吐血、消瘦、腹泻等。本病多属于中医的"呃逆"、"反胃"范畴。在病机上属胃气上逆。

2. 哪些因素会诱发急、慢性胃炎

刺激性食物、药物:长期服用对胃黏膜会产生强烈刺激的饮食、药物,如浓茶、烈酒、辛辣食物、水杨酸盐类药物,或进食时咀嚼不充分,粗糙的食物就会反复损伤胃粘膜。过度吸烟的时候,烟草酸会直接作用在胃黏膜,最终诱发胃炎。

十二指肠液的反流:有研究表明,慢性胃炎患者由于幽门括约肌功能失调,经常会导致胆汁反流,这是个重要的诱发胃炎的因素。

免疫因素:免疫功能的改变也会诱发慢性胃炎,萎缩性胃炎,尤其是胃体胃炎患者的血液、胃液或在萎缩黏膜中发现了壁细胞抗体。胃萎缩伴随着恶性贫血患者的血液里面发现了内因子抗体,说明自身免疫反应可能和某些慢性胃炎有关。不过上述结论尚未有定论。

感染因素:慢性胃炎患者的胃窦黏液层接近上皮细胞表面有大量幽门螺旋杆菌,阳性率高达50%～80%,有报道显示,这种菌并不出现在正常胃黏膜上。

3. 急、慢性胃炎与营养

胃炎患者常常感到恶心,呕吐者虽然不多,但却会因此而食欲下

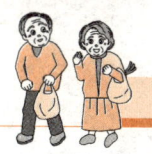

第六章 中老年常见病的饮食疗法

降,久而久之就会营养不良,因此慢性胃炎多存在营养不良、水电解质、酸碱平衡失调等病征。所以胃炎患者一定要采取适当的方法缓解病情,补充营养。

4.
急、慢性胃炎的饮食调理

少食多餐,定时定量,避免暴饮暴食:病情较轻者,可吃少渣半流的饮食,一日五餐。恢复期的胃炎患者可以吃少渣软饭,一日四餐为宜。若热量摄入不足,可通过干稀搭配的加餐方法补充热量,如1杯牛奶+1片全麦切片、鲜榨果汁1杯+2片韧性饼干等。

控制饮水:胃酸缺乏者的饮食中宜加入醋、柠檬汁、酸性调味品,少吃难消化、易胀气的食物。饭前及饭后尽量少喝水。

调适胃酸分泌:胃炎患者可以吃食肉纤维短而柔软的肉类,如鱼、虾、鸡肉、嫩牛肉、瘦猪肉等。萎缩性胃炎患者的胃酸分泌量少,可以选择一些浓汤(鱼汤、鸡汤、肉汤及蘑菇汤)、米粥(小米粥、南瓜粥等)或带有酸味的食物。伴有高酸慢性浅表性胃炎的患者要避免食用富含氮浸出物的原汁浓汤,可以食用煮过的鱼、虾、鸡肉、瘦肉类等烹调菜肴,如鱼汤、水煮虾、炖鸡块、肉末蛋羹等,可以减少胃酸的分泌;可以通过吃馒头、面包、新鲜果蔬等来中和胃酸。

预防贫血或营养不良:萎缩性胃炎患者经常会伴随着缺铁性贫血,饮食中的热能、营养素要充足、均衡。出现贫血或营养不良者应多吃些富含蛋白质、血红素铁的食物,如瘦肉、鱼、鸡、肝、腰等内脏,同时注意补充维生素C和B族维生素,包括维生素B_{12}、叶酸,适当增加新鲜果蔬的摄入,如西红柿、茄子、红枣、猕猴桃,以补充维生素C,促进铁的吸收。

香菇冬笋烧扁豆

食材选用 香菇、冬笋各50克，扁豆200克，豆油、姜丝、精盐、味精、料酒、鲜汤各适量。

烹调步骤 ❶香菇洗净后泡发，去杂洗净，对半切开；冬笋洗净后切片；扁豆撕去筋，洗净，放到沸水锅中焯一下，捞出过凉，沥干水分，备用。❷炒锅上火，加油烧热，下姜丝煸香，放入香菇、冬笋、扁豆略炒，加入鲜汤、料酒、精盐，大火急炒，烧至熟透，调入味精即成。

功效主治
健脾和中，通利肠胃。适用于慢性胃炎。

● 提示
切记要将扁豆煮熟煮透，至扁豆的颜色不再翠绿，否则会引起食物中毒。

桂花心粥

食材选用 粳米50克，桂花心、茯苓各2克。

烹调步骤 ❶粳米淘净；桂花心、茯苓放入锅内，倒入适量清水，用大火烧沸后，转成小火煮20分钟，滤渣，留汁。❷将粳米、汤汁放入锅内，倒入适量清水，用大火烧沸后，转成小火煮至米烂成粥即可。

功效主治
健脾胃，止痛。适合急性胃炎患者服食。

● 提示
糖尿病患者不宜多食。

胃下垂

1. 什么是胃下垂

胃下垂就是指膈肌悬力不足，支撑内脏器官的韧带松弛，或腹内压

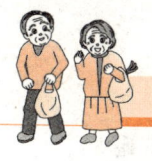

第六章 中老年常见病的饮食疗法

下降，腹肌松弛，导致站立时胃大弯抵达盆腔，胃小弯弧线最低点降至髂嵴联线之下。经常伴随着十二指肠球部位置改变。正常人的胃位于腹腔左上方，直立时最低点不宜超过脐下 2 横指。胃的位置相对固定，有助于维持胃的正常功能。

2. 哪些因素会诱发胃下垂

气虚：或由于禀赋素亏，思虑伤脾，导致脾虚气陷，健运失司，肌肉不坚，胃腑失固而下垂，或由于身体阴虚，嗜茶多饮、过食寒凉伤及脾胃，导致中焦升降失司，水津停滞，化成痰饮，气血无生，经筋失养，最终诱发胃下垂。

血瘀：多因气虚日久，运血无力，或久病入络，血脉不通，最终出现瘀血。有调查结果显示，在胃下垂患者中，有血瘀脉象者占很大一部分。此外，光纤胃镜发现有胃黏膜充血或黏膜苍白、静脉显露瘀血现象。临床结果证实，通过常规升提法没有效果者，加用活血化瘀的方法能显著提高疗效。

阴虚：多为素体阳虚，或久病多产育伤及阴血，五志气火内燔，导致胃阴不足，胃之筋脉失去濡润，缓纵不收，最终诱发胃下垂。

3. 胃下垂与营养

腹壁松弛、腹肌薄弱，悬吊、固定胃位置的肌肉、韧带松弛无力，腹压降低，这样一来，整个胃的生理位置就会下降，胃蠕动减弱，发生胃下垂。胃下垂患者经常食欲不振，常常胀气、胀痛，不仅影响人的食欲，还会影响正常的消化吸收过程，最终因营养不良而过分消瘦。

4. 胃下垂的饮食调理

少食多餐：胃下垂患者的消化功能减弱，摄入过量的食物会滞留在胃内，诱发消化不良。因此，饮食调理首先要做的就是每次用餐量要少些，但是可以增加用餐次数，每日4~6餐为宜。进餐类别中，主餐宜少，蔬菜宜多，条件允许的情况下可每天喝250毫升牛奶，或是蒸碗蛋花，吃几块饼干作为正餐的补充。

细嚼慢咽：胃下垂患者的胃壁张力下降，蠕动缓慢，如果狼吞虎咽般吃下食物，就会填在胃内。此外，口腔对食物的咀嚼过程会反射性刺激胃的蠕动，增强胃壁张力。因此，用餐速度宜相对缓慢些，细嚼慢咽利于消化吸收，而且能促进胃排空，缓解腹胀不适。

食物细软：如果食物干硬或质地偏硬，如锅巴、炸鸡、牛排、炸丸子、炸花生、蚕豆等，进入胃内不易消化，还可能会损伤胃黏膜，促进胃炎的发生。所以，平时一定要吃些细软、清淡、易消化的食物。主食以软饭为佳，如面条，应煮透煮软，一定要避免吃夹生面；副食宜剁碎炒熟，生冷蔬菜也要少吃。

营养均衡：胃下垂患者的体力、肌力都非常弱，再加上消化吸收不好，易产生机体营养失衡，所以比较正常人更易疲劳和精神不振。患者应遵循少量多餐的基础上力求使膳食营养均衡，糖、脂肪、蛋白质的比例适宜。脂肪比例要适当偏低些。因为脂肪，尤其是动物脂肪不易被消化，在胃内排空得最慢，摄入过多，会使已排空不畅的胃承受更大的压力，加重食物潴留，所以要适当限制。适当增加富含蛋白质的食物的摄入，如鸡肉、鱼肉、瘦猪肉、鸡蛋、牛奶、豆腐、豆奶等，尽量把它做得细软些，这样就不会影响消化吸收了。而且通过增加蛋白质摄入，能增加体力与肌力，缓解疲劳、改善胃壁平滑肌力量，提高胃壁张力，促

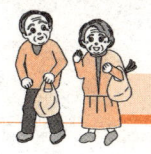

第六章　中老年常见病的饮食疗法

进胃肠蠕动。

减少刺激：刺激性强的食物包括辣椒、姜、酒、咖啡、可乐、浓茶等，会加重胃下垂患者反酸、烧心的症状，影响病情改善，故而这些食物应尽量有所限制。偶尔少量喝些果酒、淡茶有益健康，利于缓解胃下垂的发生和发展。

预防便秘：胃下垂患者的胃肠蠕动功能一般比较缓慢，如果饮食不当或饮水不足，易发生便秘，便秘又会加垂胃下垂，所以，患者要特别注意预防便秘。日常饮食中多吃些水果蔬菜，以补充维生素和纤维素，特别是纤维素能促进胃肠蠕动，让粪便变得松软润滑，预防便秘。清晨起床后喝上一杯淡盐水或临睡前喝杯蜂蜜麻油水，能缓解、消除便秘。

蚕蛹核桃炖

食材选用　核桃肉 100~150 克，蚕蛹 50 克。

烹调步骤　将蚕蛹放到锅中略炒，之后将核桃肉和蚕蛹一同隔水炖煮即可。

功效主治

适合中气不足导致的胃下垂。

● **提示**

蚕蛹不新鲜、变色发黑、呈粉色、有麻味或麻辣感的不能食用。

芪陈猪肚汤

食材选用　猪肚 1 个，黄芪 200 克，陈皮 30 克。

烹调步骤　❶ 猪肚洗净后倒入开水中焯去腥臊血污。❷ 将陈皮和黄芪用干净的纱布包好，放到猪肚中，用干净的丝线扎紧，小火炖至猪肚熟透，调入适量的调味品即可。

功效主治

补中气，健脾胃，行气滞，止疼痛，适合胃下垂的患者食用。

● **提示**

感冒和经期均不宜用黄芪。

胃 胀

1. 什么是胃胀

胃的主要功能是暂时储存、消化食物，食物由胃进入小肠内的过程是胃排空，食物进入胃内5分钟后，部分排入十二指肠，不同的食物排空速度不同，混合食物要由胃完全排空一般需要4~6小时。胃排空主要取决于幽门两侧的压力差。食物在胃排空过程中会引起胃运动，进而产生胃内压，胃内压大于十二指肠内压的时候，食物就会通过胃排出。一旦十二指肠内容物对胃运动产生抑制，胃排空就会减慢，当胃、十二指肠发生病变时，胃排空会延缓，食物不断对胃壁产生压力；食物在胃内过度发酵后会产生大量气体，让胃内压升高，出现上腹部饱胀、压迫感，即胃胀。

2. 哪些因素会诱发胃胀

吃易"生气"的食品：豆类、十字花科蔬菜中含有一种复合糖叫蜜三糖，这种糖比其他种类的糖更难吸收，而且还会产生气体。不过不要因为这些食物易产气而放弃食用，可以同时食用高纤维食物改善胀气。

吃盐太多：一次性吃盐过量会导致身体存水，进而产生胀气。所以要尽量避免吃高盐食物，如包装食品、油炸食品，特别是罐装浓汤或方便面，一份的含盐量就接近人体一天的需求量。

食品中含糖醇：糖醇是种甜味剂，主要存在于口香糖或其他无糖食品中。糖醇可以部分被消化，也会产生气体。想避免胀气，购买食品时

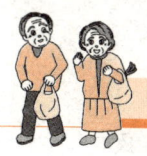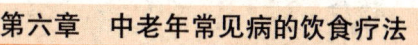

第六章 中老年常见病的饮食疗法

要仔细检查其中是否含有糖醇类成分，如山梨糖醇、麦芽糖醇、木糖醇等。口香糖中含山梨醇，所以应当少嚼口香糖。

乳糖不耐症：有的人患有典型的乳糖不耐症。有乳糖不耐症者，其肠内的乳糖酶不足，不能充分消化乳品中的乳糖。若由于乳糖不耐而胀气，则不宜喝牛奶，可以用不含乳糖的牛奶或酸奶来代替。

过食高纤维食物：虽然高纤维食物利于健康，但如果过食高纤维食物会增加排气。如果你想在饮食中增加纤维用量来维持健康，应逐渐增加，让胃肠逐渐适应，进而减少胀气。

过饮酸性果汁：酸性的果汁饮品会扰乱消化道，刺激敏感神经发热，喝得多了就会让人感觉好像胃酸倒流一样，但是实际上就是一种干扰。胃肠道里多余的酸会引起其他的问题，如果是空腹状态下饮用的话，消化道里就已经充满了酸性的物质，增加多余的酸性物质会引起腹痛的问题。

饮食过于油腻：饮食油腻会导致肠道不易消化。高蛋白、高脂肪食物会造成肠道菌群改变，有益菌不易存活。若油腻食物摄入过多，身体中的脂肪酶、蛋白酶就会被大量消耗，部分食物则不能被消化，诱发胃胀。

饮食不卫生：有的病菌会在肠道内产生毒素，进而诱发急性胃肠炎等胃肠道疾病。

进食过快：进食过快，咀嚼就会不到位，会导致消化液和食物无法充分搅拌混合，危害肠道健康。

3.
胃胀与营养

胃胀会让人感到不适，时间久了了会影响人的食欲，诱发营养不良。所以，出现胃胀的时候要及时治疗，否则会诱发胃炎、胃溃疡等肠胃疾病，甚至会发展成胃癌。掌管食物消化吸收的器官出了问题，营养供应就会成大问题，营养供应不足，健康自然没了保障。

4.

胃胀的饮食调理

常喝粥：若腹中胀气，胃内灼热，可以频频少量进食米汤、大麦汤、小米粥等。

喝点稀醋：如果是消化不良引起的胀气，每天喝2~3次稀醋即可缓解症状。

少吃多餐：每餐只吃七份饱。早上要吃好，中午要吃饱，晚上要吃少。忌暴饮暴食。

饮食有宜：羊肉、狗肉等温热食物都有养胃效果，适合胃寒患者食用；大蒜有消毒杀菌的功效，能帮助身体消除炎症；此外，枸杞、银耳、红枣、核桃都均可作为零食或入菜。

饮食有忌：按时就餐，宜坐着吃饭，避免站立或蹲着。忌食辛辣、油炸、烟熏食物，不吃过酸、过冷等刺激性强的食物，不饮酒，少饮浓茶、咖啡等。

鸡肫花椒

食材选用　鸡肫2只，花椒20粒，盐适量。

烹调步骤　将鸡肫由内到外清洗干净，放入花椒，调入适量盐，用湿纸包裹数层，放到火上煨熟即可。切成薄片，趁热食用。

功效主治

鸡肫养胃，此药膳和胃降逆，通腑理气，能减轻胸骨后烧灼感和疼痛，减少呃逆、嗳气，能治疗功能性消化不良、胃肠功能障碍等症。

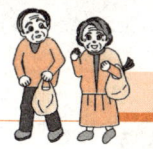

第六章　中老年常见病的饮食疗法

● **提 示**

不新鲜的鸡胗呈黑红色，无弹性和光泽，肉质松软，不宜购买。

木瓜鲩鱼尾汤

食材选用 番木瓜 1 个，鲩鱼尾 100 克，生姜片、调味品各适量。

烹调步骤 木瓜削皮切块，鲩鱼尾入油镬煎片刻，加木瓜及生姜片少许，倒入适量清水，共煮 1 小时左右即可。

功效主治

滋养、消食、对食积不化、胸腹胀满有辅助疗效。

● **提 示**

木瓜性微寒，体质虚弱和有肠胃疾病的患者食用时应谨慎，防止病情恶化。

胃 痛

1. 什么是胃痛

胃是人体消化道的扩大部分，是消化食物的器官，胃上口以贲门接食管，下口以幽门通十二指肠，由幽门附近发达的环状括约肌控制食物由胃入肠。胃壁黏膜分泌胃液消化食物，胃肌舒缩运动，以磨碎食物，推食物入肠，胃内有血管、神经等与人体各部相连。胃的功能和结构如此复杂，任何一处受伤或感染，均可导致胃痛。胃痛又称"胃脘痛"，慢性胃炎、消化性溃疡、胃痉挛、胃神经官能症、胃黏膜脱垂症等，均可出现胃痛症状。中医学认为，本病的发生多与过度劳累、外受风寒、情志刺激、饮食失调及脾胃不和有关。

2. 哪些因素会诱发胃痛

饮食不节：暴饮暴食或饥一顿饱一顿或过食生冷肥甘之品，会导致脾胃受伤，食滞中焦，气机不利，进而导致胃脘疼痛。

情志因素：肝气犯胃忧思恼怒，气郁伤肝，肝之疏泄失调，横逆犯胃，气机阻滞，胃失和降，就会导致胃脘疼痛。火郁日久，肝胃之阴亏耗，病程多缠绵；若久痛入络，络脉损伤，就会吐血、便血等。

滥用药物：有的人不把胃痛当回事，每次胃痛发作的时候就买些止疼药来吃，岂不知这种做法是误的，易导致胃病加重。止疼药通常都是解热镇痛剂，其中含有乙酰水杨酸、咖啡因等，会刺激胃黏膜、促进胃酸分泌，使得胃酸再次对黏膜和溃疡产生强烈刺激，加重胃肠炎症，甚至溃疡出血。

3. 胃痛与营养

胃痛的发生和饮食之间有很大的关系，它的出现其实就是在提醒你以前的饮食出了问题，一定要把好饮食关。而且，出现胃痛后，人的食欲会大打折扣，即使吃下去食物的消化吸收也会受影响，久而久之，很容易出现营养不良，危害身体健康。

4. 胃痛的饮食调理

少食多餐：每天吃5~6餐，注意定时定量，避免过饥过饱。选择易消化、营养价值高、保护胃的食物。

饮食有忌：避免吃粗纤维、不易消化的食物，避免吃过甜、过酸、过冷、过热、辛辣食物。晚上临睡前最好不要吃东西，以免影响入睡。

选择适宜的烹调方法：尽量选择蒸、熬、煮、氽、烩等烹调方法，尽量避免吃煎炸食物。

第六章　中老年常见病的饮食疗法

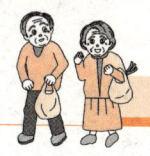

木瓜姜汤

食材选用　生姜30克，木瓜500克，米醋300毫升。

烹调步骤　将上述各味同放砂锅中，加水煮汤，分3次服完。

功效主治

适用于脾胃虚寒型胃痛，症见胃痛隐隐、喜暖喜按、食欲减退、饭后饱胀、神疲乏力等。

● 提示

体质虚弱和肠胃疾病患者要慎食，防止病情恶化。

牛肉香菇粥

食材选用　熟牛肉、香菇、粳米各100克，葱、姜、精盐、味精各少许。

烹调步骤　香菇用温水浸泡，牛肉切薄片，将香菇、牛肉、粳米一同加水煮粥，待粥熟将离火时，加入葱、姜、精盐、味精调味即成，每日1剂。

功效主治

和胃调中，理气止痛。适用于慢性胃炎所致胃痛。

● 提示

火热生疮者不宜服用。

胃　切除

1. 什么是胃切除

胃切除是治疗溃疡病的常用手术方法。主要分为两大类：毕罗氏Ⅰ式：在胃大部分切除后将胃的剩余部分和十二指肠切端吻合。毕罗氏Ⅱ式：胃大部分切除后，将十二指肠残端闭合，将胃的剩余部分和空肠上段吻合。

2. 什么情况下要把胃切除

胃肿瘤、胃溃疡、大出血、幽门梗阻时,会由于治疗的需要而进行胃切除手术。

3. 胃切除与营养

手术之后,胃腔会变小,胃的结构会发生变化,胃的正常生理功能会受影响,经常表现出胃纳不佳,饭后饱胀,消化功能发生紊乱,此时饮食调理显得尤为重要。

4. 胃切除的饮食调理

胃切除患者的适宜食物:胃切除手术后1~3天内,肠道功能会逐渐恢复,肠内气体从肛门排出之后,即可进食少量清流食,如稀藕粉、面汤、青菜汤、米汤等,每次饮100~150毫升,每天饮服6~7次。3~5天之后开始吃流食,如大米粥、小米粥、鸡蛋羹等,每天吃5~6次。手术后1个星期可以吃些半流质饮食,如面条、馄饨、小笼包、面包、清蒸鱼等。伤口愈合之后,患者的精神状态有所好转,消化功能逐渐恢复,大便正常时,可以适当吃些容易消化的软饭,如馒头、软米饭,搭配容易消化的菜肴,如菠菜炒鸡蛋、肉末炒青菜等。

少食多餐:坚持少食多餐,每顿饭都吃一点,每天吃4~5餐,这样做是为了适应胃容纳不足的特点,千万不能暴饮暴食。

细嚼慢咽:患者手术之后,胃研磨功能缺乏,牙齿的咀嚼功能显得尤为重要,此时不宜吃较粗糙、不易消化的食物,要注意细嚼慢咽,进食汤类、饮料等要注意干稀分开,同时尽量在餐前、餐后30分钟进汤

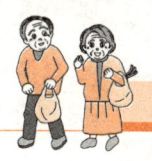

第六章 中老年常见病的饮食疗法

类，以免食物过快排出影响到正常的消化吸收过程。进食的时候宜选择平卧位，或进餐之后选择侧卧位进行休息，这样能延长食物排空的时间，促进其完全消化吸收。

吃蛋白质、铁含量丰富的食物：胃切除手术之后，胃酸的分泌量减少，小肠上端蠕动速度加快，扰乱了正常的消化功能，进而影响蛋白质和铁质的吸收，易诱发缺铁性贫血。所以患者平时要注意适当吃些瘦肉、动物血、动物肝脏、蛋黄、绿叶蔬菜、芝麻酱等来补充蛋白质和铁。

饮食有忌：由于胃的生理功能减弱，所以平时要注意避免食用生冷、坚硬、纤维多的食物，忌食辛辣刺激性强的食物，如辣椒、芥末等，更不能引用烈性酒和浓咖啡。还要注意限制单糖的摄入量，因为过量的单糖会导致肠液大量分泌，诱发反应性低血糖，每餐都要限制糖类的摄入量，最好可以把单双糖和多糖混合食入，进而延长吸收时间，不能单独食用单糖或双糖，以免发生"倾倒综合征"。

红糖煲豆腐

食材选用 豆腐100克，红糖60克，清水1碗。

烹调步骤 红糖用清水冲开，加入豆腐，煮10分钟后即成。

功效主治

和胃止血，吐血明显者可选用此食疗方。

● 提 示

不宜过食、久食。

陈皮瘦肉粥

食材选用 陈皮9克，乌贼鱼骨12克，猪瘦肉50克，粳米适量，食盐少许。

烹调步骤 用陈皮、鱼骨与米煮粥，煮熟后去陈皮和乌贼骨，加入瘦肉片再煮，食盐少许调味食用。每日2次，早、晚餐服用。

功效主治

降逆止呕，健脾顺气，腹胀者可首选此膳。

● 提示 ──────── 骨；久服易致便秘。

阴虚多热者不宜多服乌贼鱼

胃癌

1. 什么是胃癌

胃癌是世界上排名第四位的常见癌症，它的发生率比较高，在癌症中排名第二，可见其危害之大。胃癌是常见的胃肿瘤，而且发病呈年轻化趋势。一般临床症状明显时，病变已经属于晚期。

2. 哪些因素会诱发胃癌

饮食因素：长期吃熏烤和盐腌食品者胃癌的发病率较高，和食物中的亚硝酸盐、真菌毒素、多环芳烃化合物等致癌物或前致癌物含量高有关；吸烟者的胃癌发病率较不吸烟者高50%。很多中国人有吃腌制咸菜的习惯，无形之中增加了胃癌的发生几率。

遗传和基因：遗传和分子生物学研究表明，胃癌患者有血缘关系的亲属胃癌的发病率较对照组高4倍。胃癌的发生和癌基因、抑癌基因、凋亡相关基因、转移相关基因等的改变有关，基因改变的形式也有多种。

幽门螺杆菌感染：幽门螺杆菌能促进硝酸盐转化成亚硝酸盐和亚硝胺，最终诱发癌症；幽门螺杆菌感染会引起胃黏膜慢性炎症，再加上环境致病因素会加速黏膜上皮细胞过度增殖，致畸或致癌；幽门螺杆菌的毒性产物细胞毒素相关基因A、空泡细胞毒素A都可能有促癌作用，胃癌患者中抗CagA抗体检出率比普通人群明显增高。

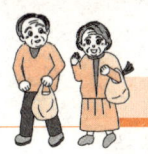

第六章　中老年常见病的饮食疗法

癌前病变：胃疾病包括胃息肉、慢性萎缩性胃炎、胃部分切除后的残胃，这些病变均伴随着不同程度的慢性胃炎、胃黏膜上皮生化或非典型增生，可能转变成癌。

环境因素：胃癌的发病有显著的地域性，我国西北和东部沿海地区胃癌的发病率比南方地区高。

3. 胃癌与营养

胃癌患者多会采取切除手术进行治疗，治疗前和治疗过程中，病人通常会伴随着一定程度的营养不良，制约或影响有效的治疗方法。所以适当的营养补充非常必要。

4. 胃癌的饮食调理

避免吃亚硝酸盐含量高的食物：研究表明，胃癌的发生可能和环境中硝酸盐、亚硝酸盐含量过高有关，而咸菜里面的亚硝酸盐的含量就比较高，此外，熏肉、咸肉、香肠等食物里面的亚硝酸盐含量都比较高，特别是腌菜。高盐膳食加上富含维生素的蔬菜的摄入量减少，增加了胃癌的发生几率。

少吃蛋白质、脂肪、胆固醇含量高的食物：随着饮食中蛋白质、脂肪、胆固醇比重的增加，患胃癌的几率上升，有研究表明，荤食会增加癌症的发生风险。还有研究表明，多吃新鲜果蔬能预防胃癌，因为新鲜果蔬中丰富的维生素C、维生素E、胡萝卜素等抗氧化成分能阻断亚硝胺和多环芳烃在体内合成，甚至能让癌细胞逆转为正常细胞，减少致癌物生成，进而预防癌症的发生。

多吃有抗氧化作用的食物：番茄的抗氧化性，其中的番茄红素能中和体内自由基，有助于各类癌症的防治；大蒜能降血脂、增强免疫力、抗肿瘤，其摄入量和胃癌的发生呈负相关，能显著降低胃内亚硝酸盐含量，减少亚硝胺的合成，大蒜中的大蒜素能杀伤体内培养的胃癌细胞，抑制体内移植的胃癌；多吃花椰菜能预防食管癌、胃癌等；胡萝卜可以调节细胞分化，预防胃黏膜变形、坏死，进而防治胃癌；草莓中的鞣酸物质能在身体中产生抗毒作用，阻止癌细胞形成；葡萄皮中的花青素、白藜芦醇是天然的抗氧化剂，能抑制癌细胞恶变、增殖。

吃些补气食物：胃癌患者多食欲不佳，可通过黄芪、山药健脾益气，提升食欲，提高胃肠的吸收功能，避免消瘦、免疫力下降。

淮山蒸排骨

食材选用 猪排250克，五香粉50克，人参3克，当归、党参、枸杞子、淮山药各20克，龙眼肉10枚，调料适量。

烹调步骤 ❶猪排斩成4厘米的方块，用料酒、酱油、盐、味精腌10分钟，放入葱花、姜末、白糖、五香粉，搅拌均匀。❷盘内放山药垫底，上面摆猪排，放到蒸笼中蒸熟即可。

功效主治

清润开胃，益气健脾。适合胃癌手术后脾气亏损、食少乏力、心悸、气短的患者服食。

● 提示

湿热痰滞内蕴者慎服；肥胖、血脂较高者不宜多食。

花生芝麻粥

食材选用 花生、黑芝麻、黄豆各25克，糯米50克。

烹调步骤 将上料洗净，黄豆研粗末。锅内加水适量，下入花生、芝麻、黄豆煮熟软，加入糯米煮稠，即可随意服食，或当点心服食。

功效主治

益气养血。适应于气血两虚胃癌患者食用。

● 提示

痛风患者不宜多食。

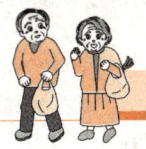

第六章 中老年常见病的饮食疗法

便秘

1. 什么是便秘

便秘是指大便次数明显减少，或排出困难，也指粪便坚硬或有排便不尽的感觉。一般来说，如粪便在肠内停留过久并超过 48 小时以上者，即可认定便秘。根据有无器质性病变，可将便秘分为器质性便秘和功能性便秘两种。器质性便秘可由多种器质性病变引起，如结肠、直肠及肛门病变，老年人营养不良、全身衰竭、内分泌及代谢疾病等均可引起便秘；功能性便秘则多由功能性疾病如肠道易激综合征、滥用药物及饮食失节、不良生活习惯所致。

便秘的临床表现除有大便秘结以外，还可伴见腹胀、腹痛、食欲减退、嗳气反胃等症状。中医学认为，便秘多与大肠的传导功能失常有关，并且与脾胃及肾脏的关系也较为密切。其发病的病因可分为燥热内结，津热不足；情志失和，气机郁滞；以及劳倦内伤，身体衰弱，气血不足等。根据便秘症状的不同，又可分为热秘、气秘、气虚、血虚、阴虚 5 种。

2. 哪些因素会诱发便秘

饮食因素：有的人的饮食过少或过于精细，食物中缺乏纤维素和水分，无法对肠道形成一定量的刺激，肠蠕动减慢，不能及时把食物残渣推向直肠，停留于肠道内，时间久了，水分被吸收，使得粪便变得干燥。进入直肠后粪便残渣量少，无法形成足够的压力刺激神经感受细胞，出现排便反射，最终诱发便秘。

饮水不足：有的人饮水的方式不正确，小口慢饮，水几乎全都能吸入血液，经尿液排出体外。有的人由于忙得顾不上喝水，肠道中干燥，肠内容物则不易排出，诱发便秘。

水分损失过多：大量出汗、呕吐、腹泻、失血及发热等都会导致水分损失，代偿性引起粪便干结。

拖延大便时间：有的人认为大便是可早可迟的事，忽视了定时排便的习惯，很多时候即使有便意也忍着。或是由于工作太忙、情绪紧张、外出旅游等拖延了大便时间，使得已经到了直肠的粪便返回至结肠；或者由于患肛裂、痔疮等肛门疾病而恐惧疼痛、出血，不敢大便，拖延大便的间隔时间。岂不知这样容易使直肠壁上的神经细胞对粪便进入直肠后产生的压力感受反应变得迟钝，粪便在直肠中停留的时间延长，却引不起排便的感觉，时间久了，就形成了习惯性便秘。

排便动力不足：排便的时候不但需要肛门括约肌的舒张、提肛肌向上向外牵拉，还需要通过膈肌下降、腹肌收缩、屏气用力的过程推动粪便排出。年老体弱、久病卧床、产后等，会由于膈肌、腹肌、肛门括约肌收缩力减弱，腹压降低而导致排便动力不足，这样以来，粪便就会排不干净，粪块残留，诱发便秘。因此，老年人更易出现便秘。

久坐不动：有的中老年人不爱运动，常常坐在书房里看报看书，一看就是半天，岂不知，身体缺乏运动，肠道肌肉就会变得松弛，蠕动功能减弱。另外，女性腹肌天生较弱，排便力量小，所以易便秘。

3.
便秘与营养

一般而言，人体每天摄入 90～100 毫克纤维素就能维持正常排便，因为膳食纤维有润肠通便、促进消化液分泌和营养吸收，规律排便，缩短有毒物质在体内存留时间的作用。

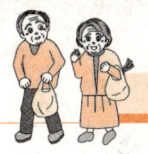

4. 便秘的饮食调理

饮食不能太清淡：虽然饮食过于油腻不利于身体健康，但饮食过于清淡少油，则会因为肠道中的残渣缺乏脂肪润泽而排便困难，因此便秘者的饮食中还是要有些"油水"的。

多吃高纤维饮食：适当摄入膳食纤维有助于改善便秘。膳食纤维主要来源于植物性食物。富含膳食纤维的食物包括新鲜果蔬、粗粮等。

每天喝杯酸奶：酸奶能补充益生菌，调节肠道里面的有害菌。而且酸奶还有轻泻作用，能对抗便秘。

避免吃辛辣刺激性食物：尽量避免喝浓茶、咖啡，避免吃含大量胡椒粉、咖喱粉、辣椒粉的食物，同时也要少喝酒。

醋腌藕

食材选用 莲藕150克，醋10克，白糖、盐、香油各2克。

烹调步骤 ❶ 将莲藕洗净，去皮，横切成薄片，之后放到沸水中焯30秒。❷ 放入醋、白糖、盐、香油，和藕片一同搅拌均匀即可。

功效主治

润肠通便。

● 提示

焯藕片的时间不能太长，防止影响脆嫩的口感。

当归苁蓉猪血

食材选用 当归、肉苁蓉各15克，猪血125克，猪油、葱白、精盐、味精、香油等各适量。

烹调步骤 ❶ 当归、肉苁蓉放入砂锅加水煮，取药液去渣。❷ 再将猪血洗净切块，放入药液中煮熟，加猪油、葱白、精盐、味精、香油等混合均匀，趁热空腹食用。

功效主治

养血、润肠通便。适用于便秘。

● 提示

猪血最好是每周吃1次，平时不用过分追求次数，过量食用会造成铁中毒，影响其他矿物质吸收。因此，除非是特殊需要人群，每周建议食用不超过2次。

腹泻

1. 什么是腹泻

腹泻又称泄泻，是指排便次数增多，粪便稀薄或伴有黏液、脓血、未消化的食物。有急性腹泻与慢性腹泻之分。起病急，病程在2个月以内者称为急性腹泻，常由急性肠道传染病、食物中毒、胃肠功能紊乱及饮食不当所致。起病缓慢，常反复发作，病程超过2个月者称为慢性腹泻，常由胃部疾病如慢性萎缩性胃炎致胃酸缺乏、慢性肠道感染、慢性肠道疾病、肝与胆及胰腺病变、内分泌及代谢性疾病，神经功能紊乱等引起。腹泻严重者可造成胃肠分泌液的大量丢失，产生水与电解质平衡的紊乱以及营养物质的缺乏所带来的各种后果。中医学认为，腹泻是由于脾胃功能障碍，脾虚湿盛，传导失常而致的一种常见疾患。可根据感受外邪、饮食所伤、脾胃虚弱、肾阳虚等不同病因而辨证施治。

2. 哪些因素会诱发腹泻

中毒性腹泻：由于食用金黄色葡萄球菌毒素或重金属污染的食物，或误食杀虫剂、有毒生物、植物（如鱼胆、毒蘑菇）中毒等引起的腹泻。

细菌和病毒引起的感染性腹泻：如诺瓦克病毒感染、痢疾杆菌、伤寒杆菌、沙门氏菌、大肠杆菌感染等。多为食入不干净的饮食所致的腹泻，其中，细菌性痢疾是肠道传染病。真菌感染、肠道寄生虫感染等比

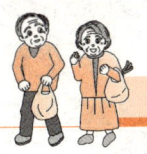

第六章 中老年常见病的饮食疗法

较少见。

药物性引起的腹泻： 由于服用各种药物引起的腹泻，有如泻药或缓泻药，有的药物有副作用，如硫酸镁、甘露醇、中药番泻叶、生大黄等属于泻药；抗生素、肿瘤化疗药物等引起的腹泻是药物副作用。

肠道疾病导致的腹泻： 阑尾炎、憩室炎等会导致结肠蠕动亢进，诱发腹泻。

3. 腹泻与营养

腹泻者应适当吃些清淡、流质、少渣的东西。钙元素、不饱和脂肪酸有助于粪便成形。

4. 腹泻的饮食调理

急性期要禁食： 急性水泻期要暂时停止进食，让肠道完全休息，必要时可进行静脉输液，防止失水过多出现脱水。

清淡的流质饮食： 不需要禁食者，发病初期应当吃清淡的流质饮食，如果汁、米汤等，以咸为主。早期应禁食牛奶、蔗糖等易产气的流质食物，有的患者有乳糖不耐症，喝牛奶后会加重腹泻。

根据病情调整饮食： 排便次数减少，症状得到缓解之后可以改食低脂流质食物，或低脂少渣、细软、易消化的半流质食物，如大米粥、藕粉、烂面条等。如果腹泻基本停止，可以吃些低脂少渣的半流质食物或软食，少食多餐，以利于消化，如馒头、瘦肉泥等。适当限制富含膳食纤维的食物的摄入，之后逐渐过渡到普食。

注意补充维生素： 注意富含维生素B、维生素C的食物，如番茄汁、柑橘汁等。

白术陈皮鲈鱼汤

食材选用 鲈鱼肉50克,白术15克,陈皮6克,料酒10毫升,生姜5克,葱10克,盐3克,鸡精、味精各2克。

烹调步骤 ❶ 将鲈鱼宰杀去内脏,洗净,白术、陈皮洗净。❷ 先将白术、陈皮放入砂锅煎取汤汁,去渣,将鲈鱼、生姜同放入药汁中煎煮,待鱼肉熟透加入盐、鸡精,煮沸后加入味精即可。

功效主治 补益脾胃。用于脾虚泄泻、慢性胃痛、习惯性腹泻、消化不良、胃溃疡辅助治疗。

● **提示**

阴虚内热,津液亏耗燥渴者不宜食用。不宜与雀肉、青鱼、李子、桃子、白菜、芫荽、大蒜同食。

药末蒸鸡肝

食材选用 山药15克,薏苡仁10克,鸡肝1具,醋适量。

烹调步骤 将山药、薏苡仁共研细末,鸡肝切成片与药末拌匀,置碗中,加食醋适量蒸熟,早晚分服。

功效主治 主治婴幼儿慢性腹泻。

● **提示**

糖尿病患者不可一次吃过量的山药。

急性肠炎

1. 什么是急性肠炎

由于饮食不当而导致的急性发炎症状被称作急性肠炎。其主要症状为腹泻,粪便稀薄,排便次数增多,同时伴随着腹痛,症状严重者甚至出现低烧和呕吐。此病主要发生在夏秋季节。

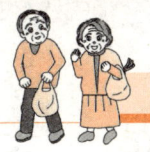

2. 哪些因素会诱发急性肠炎

饮食不当：经常因暴饮暴食，过食高脂肪、高蛋白食物，饮酒、饮冰凉饮料，或进食腐败、污染的食物，如未经加热消毒的隔夜食物，臭鱼烂虾，不新鲜的螃蟹、海味，久存冰箱中的肉类，发酵变质的牛奶和奶制品等。主要由有刺激性、生冷、腐败污染食物等因素引起。

肠道感染：嗜盐杆菌、沙门氏菌、大肠杆菌、变形杆菌、葡萄球菌等感染都会诱发急性肠炎。

全身性感染：如伤寒、副伤寒、肝炎、败血症等。

药物因素：如水杨酸制剂、砷、汞及泻药等。

过敏反应：急性肠炎主要发生在夏季，和天气炎热、食物易腐败有关。

3. 急性肠炎与营养

恶心、呕吐是急性肠炎的症状之一，这些症状会导致患者的身体得不到供给，易诱发营养不良，导致患者的身体素质降低，甚至会感染其他疾病。此外，急性肠炎患者经常会脱水，失水过多又会导致皮肤变差、眼睛下陷等症。

4. 急性肠炎的饮食调理

忌饮食无规律：肠炎患者的饮食要清淡、对肠黏膜刺激小。应当饮食规律，千万不能过饥或过饱，以少食多餐为原则。特别是年老体弱，胃肠功能减退者，每天吃4～5餐，每次吃七八分饱即可。食物中注意糖、脂肪、蛋白质的比例，注意补充身体必需的营养素。

忌不洁饮食：肠炎患者尤其要注意饮食卫生，特别是夏季，生吃瓜果要洗净，避免吃变质的食品。因为被污染变质的食品含大量的细菌、细菌毒素，会直接破坏肠黏膜。放在冰箱里的食物一定要烧熟煮透，如若发现食物已经变质，一定要扔掉，禁止食用。

进食低糖、低脂、高蛋白食物：以清淡、稀软、少渣、易吸收、少油为好，如稀软的米汤、淡果汁、面汤等。

低脂肪、低纤维饮食：在24小时内尽量避免吃难消化的固体食物，尤其是生冷、油腻、海鲜等食物，饮食要清淡些，以易消化的软食为主。以米汤、稀粥等流质食物为准，补充葡萄糖、氨基酸，症状得到缓解后，以稀饭、少量豆腐和瘦肉果蔬为主，适当增加葡萄糖、氨基酸、维生素等营养成分。症状严重者要连续禁食，通过静脉输注营养物质，让肠道得到充分的休息。患者尽量少吃油炸、油煎、生冷、高纤维食物，选择易消化的挂面、馄饨、鱼、虾、蛋、豆制品等，让肠道得到休息。

病情好转后，可改为无渣半流食：如细挂面、稀粥、面片等。泄泻停止后，可逐渐加一些蛋羹、嫩瘦肉末、菜泥等。禁食油腻厚味、坚硬难消化之物。

藿香白术粥

食材选用 藿香、白术各10克，大米50克。

烹调步骤 将藿香、白术洗净后放入药罐中，倒入适量清水，先浸泡5~10分钟，水煎取汁之后放入大米，熬煮成稀粥即可。

功效主治

解表和中，理气化湿。适用于急性胃肠炎恶寒、发热、头痛、胸痛满闷、腹痛呕吐、肠鸣泄泻、口淡无味等。

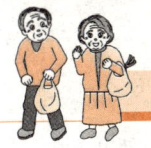

第六章 中老年常见病的饮食疗法

● 提示

阴虚火旺，邪实便秘者禁服藿香。

蒜米粥

食材选用 去皮蒜30克，粳米100克。

烹调步骤 粳米淘洗干净后放入锅中，倒入1升清水，一同熬煮成粥即可。

功效主治

治疗急性肠炎引起的腹泻。

● 提示

生蒜不宜过食，阴虚火旺、胃溃疡、慢性胃炎患者要忌食，而且不能和蜂蜜同食。

慢性肠炎

1. 什么是慢性肠炎

肠道的慢性炎症被称作慢性肠炎，它的主要表现为：长期慢性、或反复发作的腹痛、腹泻和消化不良等症，重者可有黏液便或水样便。

2. 哪些因素会诱发慢性肠炎

过敏因素：过敏性病变受个体差异影响。主要为肠道性过敏，有时候会累及皮肤。有的人对鱼类、虾、蟹、牛乳等高蛋白食物过敏，当这些异体蛋白进入人体之后会产生大量组织胺物质，诱发过敏性反应。过敏性反应为受致敏物质刺激，自身免疫诱发的反应，释放出自卫物质，激发大量免疫细胞凝聚、均结集于消化道黏膜表面，进而诱发黏膜表面水肿充血和渗液等炎症。过敏性反应会随着人类生活、饮食习惯而改变，个体差异为消化过敏的主要因素。

感染因素：感染在结肠炎病因中是主要病因之一。虽然粪便中检测不到致病菌、病毒、真菌等。但是发病时，使用抗生素能在不同程度上控制病情，说明抗生素有抑制大肠杆菌和其他致病菌，能减低临床症状，通常认为和感染有关。人在吃了不洁或变质的食物会发生肠道病变。

3. 慢性肠炎与营养

慢性肠炎经常会出现间断性腹部隐隐作痛、腹胀、腹痛、腹泻等症状，吃生冷、油腻的食物或情绪波动太大、或过度劳累后症状会更为显著。慢性肠炎急性发作的时候，会出现高热、腹部绞痛、恶心呕吐、大便急迫似水或粘冻血便。此外，还会出现慢性消耗症状，如面色不好、精神萎靡、四肢乏力、喜温怕冷等。

4. 慢性肠炎的饮食调理

多喝水：慢性肠炎患者经常会伴随着脱水现象，所以一定要注意补充水分，可以喝淡盐水、菜汤、米汤、果汁、米粥等，补充水分的同时补充维生素和矿物质等。

避免吃刺激性、易排气的食物：慢性肠炎患者多身体虚弱、抵抗力差，所以更要注意饮食卫生，避免吃生冷、坚硬、变质的食物，忌饮酒，忌辛辣刺激性食物。会导致排气的食物也要少吃，如萝卜、南瓜、牛奶、黄豆等。

补充微量元素：慢性肠炎患者，尤其是形体消瘦、久泻不愈、洞泄不禁、完谷不化、全身衰竭者，注意补充多种元素和维生素，以助于肠黏膜的修复。

益气食物：脾虚泄泻者可食健脾益气之食物，如大米、糯米、山药、扁豆、饴糖等。

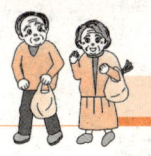

第六章 中老年常见病的饮食疗法

扁豆芍药汤

食材选用 白扁豆25克，白芍10克，陈皮5克，红枣15枚。

烹调步骤 ❶ 白扁豆洗净，浸泡30分钟；红枣、白芍、陈皮洗净。❷ 将白扁豆、红枣、白芍、陈皮同放入砂锅中，加水1000毫升，大火煮沸，转小火煎煮至500毫升即可温服。

功效主治
益气健中，运脾化湿。适用于慢性胃炎、慢性肠炎。

● **提 示**
患寒热病者，不可食白扁豆。

无花果炖猪瘦肉

食材选用 无花果60克，猪瘦肉100克，调料适量。

烹调步骤 瘦肉洗净切块，与无花果一起放入砂锅中，加水，用小火炖煮，至瘦肉烂熟，去无花果，加调料即成，饮汤吃肉。

功效主治
健胃理肠，清热解毒。适用于痔疮、慢性肠炎。

● **提 示**
食用猪肉后不宜大量饮茶。

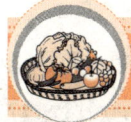

循环系统疾病

高 血 压

1. 什么是高血压

中老年人中有很大一部分人都患有高血压疾病，和他们年轻时的饮食、生活习惯有很大的关系。表面上，高血压疾病对人体的影响不大，没有明显的不适感，可它对人体的伤害确是长期的，时间久了还会诱发其他并发症，对血管、脏器等产生不可逆的危害。

血压就是指血液在血管中流动时对血管壁产生的单位面积侧压力。由于血管有动脉、毛细血管、静脉之分，因此，血压也就有动脉血压、毛细血管血压、静脉血压之分。通常我们提到的血压是指动脉血压。

血压的高低和血管弹性、外周血管阻力、心排血量、神经—体液感受器调节相关，各种原因导致的动脉硬化、血管弹性降低、血管阻力上升、神经—体液调节失常，肾素—血管紧张素分泌量增大，都会形成高血压。

2. 哪些因素会诱发高血压

遗传因素：约60%以上的高血压患者有家族史。目前认为此病多为基因遗传所致，30%~50%的高血压患者存在遗传背景。

精神和环境因素：长期精神紧张、激动、焦虑，受噪声或不良视觉刺激等因素均会诱发高血压。

年龄因素：发病率会随着年龄的增长而增高，40岁以上者发病率高。

生活因素：膳食结构不合理，如过多摄入钠盐、低钾饮食、大量饮酒、摄入过多的饱和脂肪酸等都会导致血压升高。吸烟会加速动脉粥样硬化，是高血压的危险因素。

药物影响：避孕药、激素、消炎止痛药等都会影响血压。

其他疾病：肥胖、糖尿病、睡眠呼吸暂停低通气综合征、甲状腺疾病、肾动脉狭窄、肾脏实质损害、肾上腺占位性病变、嗜铬细胞瘤、其他神经内分泌肿瘤等都可能并发高血压。

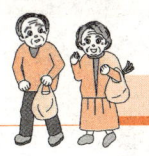

第六章 中老年常见病的饮食疗法

3. 高血压与营养

钾元素能促进体内多余钠盐的排出，进而降低血压；钙元素能使平滑肌松弛，外周血管阻力下降，防止血压升高；维生素C能使胆固醇氧化成胆酸排出体外；膳食纤维能加速肠道蠕动，促进胆固醇排出体外，控制和减缓肥胖，降低血压。

4. 高血压的饮食调理

限制盐量：已经出现高血压的患者来说，限制食盐的摄入量是必须的。相关资料显示，轻、中度高血压患者如果限制食盐的摄入，不但能够减少降压药物使用剂量，还能够提高降压药物疗效及降低药物副作用。高血压早期轻度患者仅通过限制食盐摄入量就可能恢复正常血压水平。因此，无论是预防高血压还是控制高血压病情，都要限制盐的摄入。

荤素搭配：让高血压患者长期和"和尚饭"打交道并不科学，不但患者本人觉得清淡无味，患者的身体也会缺乏一些营养素，将荤素搭配在一起食用，不但能够丰富菜肴，还能够增强菜肴营养，可谓色香味俱全。比如，做汤羹的时候可加入适量肉末或海米，味道是非常不错的。

豆制品代替肉类：高血压患者不宜过量食用肉类，饮食宜清淡，但是多数高血压患者肥胖、喜食肉类，看到肉的时候很难控制住自己的嘴，这时候不妨到市场中买些素肉（豆制品），味道类似肉类，高血压患者嘴馋的时候可以吃些素肉解馋，不但不会引发高血压，还能够补充一些蛋白质，可谓一举两得。

多吃新鲜果蔬：钾对于高血压的降压作用很好，钠却能升高血压，所以，多吃果蔬能够降低人体的钠盐比例，升高人体的钾盐比例，促进胃肠蠕动，排出多余脂肪，利于减肥。

多吃富含钾的食物：海藻类食物中含钾量较高，可适当增加紫菜、海带等食物的摄入，因为紫菜、海带等虽为高钠食物，但是这些食物中的钾元素含量高于钠元素。此外，芹菜、油菜、苋菜、香菜、土豆、山药、毛豆、大豆及其制品、荞麦面、红薯、香蕉等均富含钾元素。

适当补钙：资料表明，每天补钙1000～1400毫克能够辅助降压，同时能够帮助轻度高血压患者恢复血压正常。补钙还能够防止钠元素的升血压作用，增加饮食钠排放量，进而减轻水钠潴留。

青稞饼

食材选用 青稞250克，黑芝麻、酵母粉、白糖各适量。

烹调步骤 ❶ 取适量青稞粉放入面盆中，加入适量水和糖，之后将其揉成光滑的面团，然后把揉好的面团放到温暖的地方发酵1小时；❷ 取75克左右的面剂，搓圆，之后压扁，在中间粘上适量黑芝麻；❸ 将平底锅置于火上，在锅底放入少许油，然后将饼放入锅中，开小火，2分钟之后，翻面，开小火继续煎2分钟，起锅，放到烤盘中，将烤箱的温度设为200℃，15分钟即可。

功效主治

有助于消化，经常食用能增强体质，提高免疫力。适合高血压患者服食。

● **提示**

脾胃虚弱者不宜多食。

黑豆花生银耳羹

食材选用 花生100克，黑豆40克，银耳15克，枸杞子、冰糖各适量。

烹调步骤 ❶ 将银耳、黑豆、花生分别泡发之后放到水中清洗

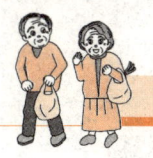

第六章 中老年常见病的饮食疗法

干净；❷将黑豆和花生放到饭煲中，倒入适量清水，熬煮至二者熟烂，盛出，备用；❸将银耳清洗干净，然后倒入电饭煲中，熬煮半小时左右，放入适量冰糖，继续熬煮5分钟，加入枸杞子；❹将煮好的花生、黑豆连同汁液一同倒入银耳羹里面即可。

功效主治

抗衰老，软化血管，排毒美容。适合高血压患者服食。

● 提示

黑豆性质寒凉，不宜冰镇后食用；泡黑豆的水不宜倒掉，一同烹调营养更佳。

动脉硬化

1. 什么是动脉硬化

高脂血症会使脂质在血管内膜下大量沉积，这种现象被称为动脉硬化。动脉硬化会使血液中的其他特质，如钙质、复合糖类等在血管内膜下附着沉积，使动脉弹性减弱、变脆，血管管腔变窄，甚至引起血管堵塞，血栓等。因为血管中沉积的脂质看起来像黏稠的粥一样，故动脉硬化俗称为动脉粥样硬化。这种病在早期多无症状，随着病情的发展可表现为体力与脑力的衰退，并可出现胸闷、心悸及心前区闷痛，脑动脉硬化患者可出现头痛头晕、记忆力减退等症状。动脉硬化多发生于40岁以上的男性及绝经后的女性中间，且严重危害老年人的健康。一般认为，血管壁本身随着年龄的增长可出现内皮变厚、增生、弹性组织变性等状况，从而使血管变硬，再加上动脉内脂质的沉积，最终导致此病的发生。

2. 哪些因素会诱发动脉硬化

饮食习惯：动脉硬化常和营养过剩有关，过量饮用含糖饮料，会让过剩的血糖经肝转化成脂肪，脂肪瘀积血管，就会导致动脉硬化。

内分泌因素：女性更年期前发生动脉硬化的几率低于男性，更年期后逐年增多。适当补充雌激素类药物能降低女性动脉硬化的发生几率。

精神、性格因素：精神紧张、忧郁也易患动脉粥样硬化。

体力活动少：长期从事脑力劳动者缺乏体力活动，勤于体力劳动者比懒于劳动者患冠心病的几率低。适度的体力活动能增加血液中的高密度脂蛋白胆固醇，减轻体重，降低血压，增强心脏功能。

吸烟：吸烟易诱发冠状动脉痉挛，不管主动吸烟还是长期被动吸烟者，都会促进使动脉粥样硬化的发展。吸烟者比不吸烟者冠心病的发病率和死亡率高1.6倍。50岁以下的心肌梗塞者中，80%以上均为过度吸烟者。

高胆固醇：有研究表明，低密度脂蛋白和极低密度脂蛋白的增高和高密度脂蛋白的降低与动脉粥样硬化有关。血液中甘油三酯的增高和动脉粥样硬化的发生有一定的关系。

高血压：高血压患者动脉内对管壁的压力大，内膜易受损，内膜受损，脂肪微粒则易沉积于动脉内膜上，形成粥样板块，使得管壁增厚、变硬。

糖尿病：糖尿病患者的脂肪代谢会出问题，血液运送脂肪的蛋白质发生变性，运送过程中脂肪易沉积于血管内壁，形成脂肪斑块。

3. 动脉硬化与营养

卵磷脂能抑制胆固醇在血管壁沉积，加速胆固醇排出体外；不饱和

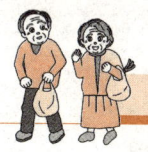

第六章 中老年常见病的饮食疗法

脂肪酸能帮助分解甘油三酯,降低胆固醇含量;膳食纤维能刺激胃肠蠕动,减缓胆固醇吸收速度,加速胆固醇排出体外;维生素P能增强机体抵抗力,增加毛细血管弹性,降低血液中的胆固醇,防止高血压、动脉硬化。

4. 动脉硬化的饮食调理

多吃新鲜果蔬:新鲜果蔬中含大量的维生素C、钾、镁,其中,维生素C能调节胆固醇代谢,预防动脉硬化的发展,增加血管致密性。

多吃富含蛋白质的食物:饮食中缺乏蛋白质也会导致血管硬化。富含蛋白质的食物包括肉类、豆及豆制品、牛奶等。

饮食清淡不过饱:饮食尽量清淡一些,低盐少油。进食量要适当,避免过饱,以免加重心脏负担。

木耳豆腐汤

食材选用 木耳10克,嫩豆腐250克,水发香菇150克。葱花、姜丝、清汤、盐、水淀粉、香油、味精各适量。

烹调步骤 ❶ 木耳泡发后洗净去蒂,撕成小朵;豆腐洗净后切成小块;香菇去蒂后洗净,切成小丁。❷ 砂锅中倒入适量清汤,倒入木耳、香菇,放入姜丝、葱花,调入适量味精,用水淀粉勾芡,淋上香油即可。

功效主治 降低血脂,预防动脉硬化。

提示 脾胃虚弱者不宜过量食用。

陈皮炒兔肉

食材选用 净兔肉500克,陈皮20~25克,酱油、精盐、料酒、淀粉、葱丝、姜丝各适量。

烹调步骤 ❶ 兔肉洗净,切大块投入开水中烫一下,切成小长条,置锅中加适量水及葱段、姜片、精盐煮熟备用。❷ 将陈皮剪成粗颗粒，加适量水文火煎煮约半小时，纱布滤取药液，再加水煎煮约 20 分钟，滤取药液，2 次煎液合并，浓缩至约 30 毫升备用。❸ 将陈皮浓缩液和酱油、淀粉兑成汁；锅内加花生油少许，烹入葱丝、料酒，加入兔肉翻炒，倒入已兑好的汁液拌炒均匀即可。可经常食用。

功效主治

防治脑血栓形成。适用于动脉硬化患者。

提示

兔肉不能常吃，否则会伤及元气。

冠心病

1. 什么是冠心病

冠心病冠状动脉性心脏病简称冠心病，是冠状血流和心肌需求之间不平衡而导致的心肌损害的一种心血管疾病。冠状动脉粥样硬化、冠状动脉痉挛是导致冠状动脉供血不足的常见病因。血胆固醇及（或）三酰甘油的增高、高血压和吸烟是发生本病的主要危险因子。

此病主要发生在 40 岁以后，男性多于女性，脑力劳动者较多见。常见临床类型有隐匿型、心绞痛型、心肌梗死型、心肌硬化型、猝死型。临床表现主要有心绞痛、心肌梗死、心律失常、心力衰竭，甚至原发性心脏骤停。心绞痛的典型发作为痛的部位在胸骨体中段或上段的后方，可向左肩背、左臂前内侧直至小指与无名指指端，有时也向颈咽部放射。其不典型者可痛在胸骨体下段后方、上腹部，并伴有消化道症状。疼痛性质以压迫感、沉重感、紧束感、烧灼感为主，而以胸闷为主的更属多见。疼痛时间多持续 2~3 分钟，一般不超过半小时。往往因

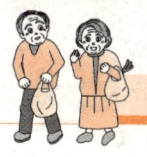

第六章 中老年常见病的饮食疗法

剧烈运动、登楼、负重或情绪激动、喜怒过度及寒冷、饱餐等因素而发病。心肌梗死常出现突然、剧烈、频繁、持续时间较原来延长的心绞痛，原常用药物又不能令其缓解、疼痛时伴随着大汗淋漓、面色青紫、心跳过缓或心律失常、心功能不全等。

2. 哪些因素会诱发冠心病

血脂异常：血脂为人体中脂肪代谢的产物，主要成分是胆固醇、甘油三酯，血脂异常指的是总胆固醇、低密度脂蛋白胆固醇、甘油三酯升高，以及高密度脂蛋白胆固醇降低，不管是哪项异常都伴随着冠心病的发病率、死亡率增加。血脂异常属于冠心病重要独立危险因素。

肥胖：有资料表明，肥胖者有增加冠心病发病的趋势，向心性肥胖者的发病危险更大一些。

糖尿病：糖尿病患者冠心病的发生危险增加，它关系着冠心病的严重程度。糖尿病之所以会增加冠心病的发病率，主要是因为糖尿病促进了动脉粥样硬化。

吸烟：大量资料表明，吸烟是冠心病的一个独立的危险因素，与同时存在的其他因素有协同作用。

心理因素：多数心血管疾病患者，尤其是高血压、冠心病患者，在发病中既有生物学因素，也有心理、社会因素。心理不平衡会诱发心血管疾病，反过来，心血管疾病可进一步造成心理紧张和失衡，二者相互影响。焦虑、抑郁等负面情绪易激发和加重冠心病，而且会影响其预后。

3. 冠心病与营养

冠心病的典型特征是动脉壁增厚，但给予足量钾后，能延缓动脉壁增厚；铜元素会影响保持心脏和血管正常代谢功能的酶的含量，如果缺失会导致心脏代谢异常。

4. 冠心病的饮食调理

低热量：摄入总热量超过消耗时，剩余热量就会积存于体内转变成脂肪。生活中，肥胖者的冠心病发病率比普通人高，所以冠心病患者应保持饮食的低热量状态。每餐吃七八分饱就可以了。晚餐要吃得更少。饭后半小时后做轻微活动，如散步等。

低脂肪：血清胆固醇水平的变化和食物里面的脂肪总量密切相关，所以每天饮食中脂肪含量应少于总热量的30%。此外，血清胆固醇含量的变化和脂肪类型有关，动物脂肪易导致血清胆固醇上升，植物脂肪（除椰子油外）能抑制血栓形成、阻止动脉粥样硬化病变发展，所以低脂肪主要指的是限制动物脂肪的摄入。

低糖：主要指限制淀粉类食物的摄入。精米、精面中富含糖类，过量摄入糖类会使血液中甘油三酯含量上升，所以每天的饮食中的糖类总摄入量应占总热量的55%~60%。由于粗粮、杂粮中富含纤维素，利于胆固醇的排出，所以，饮食中最好添加适当比例的粗杂粮。

低蛋白质：蛋白质的摄入量也要有所限制，占总热量的10%~15%为宜。冠心病患者宜选择含必需氨基酸的优质蛋白质，如鱼、牛奶、豆及豆制品等。如此，不仅能满足机体对蛋白质的需要，而且能避免由于摄入过量的蛋白质而增加患者的肝肾负担。

低盐：食盐过多会加重机体的钠潴留，导致血压上升，对冠心病不利，所以应当限制盐的摄入量。每天膳食中盐的总量应在6克以下。心肌梗死后心力衰竭者的食盐摄入量要更低些，每日3克以下最好。在我国北方，很多人的每日摄盐量在12~20克，严重超标，所以北方地区

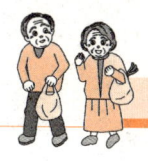

第六章　中老年常见病的饮食疗法

居民中冠心病患者要重视低盐饮食。

高维生素：水溶性维生素 B、维生素 C 和维生素 P 都能影响细胞及其间质成分的合成代谢，促进组织修复，降低血管壁的脆性，增强其韧性、弹性，增强微血管抵抗力，有助于保护、改善血管状态。而新鲜果蔬中富含各种维生素，每日摄入新鲜果蔬 500 克左右即可满足机体对维生素的需求。

高纤维素：膳食纤维是一种不能被胃肠道消化吸收、不产能的多糖，它能增加胆固醇的排出，降低血清中胆固醇浓度，同时软化粪便，防止便秘。平时应多吃富含纤维素的谷类、水果、蔬菜等。

桃仁炒蚕蛹

食材选用　核桃仁、蚕蛹干各 50 克，料酒 1/2 匙，姜末适量。

烹调步骤　❶ 将核桃仁滚水浸透，剔去仁衣，晒干后用油炸透，蚕蛹干用料酒拌匀。❷ 炒锅下油，入姜末爆香，投入蚕蛹炒透，加入味料炒熟，再加入炸桃仁，炒匀上碟。

功效主治

活血化瘀，温补心肾。主治冠心病，属心肾阴虚型，胸闷且痛，心悸盗汗，午后发热，腰膝酸软，舌红有紫斑，脉细涩而数。

● 提示

蚕蛹放置过久，冬天超过 1 周，夏天超过 20 小时，即不可食用。

胡萝卜炒木耳

食材选用　胡萝卜 250 克，水发木耳 50 克，葱花、盐、鸡精、植物油各适量。

烹调步骤　❶ 胡萝卜洗净后切丝；水发木耳择洗干净后撕成小朵。❷ 将炒锅至于火上，倒入适量植物油，等到油烧至七成热后，放入葱花炒香，再放入胡萝卜丝翻炒均匀。❸ 放入木耳，倒入适量清水，烧至胡萝卜丝熟透，调入少许盐、鸡精即可。

功效主治

明目美容，润肠通便。

● 提示

脾胃虚弱者不宜过食。

瘫痪

1. 什么是瘫痪

由于脑外伤、脑溢血、脑血栓等中枢神经系统疾病导致的瘫痪多发生在一侧肢体，俗称半身不遂，患者往往伴随着语言障碍、吞咽困难等症状。由脊柱横断导致的瘫痪主要表现为两下肢活动障碍，一般被称作截瘫，经常伴随着大小便失控；周期性麻痹引起的瘫痪主要表现为四肢肌肉不能活动，有的时候还会伴随着呼吸肌麻痹。瘫痪为老年常见疾病，患者多在生活上无法自理，精神痛苦，起居和饮食都需要亲人的照料和体贴。

2. 哪些因素会诱发瘫痪

凡皮层运动投射区和上运动神经元径路受到病变的损害，都可能诱发上运动神经元性瘫痪，常见的病因包括：颅脑外伤、肿瘤、炎症、脑血管病、变性、中毒，以及内科某些疾病，如糖尿病、血卟啉病、大红细胞性贫血、维生素 B_{12} 缺乏等。

3. 瘫痪与营养

瘫痪病人很容易出现营养不良，因为此类患者的胃肠消化吸收功能

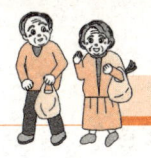

第六章 中老年常见病的饮食疗法

减弱，一般的营养物质不能被吸收利用。由于缺乏运动，部分营养素的合成和存储受阻。而且瘫痪是一种消耗类疾病，会导致体内的营养供给难以得到保证，对于疾病的治疗和后期康复均不利。瘫痪病人应保持高蛋白、低脂肪、高维生素、高无机盐、水分充足、低盐的饮食。

4. 瘫痪的饮食调理

多吃营养丰富、易消化的食物，满足机体对蛋白质、维生素、无机盐和热能的需要。

多吃富含膳食纤维的食物，促进胃肠蠕动，食物不能太过精细，以预防便秘发生。

多喝水，常吃半流质食物，能预防便秘和泌尿系统感染性疾病。瘫痪病人常因担心排尿次数增多而控制饮水，其实这对患者是不利的。病人清晨应喝1~2杯淡盐水，日常膳食也要做到干稀搭配，以粥最宜。少数不愿意饮水者可以适当吃些多汁的新鲜瓜果。

控制盐、胆固醇的摄入量，增加富含B族维生素的食物，周期性麻痹的患者要多吃富含钾的食物。

忌浓茶、酒类、咖啡、辛辣刺激性食物。

山楂粥

食材选用 山楂30克，粳米60克，砂糖10克。

烹调步骤 先用砂锅煎煮山楂取汁，加入粳米煮粥，粥熟后，加入砂糖。

功效主治

健脾胃，消食积，散瘀血。适用于食积停滞，内积不消，腹痛，腹泻；还可用于治疗和预防高血压，冠心病，高脂血症。

● 提示

山楂不能空腹食用。

复元汤

食材选用 山药 50 克，肉苁蓉 20 克，菟丝子 10 克，核桃仁 2 个，羊瘦肉 500 克，羊脊骨 1 具，粳米 100 克，葱白 3 寸。

烹调步骤 将羊脊剁成数节，瘦肉切块；凉水洗净，入锅氽去血水，和中药、粳米同放砂锅内，加水适量，烧沸；放入花椒、八角、料酒、姜、葱，小火煮至肉烂为止；食用时加胡椒粉、食盐即成。

功效主治

温补肾阳。适用于老年人肾阳不足，肾精亏损之耳鸣、眼花、腰膝无力、阳痿早泄等症。

● 提示

不宜过多食用。

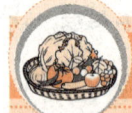 内分泌代谢疾病

痛风

1. 什么是痛风

痛风是由于血液中尿酸量过高引起的疾病，尿酸为体内嘌呤化合物分解代谢的最终产物，嘌呤代谢紊乱可能会导致尿酸生成过多。很多蛋白质食物中的嘌呤成分含量较高，所以，食疗在痛风治疗和药物疗法中起着重要作用。

2. 哪些因素会诱发痛风

遗传因素：痛风病是一种遗传代谢性疾病，有遗传倾向，有痛风病

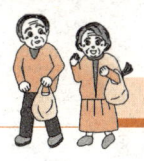

第六章 中老年常见病的饮食疗法

家族史的人如果不注意饮食,很容易患痛风,也是常见的诱发痛风的原因。

肥胖:饮食条件优越者易患痛风。有人发现,痛风患者的平均体重超出标准体重17.8%,且人体表面积越大,血清尿酸水平越高。肥胖者的体重减轻后,血尿酸水平会下降。说明体重超重与血尿酸水平持续升高有关。

饮食不当:尿酸含量高的食物,动物内脏、鱼类、猪肉、牛肉、羊肉、火腿、香肠、鸡鸭、鹅、兔、鱼虾、菠菜、豆类、蘑菇等都可加重或诱发痛风。

生活无规律:现代人的生活毫无规律可言,熬夜通宵更是"家常便饭",这种毫无规律的生活方式会扰乱人体的生物钟节律,导致代谢失常,加重体质酸性化,最终诱发痛风。

压力增大:现代热承受着工作和生活的双重压力,导致精神过度紧张,身心疲乏,久而久之,脏腑的生理功能就会减退,影响到人体正常的代谢和排泄过程,体液逐渐转为酸性,最终诱发痛风。

高脂血症:高脂血症患者中约75%~84%的痛风患者有高甘油三酯血症,个别有高胆固醇血症。痛风患者应减轻体重,达到生理体重标准,通过控制饮食、适量运动来降低血脂水平。

高血压:痛风在高血压患者中的发病率为12%~20%,约有25%~50%的痛风患者同时患有高血压。

糖尿病:糖尿病患者中有0.1%~0.9%伴有痛风,伴高尿酸血症者占2%~50%,痛风并非单一疾病,和心血管系统、内分泌系统均有密切联系。因此痛风患者应重视疾病,不但要治疗痛风,还要控制其他疾病,从根本上改变自己的健康状况。

饮酒:长期大量饮酒对痛风患者的影响会导致血尿酸、血乳酸增高，进而诱发痛风性关节炎急性发作，还会刺激嘌呤增加。饮食时常进食较多高蛋白、高脂肪、高嘌呤食物，经消化吸收后血液中的嘌呤成分增加，经体内代谢，导致血尿酸水平增高，诱发痛风性关节炎急性发作。

3. 痛风与营养

保持理想体重：超重或肥胖者应减轻体重，平时多吃些富含碳水化合物的食物，因为碳水化合物能促进尿酸排出。由于尿酸是诱发痛风的"罪魁祸首"，所以想要改善痛风症状，首先要做的就是将尿酸排泄出去，钾元素、水都可以促进尿酸的排出。

4. 痛风的饮食调理

多吃低嘌呤的食物，少吃中嘌呤的食物，不吃高嘌呤的食物，不饮酒。低嘌呤食物：五谷杂粮、蛋类、奶类、水果、蔬菜。中嘌呤食物：肉类、豆类、海鲜。高嘌呤食物：豆苗、黄豆芽、芦笋、香菇、菠菜、紫菜、动物内脏、鱼类。

戒吃酸性食物：咖啡、煎炸食物、高脂食物等酸性食物会影响身体机能，加重肝肾负担。

多吃高钾食物：香蕉、西兰花、西芹等高钾食物有助将尿酸的排出。

摄入充足的碱性食物：海带、白菜、芹菜、黄瓜、苹果、番茄等碱性蔬果能中和尿酸。

多吃固肾食物：固肾食物有助于尿酸的排泄，如枸杞子。

多饮水：每日多喝水，多上厕所，千万不能憋尿。

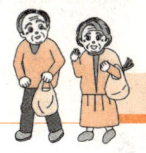

第六章　中老年常见病的饮食疗法

冬瓜笋干汤

食材选用　冬瓜 500 克,笋干 30 克,姜、盐、味精、食用油各适量。

烹调步骤　❶ 冬瓜去皮后清洗干净切片;笋干水发切丝。❷ 往炒锅中加入适量食用油,用大火稍微加热后即可倒入冬瓜与笋干,拌炒 2～3 分钟,再加入凉水 500 毫升,用大火烧开后再用小火继续烧 10 分钟,加入适量姜、盐、味精调味即可。

功效主治　经常服用,有利湿消肿、促排尿酸的功效。能延长痛风发作间隔期作用。

提示　脾胃虚寒、肾虚者不宜多服。

土茯苓骨头汤

食材选用　土茯苓 50 克,猪脊骨 500 克。

烹调步骤　❶ 猪脊骨加水煨汤,煎至 1000 毫升左右,取出猪骨,撇去汤上面的浮油。❷ 土茯苓切片,以纱布包好,放入猪骨汤中,煮至 600 毫升左右即可。每天饮 1 剂,可分 2～3 次饮完。

功效主治　清热解毒,补肾壮骨。适合痛风患者缓解期、无症状高尿酸血症。

提示　服用时忌茶。

低血糖

1. 什么是低血糖

低血糖是血糖浓度低于正常水平的一种临床现象,是血糖来源不足或利用过度所致,本病属中医学"眩晕""厥症"的范畴。其发病原因为:平时身体虚弱、过度劳累、睡眠不足、饥饿受寒、失血,也可能和饮食、精神等因素有关。

2. 哪些因素会诱发低血糖

降糖药物使用不当：磺脲类药物和胰岛素使用过量或使用时间不对。使用胰岛素的患者中，消化不良导致的胃排空延迟是发生低血糖的原因之一。

合并肝肾功能损伤：病程长、肾脏排泄功能减退容易导致降糖药物蓄积，进而导致药物性低血糖。

饮食因素：进餐不及时、进餐量少、用药和进餐时间不匹配等都会诱发低血糖。

运动因素：空腹运动、运动时间过长或运动量过大都易诱发低血糖。

老年患者：老年人激素调节能力差，合并症多，易并发低血糖。

3. 低血糖与营养

食物中的铬对葡萄糖的代谢有很重要的作用；L-半胱胺酸能阻止胰岛素降低血糖；低血糖症者常常无法消化蛋白质，在两餐之间服用蛋白质分解酵素能促进蛋白质的消化；螺旋藻或蛋白质粉有助于平衡两餐之间的血糖浓度。

4. 低血糖的饮食调理

少吃多餐：一天大约吃 6~8 餐，睡前吃少量的零食和点心。此外，要交替食物的种类，不要经常吃某种食物，因为过敏症常和低血糖症有关。食物过敏将恶化病情，将症状复杂化。

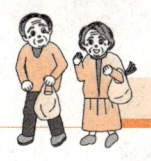

第六章 中老年常见病的饮食疗法

均衡饮食：饮食要均衡，最少包含50%～60%的碳水化合物，还要搭配新鲜果蔬、鱼类、肉类、禽类、蛋类、奶类等。

增加高纤维饮食：高纤饮食有助于稳定血糖浓度。血糖下降时，将纤维和蛋白质食品合用。用新鲜水果来代替果酱，水果中的纤维能抑制血糖波动，可以外加一杯果汁，以迅速提升血糖浓度。纤维本身也能延缓血糖下降，餐前半小时吃个富含膳食纤维的水果能稳定血糖。低血糖患者要严格限制单糖的摄入量，少吃精制品或加工品，尽量避免吃高糖的生果和果汁。

戒烟酒、咖啡因：酒精、咖啡因、抽烟都会影响血糖的稳定，所以应戒除。

补虚正气粥

食材选用 黄芪50克，人参10克，粳米100克，白糖少许。

烹调步骤 ❶ 将黄芪、人参切成薄片，放到水中浸泡半小时，之后放入锅中，煮沸之后转成小火继续煮1～2小时，过滤取汁。❷ 粳米淘洗干净后放入锅中，倒入药汁和适量清水熬煮成粥，调入白糖即可。

功效主治

益气健肺、补虚固本，适合中气虚弱的低血糖患者出现的乏力、自汗、食欲下降、食少便溏、眩晕、心悸等症状。

● **提示**

感冒、经期均不宜吃黄芪。

虾皮腐竹

食材选用 腐竹250克，虾皮20克，蒜头1瓣，麻油、姜、精盐、味精各适量。

烹调步骤 ❶ 虾皮加酒、水浸发并煮沸；腐竹用冷水发后撕成细长条。❷ 油烧热后爆香蒜茸、姜末、加入腐竹和虾皮（连汁），煮沸调味、再用小火烩20分钟，淋上麻油即可。

功效主治

经常食用能防止低血糖和高脂血症。

● 提示

肾炎、肾功能不全者最好少吃腐竹,以免加重病情。

糖尿病

1. 什么是糖尿病

人体的一切生理活动都需要从各种食物中摄取营养,而葡萄糖则是参与人体生理活动最重要的营养物质,也是供应人体能量最基本的物质。当我们摄取食物后,食物中的糖类在肠道中经过消化,转变成为葡萄糖,随后葡萄糖在小肠内被吸收进入血液。此外,人体内有个被称为"胰岛"的内分泌腺体,它可以分泌产生一种叫"胰岛素"的物质,这种物质对人体非常重要。胰岛素可以帮助血液中的葡萄糖进入到人体的各种细胞里。细胞中,胰岛素又可以促进葡萄糖进行能量的储备,或者促进葡萄糖进行代谢以释放能量,供人体所需。如果人体胰岛素水平过低,或者胰岛素不能发挥其生理作用,血液中的葡萄糖将无法被人体利用,使得葡萄糖在血液中蓄积,导致血液中葡萄糖水平升高,出现"高血糖"的情况;而高血糖则会进一步引起口渴、多尿、视力下降、易疲劳以及其他症状。

2. 哪些因素会诱发糖尿病

遗传因素:糖尿病是一种遗传性疾病。在1型糖尿病的病因中遗传因素占50%,在2型糖尿病的病因中占90%以上,所以引起2型糖尿病的遗传因素比例明显比1型糖尿病高。

精神因素:有研究表明,精神因素对糖尿病发生、发展有影响,认

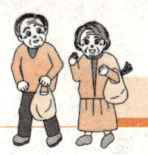

第六章 中老年常见病的饮食疗法

为伴随着精神紧张、情绪激动及各种应激状态，使血糖升高的激素（如生长激素、去甲肾上腺素、胰高血糖素及肾上腺皮质激素等）会大量分泌。

肥胖因素：肥胖是糖尿病发生的重要诱因，60%～80%的成年糖尿病患者发病前都是肥胖者，肥胖程度和糖尿病的发病率成正比。不合理的膳食结构和日益减少的活动量是现代人肥胖的重要因素，且肥胖者日趋年轻化。这是肥胖中老年人患糖尿病的比例明显增多的主要原因之一。

饮食不节：饮食过多而不节制，营养过剩，使原已潜在的有功能低下的胰岛 B 细胞负担过重，从而诱发糖尿病。现在国内外都达成了"生活越富裕，体形越丰满，糖尿病患者就越多"的共识。

感染：1 型糖尿病与病毒感染有显著关系，感染本身不会诱发糖尿病，仅诱使隐性糖尿病发生。感染在糖尿病的发病诱因中占据非常重要的位置，是 1 型糖尿病的主要诱发因素。病毒感染可引起胰岛炎症，导致胰岛素分泌不足而产生糖尿病。另外，病毒感染后还会让潜在的糖尿病加重，变成显性糖尿病。

体力活动少：农民、矿工的糖尿病发病率明显比城市居民低，很可能和城市居民的体力活动较少有关。体力活动增加能减轻体重，防止肥胖，从而增强胰岛素的敏感性，使血糖被充分利用；反之，若体力活动减少，就易肥胖，从而降低组织细胞对胰岛素的敏感性，使血糖利用受阻，引发糖尿病。

妊娠因素：有研究发现，妊娠次数和糖尿病的发病有关，多次妊娠易诱发糖尿病。妊娠期间，雌激素水平增高，雌激素一方面可导致胰岛 B 细胞被破坏；另一方面，雌激素又有对抗胰岛素的作用。因此，多次妊娠可诱发糖尿病。

环境因素：遗传学上，环境因素作为诱因在糖尿病发病中占有非常重要的地位。环境因素包括空气污染、噪声、社会竞争等，这些因素都会诱使基因突变，且随着上述因素日趋严重和持续时间的增加，基因突变会越演越烈，当基因突变达到一定程度时，就会发生糖尿病。

有研究表明，多种诱因综合引发的细胞介导的免疫功能的降低，可以诱发糖尿病——初始原因可能为病毒入侵，在遗传的基础上发生自身免疫反应低下，引起胰岛炎症，破坏了胰岛细胞，导致胰岛素分泌不足；而肥胖、感染、妊娠等因素也可诱发糖尿病。

营养缺乏：营养过剩会诱发肥胖，而肥胖能诱发糖尿病，所以有人误认为营养不足就不会患糖尿病了。但医学家已注意到也有某些糖尿病患者营养不足，多表现为消瘦。营养不足会促使糖尿病遗传因子在某些人身上表现出来，引起糖尿病。因此对营养不足也应如同对营养过剩一样，予以高度重视，这样方可减少糖尿病的发生。

3. 糖尿病与营养

铬元素参与人体的糖代谢，而且能激活胰岛素，降低血糖；不饱和脂肪酸能直接作用在胰脂肪酶，还能使动脉血管壁平滑、顺畅、有弹性，进而有效降低糖尿病血管病变的发病率；膳食纤维能降低空腹血糖、餐后血糖和糖耐量。

4. 糖尿病的饮食调理

饮食多样：糖尿病患者饮食应多样化，不能偏食，瘦肉、鸡、鱼、乳类、豆制品、海产品、菌类等都要吃些，新鲜的蔬菜更要多吃，忌烟酒。肥胖者要控制饮食量，适当减轻体重，有助于控制心脏病和糖尿病。

合理膳食：低糖、低脂肪、控制总能量，要求"四多四少八分饱"

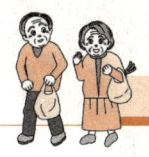

第六章 中老年常见病的饮食疗法

（多吃素食少吃荤食，多吃粗粮少吃细粮，多吃蔬菜少吃甜食，早中餐多吃晚餐少吃），饮食搭配要科学。

细嚼慢咽：吃饭的时候避免狼吞虎咽，食物在口腔内反复咀嚼时，能刺激唾液分泌，唾液中含大量消化酶，能延长食物的咀嚼时间，反射性地刺激胃液分泌。细嚼慢咽还能使食物和唾液充分混合。这样食物到了胃肠道才能更好地消化吸收。而且细嚼慢咽还能延长进餐时间，能减少食量，进而达到饱腹感。

省酸增甘：糖尿病患者春季饮食宜"省酸增甘以养脾气"，也就是说，如多食酸性食物，会使肝火偏亢，损伤脾胃，故应多食富含优质蛋白质、维生素、微量元素的食物，如瘦肉、禽、蛋、新鲜蔬菜、水果等，以养阳敛阴，养肝护脾，防止各种维生素缺乏症的发生。

多喝凉开水：夏季排汗较多，体内的水分大量流失，要多饮水。老年糖尿病患者失水后口渴感虽不明显，但应注意主动补水。很多糖尿病患者担心自己多喝水会多尿，岂不知这种看法是错误、危险的，糖尿病多尿主要是血糖高的缘故，若限制饮水，易造成脱水，老年糖尿病患者易因血液浓缩而致血栓形成、高渗性昏迷、肾功能障碍等。

少吃含糖水果：夏季各种水果大量上市，如西瓜、桃、甜瓜等，但这些食物糖尿病患者都不适宜多吃。特别是血糖尚未控制达标的糖尿病患者更要慎食。

海米冬瓜

食材选用 冬瓜500克，虾米15克，料酒、盐、豌豆淀粉、大葱各5克，姜3克，香菜10克，植物油30毫升。

烹调步骤 ❶ 将冬瓜削掉外皮，去瓤，洗净后切成长5厘米、宽3厘米、厚1厘米的薄片，用少许精盐腌10分钟，沥干水分。❷ 炒锅置于大火上，倒入植物油烧至六成热后放入冬瓜片，等到冬瓜片变嫩绿时捞出沥油。❸ 将葱花、姜末倒入油锅中爆香，烹入料酒，放入冬瓜片、海米翻炒，调入精盐、味精，用水淀粉勾芡，最后撒上香菜叶。

功效主治

利尿消肿，减肥，清热解暑。适合2型糖尿病患者食用。

● 提示

冬瓜性凉，不宜生食，脾胃虚弱、肾脏虚寒、久病滑泄、阳虚肢冷者忌食。

黄芪粥

食材选用 生黄芪、粳米各60克，蜂蜜少许。

烹调步骤 生黄芪切片后煎汁，放入粳米、生黄芪汁及清水适量，煮粥后调入蜂蜜即可。

功效主治

补气生津、利水消肿，用于糖尿病神疲乏力、口渴、水肿、尿少者。

● 提示

每次使用的黄芪量最好不超过15克。

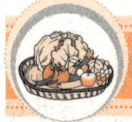

神经系统疾病

老年性健忘症

1.
什么是老年性健忘症

随着年龄的增长，人的记忆力会逐渐减退，俗称"健忘症"，这是正常现象。但是要注意区分老年健忘症究竟是生理性的还是病理性的。生理性健忘症的程度较轻，和年龄相符，发展到一定程度之后不会再进一步发展；而病理性健忘则相反，主要发生在老年痴呆的患者身上。

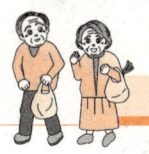

2. 哪些因素会诱发老年性健忘症

疾病因素：老年人易患动脉硬化症、高血压、糖尿病等，会影响大脑神经系统的正常功能和脑细胞营养供给，使脑细胞活力不足，智力衰退。尤其是人在中年时期如果患上高血压病、动脉硬化症，进入老年后就会成为老年痴呆的高发人群。影响智力的疾病多为不良生活因素所致。因此，养成良好的生活方式，是预防疾病、避免老年期智力下降的有效措施。

遗传因素：遗传因素对人的影响广泛，能导致多种疾病与生理异常现象，还会影响人的智力发展。同一个家庭中，一些人往往在进入某个年龄段后，甚至在中年时期就出现记忆力和智力下降等现象，这多为家族遗传性因素所致。生活中，这种性质的老年性记忆力减退并不常见，但其往往不可逆转。

自我认同的结果：人到老年后，会因为亲人不在身边而产生颓废心理。再加上由于"人老糊涂"的传统观念，导致很多中老年人的潜意识里不自觉地接受了"老"的事实，觉得自己的脑袋越来越不听使唤，也懒得去动脑，大脑长时间处在抑制状态，脑细胞缺少刺激，脑功能得不到利用和强化，使得脑逐渐老化、衰变。再加上老人在生理、感官方面发生一系列障碍，如腿脚不便、听力、视力下降，因病长期卧床等，导致老人减少了和外界的接触，加速智力衰退。

社会因素：人进入老年后，会由于认知的不同而被认为是"老朽"，在社会上得不到公正的对待，再加上西方社会人情淡薄的思想传入中国，老人逐渐成为社会乃至家庭中"多余的人"，老人因此产生孤独感和失落感，不关心社会上的人和事，进而导致生理和智力迅速老化。中国、美国科学家的合作研究显示，东方社会有尊重老人的传统，老人很少有智力衰退的表现。中国老年人的智力"得分"明显比美国高。

3. 老年性健忘症与营养

维生素 B_6、维生素 B_{12}、维生素 C、铁、钙、磷脂、胆碱等是大脑必需的营养物质，一旦缺乏这些营养素，就会影响大脑的正常运转，所以一定要确保饮食的全面、均衡。

4. 老年性健忘症的饮食调理

老年人应多吃含胆碱的食物，如鸡蛋、瘦肉、鱼等；多吃富含磷脂的食物，如豆制品、蛋黄、动物肝脏等；多吃碱性食物，如豆腐、芹菜、富含维生素的新鲜果蔬等；富含镁的食物包括豆类、荞麦、坚果、麦芽等。

适量吃些补肾安神的食物：人参、枸杞、百合、首乌等有补肾安神的作用，对身体大有益处。

少吃精制糖及其制品，减少膳食中的盐含量，戒烟、戒酒，尽量避免吃膏粱厚味、辛辣燥热之品。

银耳大豆红枣鹌鹑蛋羹

食材选用 银耳 15 克，大豆 100 克，红枣 5 枚，鹌鹑蛋 6 个。

烹调步骤 ❶ 银耳泡发 20 分钟后，洗净，撕成小块；鹌鹑蛋煮熟后去壳。❷ 锅内加入适量清水，大豆、红枣洗干净后和银耳一同放入锅内，小火炖至烂熟，起锅前放入鹌鹑蛋，稍煮片刻后，根据个人不同口味，调入少许盐或白糖调味，饮汤吃各物。每日 1 次，可常食。

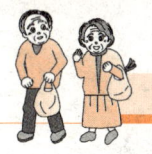

第六章 中老年常见病的饮食疗法

功效主治

患者表现出健忘失眠,多梦易醒,神疲肢倦,少气懒言,头晕眼花,面色少华,心悸心慌,食少腹胀,大便稀烂等症。治疗宜益气健脾、养心安神为主。

● **提示**

不宜多食,否则会影响消化。

田七党参黄芪炖鸡汤

食材选用 鸡1只(1~1.5千克),党参30克(或西洋参10克),黄芪30克,三七10克,酸枣仁20克,盐、味精各适量。

烹调步骤 将鸡宰杀后洗净后,剔除内脏后切成小块,和上述药材一同放到锅中,倒入适量清水,开小火慢炖1~2小时后调入盐、味精,吃肉喝汤。每天1次,连服10~15天。

功效主治

适合痰瘀交阻而致的失眠、头重、头沉如蒙,或头痛且痛有定处,困倦嗜睡,手足乏力,胸闷痰多,恶心欲呕等症。

● **提示**

黄芪药性偏温,补气升阳,易助火,所以,阴虚阳亢、热毒亢盛的人不宜用。孕妇也不宜食用。

老年痴呆症

1. 什么是老年痴呆症

老年痴呆症是老年人常见疾病,其病因多由人体内脂质代谢紊乱,脂质堆积于脑动脉内膜,使动脉管腔狭窄,管壁硬化所致。由于动脉硬化,血管弹性减退,造成供血不足,影响大脑的营养代谢,导致脑神经细胞发生退行性改变和大脑萎缩，从而表现为一系列高级神经活动障碍。轻则动作迟缓，情绪低落，缺乏思维，神志恍惚；重则烦躁激动，哭笑无常，身体震颤、哆嗦。

2. 哪些因素会诱发老年痴呆症

遗传要素：老年痴呆症患者的后代患此病的几率更高。不过，其遗传方式目前没有可靠的依据。

内分泌疾患：如甲状腺功用低下症和副甲状腺功用低下症均可诱发老年痴呆症。

营养障碍：由于形成了脑组织和其功用受损而导致痴呆。如各种脏器惹起的脑病，如肾性脑病，是慢性肾功能衰竭、尿毒症引起脑的缺血、缺氧，营养缺乏，如维生素 B_1、维生素 B_{12}、烟酸、叶酸缺乏症都易诱发老年痴呆症。

脑变性疾病：脑变性疾病引起的痴呆有多种，在老年前期发病的又叫做早老性痴呆。此病发病迟缓，是逐步停顿的停止性痴呆。

脑血管病：最常见的有多发性脑梗死性痴呆，是细微脑缺血发作，形成脑本质性梗死引起的。此外，还有皮质下血管性痴呆、急性发作性脑血管性痴呆，能在一系列脑出血、脑栓塞引起的脑卒中后迅速发展成痴呆，少数也可由一次大面积脑梗死诱发。

3. 老年痴呆症与营养

乙酰胆碱的缺乏是老年性痴呆症的主要原因，而卵磷脂是脑内转化为乙酰胆碱的原料，所以平时要多吃富含卵磷脂的食物；高不饱和脂肪酸、低盐、低脂肪膳食有助于预防心血管疾病，维生素 E、维生素 C 有清除自由基、延缓衰老的作用；老年性痴呆的发生和机体叶酸和维生素

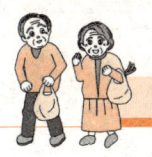

第六章 中老年常见病的饮食疗法

B_{12}缺乏有关,老年痴呆患者的血液中高半胱氨酸含量特较高,由于叶酸和维生素B_{12}会降低体内高半胱氨酸含量,所以补充叶酸和维生素B_{12}能预防老年性痴呆症的发生。

4. 老年痴呆症的饮食调理

增加卵磷脂的摄入:富含卵磷脂的食物有大豆及其制品、鱼脑、蛋黄、猪肝、芝麻、山药、蘑菇、花生等,人体摄入后能为大脑提供丰富的营养物质,提高智力,延缓脑衰老。

增加富含不饱和脂肪酸、维生素的食物的摄入:刺梨、猕猴桃、鲜枣、草莓、金桔、辣椒、青蒜、小白菜、番茄、青椒、菠菜等果蔬中富含维生素C;小麦胚芽、棉籽油、大豆油、芝麻油、橄榄油、玉米油、豌豆、红薯、禽蛋、黄油等富含维生素E。

增加富含维生素B_{12}的食物的摄入:除动物性食物,如肉、蛋、奶、鱼、虾含有较多维生素B_{12},发酵后的豆制品也能产生大量维生素B_{12},特别是臭豆腐维生素B_{12}的含量更高。

黄芪炖鹌鹑

食材选用 黄芪25克,何首乌15克,鹌鹑2只,料酒、姜、葱、精盐、鸡精、鸡油、胡椒粉各适量。

烹调步骤 ❶将何首乌去杂质,洗净;黄芪浸透后切成薄片;鹌鹑宰杀后去掉毛、内脏和爪;葱、姜拍松;葱切段。❷将何首乌、黄芪、鹌鹑、料酒、葱、姜一同放到锅内,倒入适量清水,用大火烧开后转成小火炖60分钟,调入鸡油、精盐、鸡精、胡椒粉即可。

功效主治 补肝肾,益气血,适合老年痴呆症患者食用。

● **提示** 实证及阴虚者忌食。

首乌煮鸡蛋

食材选用 何首乌10克，鸡蛋2个，白糖适量。

烹调步骤 将何首乌放到锅中，倒入适量清水，煮25分钟，在鸡蛋中加白糖搅匀即可。

功效主治
补肝益肾，益血祛风，适用于老年性痴呆患者。

● 提示
大便溏泄和有痰湿者忌食。

失 眠

1. 什么是失眠

失眠是临床上常见的症状，是指睡眠时间不足，或入睡困难，睡得不深、不熟、易醒等表现。造成失眠的原因很多，常见的因素有：心理生理因素、抑郁症、感染、中毒及药物因素、酗酒及睡眠环境不良等。本症患者因夜眠不足，造成白天精神萎靡，注意力不集中，胃纳不佳，一些人同时兼有耳鸣、健忘、手颤、头部昏胀沉重、烦躁易怒等症状。经常失眠，又容易引起心理失衡，加重了患者的心理负担。中医学称失眠为"不寐""不得眠"等，认为其成因很多，有"胃不和则卧不安""虚劳虚烦不得眠"等说，本病与心、肝、脾、肾功能失调及阴血不足密切相关。神经衰弱者多见此症。

2. 哪些因素会诱发失眠

生活因素：睡前看了会引起情绪波动的电视节目、性兴奋未能得到解决等都可能诱发失眠。有规律的运动锻炼能防治失眠，坚持做中等强

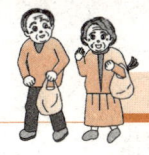

第六章 中老年常见病的饮食疗法

度的运动有促进睡眠的作用。

饮食因素：睡前喝浓茶、浓咖啡或过饥、过饱，不宜吃易胀气、辛辣、油腻的食物等。

环境因素：调节室内的光线和温度，减少噪音，可以消除各种可能引起不安全感的因素。

心理因素：有研究结果表明，乐观开朗、心胸豁达、知足常乐，有业余爱好的人睡得更踏实。

3. 失眠与营养

色氨酸能让人放松，减缓神经活动，引发睡意；B族维生素能消除疲劳，帮助集中注意力，抑制过分兴奋的交感神经，改善失眠、精神不稳定；松果体素是人体大脑中和睡眠质量密切相关的物质；人体缺乏锌、铜会影响脑细胞的能量代谢和神经系统的调节，让内分泌处在兴奋状态，因而辗转难眠。

4. 失眠的饮食调理

少食多餐：失眠者平时要注意少食多餐，睡前进食不能过饱，也不能过少，否则"胃不和则卧不安"。

吃些富含B族维生素的食物：绿叶蔬菜、动物肝脏、牛奶、牛肉、猪肉、蛋类。

吃些富含色氨酸的食物：香蕉、葵花子、大豆、小米等。

吃些富含铜、锌的食物：牡蛎、瘦肉、鱼、虾、鳝鱼等。

吃些富含松果体的食物：燕麦、香蕉、番茄。

清淡饮食：饮食上要忌一切辛辣刺激性食物，以清淡、营养丰富的食物为主。

酸枣仁粥

食材选用 酸枣仁50克，粳米100克。

烹调步骤 ❶酸枣仁捣碎，放入锅中，倒入适量清水浓煎取汁。❷粳米淘洗干净后放入锅中，倒入适量清水煮粥，煮至半熟时，加入酸枣仁汁同煮，至粥成，趁热服食。

功效主治
适用于心脾两虚，惊悸健忘，失眠多梦。

● 提示
凡有实邪郁火及患有滑泄症者慎服。

百合蛋黄饮

食材选用 百合7克，蛋黄2只。

烹调步骤 ❶将百合水渍一夜，至出沫时去其水。❷另取净水400毫升煮百合，至200毫升去渣，打入蛋黄搅匀。顿服，每日服1次。

功效主治
静心，安神。适用于心烦、失眠。

● 提示
风寒咳嗽、虚寒出血、脾胃不佳者忌食百合。

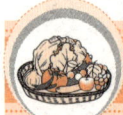

五官科疾病

老年性白内障

1. 什么是老年性白内障

日常生活中，由于各种原因，如老化、遗传、局部营养障碍、免疫与代谢异常、外伤、中毒、辐射等，都可以引起晶状体代谢紊乱，从而导致晶状体蛋白质变性而发生混浊，称为白内障。这个时候，光线被混

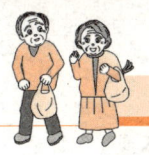

第六章 中老年常见病的饮食疗法

浊晶状体阻挠无法投射在视网膜上,人就无法看清物体。世界卫生组织从群体防盲、治盲的角度出发,对晶状体发生变性和混浊,变为不透明,以致影响视力,而矫正视力在0.7或以下者,基本上就归入白内障诊断的范围中。

2. 哪些因素会诱发老年性白内障

阳光和紫外线:在紫外线影响下,磷离子可能和衰老的晶状体中的钙离子结合,变成不可溶解的磷酸钙,最终诱发晶体的硬化和钙化。紫外线会影响晶状体的氧化还原过程,促进晶状体蛋白质变性,诱发白内障。

避免白内障易感因素:晶状体对各种电离辐射敏感,如X线、红外线、紫外线等。化学毒物、药物都可能引起白内障,如糖皮质激素、氯丙嗪、化学制剂中三硝基甲苯(TNT)、氟化物、各种重金属离子等。

硬化脱水:人体发生脱水时,体内的液体会发生代谢紊乱,产生异常物质,损害晶体。

营养素代谢出现问题:某些维生素和微量元素缺乏和白内障的发生有关,如钙,磷,维生素E、维生素A、维生素B_2等。

糖尿病:糖尿病是白内障的高危因素,控制糖尿病能减少白内障的发生。

3. 老年性白内障与营养

白内障多由肝肾两亏或由脾肾虚弱,导致精气无法上荣于目所致。此外也和老年退行性病变、内分泌失调、营养缺乏等因素有关。此症属肝肾两亏者,宜滋补肝肾;症属脾肾虚弱者,宜补益脾肾。饮食要清淡,多吃富含营养、易消化、健脾补肾养肝的食物。

4. 老年性白内障的饮食调理

注意补充水分：白内障患者一定要防止体内的水分不足。人体内充足的水分是保证人体进行正常新陈代谢最为基础的条件，这对于老年人来说非常重要。因为老年人的机体功能出现衰退，在脱水的情况下，体内的正常代谢极易发生紊乱，这样一来就会造成人体内有害物质如超氧因子的积蓄，损害眼部的晶状体细胞，导致白内障的发生。而对已发生白内障的老年患者，脱水状态可使原本并不严重的病情急剧加重，这就是许多老年人在生一场大病后，视力迅速下降的原因之一。所以说，老年人在平时有脱水情况，尤其是遇到各种原因引起的腹泻、呕吐、大量出汗时，应及时补充水分。

摄入充足的维生素C：眼睛的维生素C的含量是人体其他部位浓度的30倍左右。它是维持眼睛晶体生理功能，防止其老化的重要元素。也就是说，老年人随着年龄的增大，机体的营养吸收功能和代谢机能逐渐减弱，对维生素类的吸收和利用下降，晶状体的维生素含量失衡，时间长了，非常容易引起晶状的变性。当然，维生素C类还是人体内的抗氧化剂，对紫外光线或化学毒性引起的白内障有非常好的治疗效果。

饮食有忌：老年性白内障患者应避免吸烟、饮酒，不吃甜腻之品、高胆固醇食物、辛辣之品。

银耳猪肝汤

食材选用 鲜猪肝50克，白菜叶60克，银耳30克，枸杞子15克。

烹调步骤 将猪肝洗净后切片；白菜叶洗净后切碎；银耳泡发后洗净、撕碎，同枸杞子一同放入锅中，加水煮熟即可。

功效主治
此汤对肝肾两亏型白内障有良效。

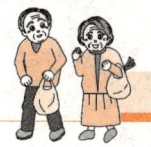

第六章 中老年常见病的饮食疗法

● 提示

猪肝中含大量胆固醇,摄入过多的胆固醇易诱发高脂血、高血黏、高血压、肥胖、动脉硬化等病症。

桑麻糖

食材选用 黑芝麻240克,桑叶200克,蜂蜜适量。

烹调步骤 桑叶洗净,烘干,研成细末;黑芝麻捣碎,和蜂蜜加水煎至浓稠,放入桑叶末混匀,制成糖块即可。

功效主治

养肝,清热,明目。

● 提示

黑芝麻不宜过量食用,否则会导致消化不良。

口腔溃疡

1. 什么是口腔溃疡

口腔溃疡是口腔黏膜的炎症,可波及颊黏膜、舌、齿龈、上腭等处。老年人由于机体抵抗力下降易患口腔溃疡。

2. 哪些因素会诱发口腔溃疡

感染:引起口腔炎的主要有细菌、病毒及真菌。

遗传因素:如果父母双方都患有复发性口腔溃疡,其子女中约80%~90%的概率患此病;若双亲中有一位患口腔溃疡,其子女约有50%~60%的患病概率。

缺乏微量元素:缺乏锌、铁、叶酸、维生素B_{12}等会降低人体免疫功能,从而增加复发性口腔溃疡发病的几率。

精神因素和荷尔蒙：精神压力大也是诱发口腔溃疡的原因之一，医生临床观察显示，口腔溃疡患者多在过度疲劳后发病。此外，口腔溃疡也被认为和遗传、荷尔蒙等因素有关。

3. 口腔溃疡与营养

优质蛋白质是修复口腔溃疡创面的必需营养素；很多口腔溃疡的发生都和B族维生素缺乏有关，特别是维生素B_2、烟酸等；维生素A、矿物质锌、维生素C的摄入有利于口腔黏膜的修复。

4. 口腔溃疡的饮食调理

确保优质蛋白质的摄入：牛奶、鸡蛋、瘦肉、海产品、豆类等都是优质蛋白的良好来源，每天应确保一定的摄入量。

粗细搭配、荤素搭配：多进食糙米、瘦肉、奶类、硬果类食物，有吃素习惯的应注意进食豆类及豆制品和蛋类及蛋制品。

少吃辛辣刺激、腌制、煎炸、烧烤等类的食物。

蜂蜜莲藕片

食材选用 莲藕1000克，蜂蜜50克。

烹调步骤 莲藕洗净，一端切去蒂头，倒置，沥干水分；入笼，用旺火蒸40～50分钟，取出，用冷水激凉，刮掉外皮，切成1厘米的片，淋上蜂蜜即可。

功效主治

莲藕中含大量维生素，有凉血清热的功效，藕中丰富的维生素K有收缩血管和血的作用，防止口腔溃疡出血；蜂蜜能消炎、止痛，促进细胞再生。

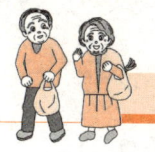

● 提示

脾胃虚寒者、易腹泻者不宜食用生藕，有碍脾胃，所以宜食用熟藕，最好是热吃。

竹叶通草绿豆粥

食材选用 淡竹叶10克，通草5克，甘草1.5克，绿豆30克，粳米150克。

烹调步骤 将淡竹叶、通草、甘草剉碎装入纱布袋，和绿豆、粳米一同放入锅中，倒入适量清水浸泡30分钟，用小火煮制成粥。

功效主治

清热泻火，解毒敛疮。

● 提示

通草性凉，身体太虚弱的人不能服用，否则易拉肚子。

耳鸣、耳聋

1. 什么是耳鸣、耳聋

耳鸣、耳聋是中老年人常见的耳科疾病，是听觉系统中传音、感音或综合分析部分的功能异常，致使听力不同程度的减退，按病变性质可分为器质性耳聋和功能性耳聋，前者据病变部位可划分为感音性耳聋、导音性耳聋及混合性耳聋三类。中医认为本病的发生多因外感邪毒或毒物，内损脏腑，致阴阳气血失调而成，其中与肝、脾、肾关系密切，且往往兼夹有血脉瘀阻，痰气壅结等，故临床上根据耳鸣耳聋的症状、体征与患者的全身情况，一般分风热侵袭、肝火上炎、痰气壅结、脾胃气虚、肾精亏损、气滞血瘀6大证型。本病在治疗的同时为配合食疗，疗效将更佳。

2. 哪些因素会诱发耳鸣、耳聋

挖耳：耳垢是天然保护外耳道的分泌物，不需要进行特别的清理。但是很多人却频繁地通过挖耳清理外耳道，养成了挖耳的坏习惯。其实很多时候，挖耳只会将大部分耳垢推得更深入，形成嵌塞。此外，挖耳还会损伤耳道壁，甚至会伤及中耳和内耳，最终诱发耳聋。

捏紧双鼻用力猛擤：鼻腔和中耳间有个管道叫咽鼓管，其主要生理功能是负责中耳的通气引流。人患感冒或鼻炎的时候，不正确擤鼻可能会将细菌和鼻涕擤到中耳内，进而诱发中耳炎，出现耳鸣、耳聋。

过度焦虑劳累、压力过大、通宵打麻将等，导致很多人的睡眠严重不足，血管处在紧张状态，出现内耳供血不足，严重损伤听力。

饮食不合理，吸烟饮酒，不参加体育锻炼，不积极防治心血管疾病，会加速耳聋耳鸣的发生。

滥用药物：用药之前注意是否有毒性。

3. 耳鸣、耳聋与营养

过量摄入脂肪，会使血脂升高、血液的黏稠度增大，易引起动脉硬化，内耳对供血障碍非常敏感，出现血液循环障碍时，听神经营养缺乏，就会出现耳聋，所以，老年人每日脂肪的总摄入量应控制在40克左右。丰富的氨基酸和维生素有保护耳部健康的作用。导致老年性耳聋的因素很多，缺锌就是其中的重要原因之一，耳蜗内锌的含量大大高于其他器官，60岁以上的老年人耳蜗内锌的含量明显降低，会影响耳蜗功能，导致听力下降。不饱和脂肪酸，能使呈胶状的中性脂肪和胆固醇从血管壁上游离出来，预防高血脂，进而防治老年性耳聋。人体补充铁质能扩张微血管，软化红血球，保证耳部的血液供应，有效防止听力减退。

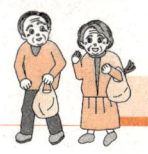

第六章　中老年常见病的饮食疗法

4. 耳鸣、耳聋的饮食调理

限制脂肪的摄入：少吃各种动物内脏、肥肉、奶油、蛋黄、鱼子、油炸食物等富含脂类的食物。每日食品中含胆固醇总量应在300毫克以下。少吃动物脂肪和富含胆固醇的食品，如蛋黄、动物内脏、对虾、奶油等。尽量选择炖、煮、蒸等烹调方法，避免油炸、煎。

多吃富含蛋白质、维生素的食物：有研究发现，噪声能使人体内某些氨基酸和维生素的消耗量增加。所以，日常饮食中应多吃富含维生素D、铁、锌等元素的食物。此类食物主要包括瘦肉、豆类、木耳、蘑菇、各种绿叶蔬菜、萝卜、西红柿、大蒜、牡蛎等。

多吃含锌食物：富含锌丰富的食物有：鱼、牛肉、猪肝、鸡、鸡肝、鸡蛋、苹果、橘子、核桃、黄瓜、西红柿、白菜等。

多吃不饱和脂肪酸丰富食物：鱼类、花生油、大豆油、橄榄油、茶油都含有丰富的不饱和脂肪酸，可适量摄取。

常吃豆制品：大豆中的铁、锌的含量比其他食物高很多，大豆中还含有丰富的钙，能补充耳蜗代谢不足，改善耳聋、耳鸣症状。所以，经常吃豆制品能预防耳聋。

竹茹陈皮粥

食材选用　竹茹、陈皮各10克，粳米50克。

烹调步骤　陈皮切细丝备用；竹茹加水煎煮，去渣取汁，与粳米一起煮粥，待粥将成时，撒入陈皮丝，稍煮即可，早、晚分食。

功效主治

清热化痰，和胃除烦。适用于痰火郁结，耳中蝉鸣不断，伴头晕头重，胸脘满闷，痰多恶心。

● **提示**

胃寒呕吐及感寒挟食作吐忌用竹茹。

骨碎补磁石粥

食材选用 骨碎补15克，磁石20克，粳米100克，白糖适量。

烹调步骤 先将骨碎补、磁石煎煮，取汁去渣，再将粳米放入砂锅内煮粥，待粥将熟时，加入白糖稍煮即可。每日1～2次，3～5日为1疗程。

功效主治

补益肝肾，强健筋骨。适用于肝肾不足耳鸣耳聋及链霉素中毒所致的耳鸣耳聋。

● 提示

发热期间或小便淋涩者，均不宜食用。

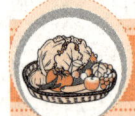

骨科疾病

老年性骨折

1. 什么是老年性骨折

老年性骨折是一种常见性多发病。因骨折的类型、部位、程度不同，其临床表现各有不同。较大的复杂性骨折，可引起全身的不同表现；单纯性骨折，可表现为局部的疼痛、肿胀、功能障碍，骨折的错位，可致局部畸形，骨擦音、异常活动等特征。经X线正、侧、斜或特殊位拍片，可予以诊断。

2. 哪些因素会诱发老年性骨折

引起老年性骨质疏松的危险因素包括：女性雌激素缺乏、维生素D

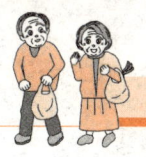

第六章 中老年常见病的饮食疗法

的缺乏、钙摄入量不足、高蛋白饮食、吸烟、酗酒、长时间坐位工作。绝大多数的骨折和跌倒有关。老年患者的全身健康状况比较差,骨骼组织退化、骨量减少和骨微结构退变,骨的物理强度显著下降,骨折固定的可靠性降低,骨折愈合过程迟缓。

3. 老年性骨折与营养

骨折患者长期卧床,钙流失较重,所以要多补充富含钙的食品,钙流失需要补充维生素C和维生素D,以促进骨骼早日康复。

4. 老年性骨折的饮食调理

骨折1~2周,饮食清淡、易消化:饮食要清淡,易消化和吸收,平时多吃些新鲜果蔬、水果、鱼汤、蛋类、豆制品等,而且要以清蒸或炖熬为主,少吃香辣、油腻和煎炸的食物。可以适当吃些蜂蜜、香蕉等,因为卧床患者易大便秘结,而这些食物能帮助排便。

骨折后2~4周:患者对骨折后的行动和装填已经逐渐适应,骨折处的伤痛逐渐得到了缓解,而且因淤血而出现肿胀的部分也逐渐消退,食欲渐渐恢复,因此此时饮食上要适当增加营养,以满足骨痂生长需要,可在初期的食谱上加上骨头汤、田七煲鸡、鱼类、蛋类和动物肝脏等,以补给足够的维生素A、维生素D,钙和蛋白质。适当多吃些青椒、西红柿、苋菜、青菜、包菜、萝卜等维生素C含量丰富的蔬菜,能促进骨痂生长和伤口愈合。

骨折后5周以上:骨折部位的瘀肿基本吸收,逐渐长出骨痂,而且从骨痂向骨组织转化。患者胃口大开,饮食上没有禁忌,可以吃任何高营养食物和富含钙、磷、铁等矿物质的食物。如母鸡汤、猪骨汤、羊骨汤、鹿筋汤、炖水鱼等，能饮酒的人可适当饮用杜仲骨碎补酒、鸡血藤酒、虎骨木瓜酒等。

补充微量元素：老年人骨折后还应该多补充些微量元素，可以有效帮助老年人的骨骼恢复。很多食物都适合摄取，比如像动物肝脏、海产品、黄豆、葵花子、蘑菇等，这些食物中富含锌；动物肝脏、鸡蛋、豆类、绿叶蔬菜、小麦面粉等食物中含丰富的铁；麦片、芥菜、蛋黄、乳酪中含丰富的锰。

竹笋红豆汤

食材选用 竹笋30克，红豆、绿豆各100克。

烹调步骤 将红豆、绿豆、竹笋分别洗净，置锅中，加清水500毫升，大火煮开3分钟，小火煮20分钟，分次食用。

功效主治
消肿活血。适用于骨折早期之局部肿胀明显者。

● 提示

竹笋中含有难溶性草酸钙，尿道炎、肾炎、胆结石患者不宜多食。

板栗杂鸡

食材选用 板栗300克，嫩母鸡约2000克，酱油、黄酒、白糖各适量。

烹调步骤 板栗取栗肉，母鸡宰杀，去杂，切块；加酱油、黄酒、白糖、板栗等共煮熟。分次食用。

功效主治
保护骨骼，促进代谢。对骨折迟缓愈合期有保健作用。

● 提示

脾胃虚寒者，不宜生吃栗子，应该煨食、炒食。

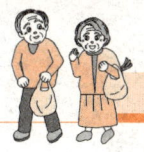

第六章 中老年常见病的饮食疗法

老年性骨质疏松

1. 什么是老年性骨质疏松

骨质疏松症是老年人中常见的一种疾病。它是一种骨组织显微结构改变、骨脆性增加，容易发生骨折的全身性疾病。从骨质疏松症的临床表现可以看出，这种病也可以归入"腰痛""骨痿""骨痹"等范畴，本病的发生，肾虚是根本，风、寒、湿、热交结是主要诱因。病程绵长，积渐而成，倘能于平时注意饮食调养，是可以防治的。骨质疏松是一种全身性代谢性疾病，是目前世界上发病率、病死率、保健费用消耗较大的疾病。骨质疏松不但威胁着中老年人的健康，甚至成为严重的社会问题。

2. 哪些因素会诱发老年性骨质疏松

遗传因素：峰骨量的高低和遗传因素有关。

营养因素：适当摄入钙质能增加骨密度，降低骨质疏松症的发生几率。《中国居民膳食指南》中推荐的50岁以上的中老年人钙的摄入量是1000毫克/天。

运动因素：运动能刺激骨改进循环。骨量的维持或骨肥大主要依赖运动类型、频度和抗重力效果。运动必须规律，坚持不懈。若运动强度或频率降低，对骨的效应也将降低。

内分泌状态：月经周期和雌激素、孕激素可导致骨矿物质量变化；甲状旁腺素能提高破骨细胞和成骨细胞的数量、活性；维生素D能促进肠道吸收钙磷，在骨中增加骨骼更新部位破骨细胞的活性，刺激成骨细胞合成蛋白质，参与骨基质的矿化；甲状旁腺 C 细胞分泌降钙素，它能抑制破骨细胞活性；甲亢会导致骨吸收部位增多、骨吸收增强，引起骨矿物质丢失，骨细胞对外源性甲状腺素非常敏感；骨细胞上有糖皮质激素受体，过剩的激素活性会导致成骨细胞功能受抑制；伴有性腺功能减退的男性患者常患骨质疏松症，适当补充雄激素能预防骨质疏松症，雄激素在绝经后妇女中起到的生理作用更大，有研究结果显示，用雌激素和雄激素联合治疗骨质疏松症，比单用雌激素效果更佳。

3. 老年性骨质疏松与营养

老年骨质疏松症适合食用一些营养丰富的食物。从食物中摄入营养，是预防和治疗老人骨质疏松的最佳办法，应以蛋白质、钙、磷、镁等含量丰富者为宜，如牛奶（包括奶制品）、豆浆、鲍鱼、干贝、乌贼、海参。

4. 老年性骨质疏松的饮食调理

适当补充钙质：老年人每天应摄取 1000 毫克的钙，富含钙的食品有奶制品、豆制品、虾米、黑芝麻等。

合理补充钙、镁、磷：维持食物正常的钙磷比更利于钙的吸收，当钙磷比值小于 1∶2 时，会使骨骼里面的钙溶解与脱出增加，所以建议钙磷比值保持在 1∶1 或 2∶1 的水平。富含磷的食物包括家禽、大蒜、芝麻、杏仁、牛肉等。此外，还要适当补充富含镁的食物，如豆腐、脱脂酸奶、麦芽、南瓜籽等。

补充蛋白质、维生素 C：适当补充优质蛋白质和维生素 C 能促进钙

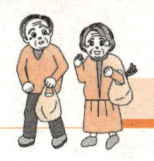

第六章 中老年常见病的饮食疗法

的吸收。奶中的乳白蛋白、蛋类白蛋白、骨头中的骨白蛋白都含有胶原蛋白和弹性蛋白，能促进骨的合成，所以奶制品、豆制品均为钙的良好来源。维生素 C 对胶原的合成有利。

补充维生素 D、维生素 A：维生素 D 能促进钙的吸收，利于钙骨化。除了要适量补充维生素 D，还要多晒太阳。维生素 A 参与骨有机质胶原的合成，老年人应当每天要摄取的维生素 A 是 800 微克，富含维生素 A 的食物包括蛋黄、动物肝脏、黄红色蔬菜和水果等。

黄豆猪皮汤

食材选用 黄豆 30 克，猪皮 200 克，葱、姜、精盐各适量。

烹调步骤 猪皮刮去脂肪，洗净，切块；黄豆洗净泡软，一起放入砂锅中，加水炖煮，去浮沫，加葱、姜，煮至黄豆烂熟，加精盐即可。

功效主治

滋阴活血，益气补虚。适用于骨质疏松症。

● **提示**

外感咽痛、寒下利者忌食；患肝病、动脉硬化、高血压病的患者应少食或不食为好。

杞子羊肉汤

食材选用 羊腿肉 500 克，枸杞子 30 克，山药 50 克，清汤、精盐、姜末各适量。

烹调步骤 羊肉先煮八成熟，切成方块，加少许姜末，放入枸杞子、山药，加入清汤、精盐烧开，开小火炖至肉烂即可。

功效主治

补肾填精，壮腰健骨。适用于骨质疏松症。

● **提示**

上火者不宜吃羊肉。

老寒腿

1. 什么是老寒腿

"老寒腿"，就是指关节疼痛，一般多发生在关节周围肌肉较少且较多暴露在外的关节，如膝关节、踝关节及手指关节等。有研究证实，人体正常的滑膜组织可适应空气中的各种变化。但当滑膜组织发炎，也就是患上滑膜炎时，特别是形成慢性滑膜炎时，适应和调节应对气候改变的能力就会明显下降，就会发生人们通常所说的"老寒腿"。"老寒腿"一般多发于45岁以上。中医认为，肾藏精主骨，老年人气血不足，肝肾亏损，风寒湿邪容易侵入，阻滞经络，因此更易发生此证。

2. 哪些因素会诱发老寒腿

过分受凉不注意保暖：很多爱美人士不管什么季节都衣着单薄，上了年纪之后就被老寒腿找上了。在阴湿寒冷的环境下工作或生活，容易患上老寒腿。

膝关节受过伤：年轻时受过伤，尤其是膝关节受过伤，会直接影响软骨，软骨不平了，会提早产生磨损，最终产生退化而患病。

特殊职业者：运动员、模特、重体力劳动者，由于职业原因导致膝关节磨损多、损伤大，也很容易得病。

更年期：更年期妇女老寒腿的发病率比男性高6倍。因为更年期雌激素水平下降，导致关节营养不足，易造成损伤，发生病变。

肥胖：骨性关节炎在超重人群中的发病率比正常人群高很多，且发病年龄易提前。

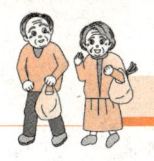

第六章 中老年常见病的饮食疗法

高跟鞋：很多女性年轻时喜欢穿高跟鞋，膝盖骨承受量超过体重7~9倍，久而久之，膝盖骨就会在重压之下发生病变。

3. 老寒腿与营养

现代医学认为，肥胖、脱钙、维生素A和维生素D缺乏和老寒腿的形成有关，所以饮食上一定要注意摄入些富含钙和维生素的食物。

4. 老寒腿的饮食调理

吃些能御寒的食物：老寒腿的人特别怕冷，所以饮食上应多吃些羊肉、鸡肉、猪肝、猪肚、带鱼等御寒食品。

吃些钙含量高的食物：牛奶、蛋类、豆制品、虾皮等的含钙量都是比较高的。

吃些富含维生素的食物：胡萝卜、红辣椒、苹果、粗粮、绿色蔬菜等的维生素A、维生素B_1、维生素B_6、维生素B_{12}、维生素C和维生素D含量高，可适当多摄入一些。

适当喝些御寒药酒：在酒中适当浸泡一些枸杞、人参之类的中药，每天喝上一盅，御寒效果也是非常不错的。

当归炖羊肉

食材选用 当归15克，生姜30克，桂枝10克，羊肉1500克，调味品适量。

烹调步骤 将羊肉洗净、切块，其余药材用纱布包裹、缝口，同炖后酌加调味品服食，每周2~3剂。

功效主治 活血通脉，温肾暖脾。

● 提示

热病高热，阴虚火旺，血热妄行者禁服桂枝。

当归四逆汤

食材选用 当归、桂枝、芍药、细辛各10克，通草、炙甘草各6克，大枣5枚。

烹调步骤 取当归、桂枝、芍药、细辛、通草、大枣、炙甘草放入锅中，加水8升，煮取3升，去滓，趁热温服1升，每天服3次。

功效主治

养血通脉，防治老寒腿。

● 提示

此为中药方剂，不宜久服或一次大量饮服。

妇科疾病

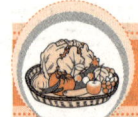
贫血

1. 什么是贫血

贫血指的是人体单位容积血液内红细胞数和血红蛋白含量低于正常的病理状态。常见病人面色苍白，容易疲劳，并有心悸气短、头晕耳鸣、记忆力减退、食欲不振等症状。引起贫血的原因很多，主要有缺铁、身体出血或造血功能障碍等。医学上贫血的种类不一。缺铁而影响血红蛋白合成所引起的贫血称"缺铁性贫血"，又称"营养不良性贫血"，是最常见的一种贫血。此病属于中医的"血虚"、"萎黄"等范畴。

2. 哪些因素会诱发贫血

过饮咖啡饮料：咖啡、茶等饮料一定要适量饮用，咖啡中含一种叫

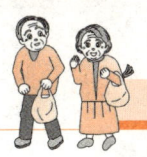

第六章 中老年常见病的饮食疗法

碳酸的化合物，会妨碍人体吸收铁元素。缺铁性贫血者更不宜喝茶，浓茶里面的鞣质与铁结合会形成难溶解的物质，使铁元素随粪便排出。

不吃含铁食物：有的人不喜欢吃含铁食物，如动物肝脏、动物血、山楂、海带、紫菜、香菇等。只吃素或仅吃水果的人很难确保铁的摄入量充足，虽然有的果蔬中也含铁，但是铁的利用率比较低，而且植物中还含有草酸、植酸、磷酸、膳食纤维等会影响铁的吸收的物质，以其代替肉食也易诱发贫血。

再生障碍性贫血：再生障碍性贫血为多种原因导致的骨髓干细胞、造血微环境操作和免疫机制改变，诱发骨髓造血功能衰竭，出现以全血细胞减少为主要表现的疾病。

失血：失血，特别是慢性失血，是缺血性贫血最常见的诱因之一。消化道出血、钩虫病、食道静脉曲张出血、痔疮出血、服用水杨酸盐后发生胃窦炎、其他引起慢性出血的疾病等，妇女月经过多、溶血性贫血伴含铁血黄素尿或血红蛋白尿都会诱发缺铁性贫血。

经期慢性失血：月经过多是导致贫血的重要原因之一，如果每次经血量超过80毫升，流血时间超过7天，即为月经过多。

3. 贫血与营养

维生素 B_{12} 是机体产生健康红细胞的必须元素；铁是身体再循环血细胞的构成原料；叶酸能促进红细胞成熟，预防贫血；蛋白质是构建红细胞时所需氨基酸的主要来源。

4. 贫血的饮食调理

多吃富含优质蛋白质的食物：蛋类、乳类、鱼类、瘦肉类、豆类等都有补血的作用。

多吃富含维生素 C 的食物：新鲜果蔬（酸枣、橘子、山楂、猕猴桃、西红柿、苦瓜、青柿椒、生菜、青笋等）中富含维生素 C，维生素 C 能参与造血，能促进铁的吸收、利用。

多吃富含铁的食物：富含铁的食物有鸡肝、猪肝、瘦肉、黑芝麻、黑木耳、红糖等，铁为构成人体血液之主要成分，适合缺铁性贫血的患者食用。

多吃富含铜的食物：铜有参与造血的作用，铜缺乏能引起吸收障碍和血红蛋白合成减少。

饮食要合理：饮食要多样化，不偏食，不暴饮暴食，忌食辛辣刺激、生冷不易消化的食物。

黄芪鸡汁粥

食材选用 母鸡 1000 克～1500 克，黄芪 15 克，粳米 100 克。

烹调步骤 将母鸡剖洗干净浓煎鸡汁，将黄芪煎汁，每次以粳米 100 克煮粥。早、晚趁热服食。

功效主治

益气血、填精髓、补气升阳、固表止汗。适用于久病体虚、气血双亏、营养不良的贫血患者。

● 提示

感冒发热期间宜停服。

龙眼枣仁芡实饮

食材选用 龙眼肉、炒枣仁各 10 克，芡实 15 克。

烹调步骤 上方药加水煎煮，去渣，取汁，分次温服，每剂 2～3 煎，每日 1 剂。

功效主治

补益气血，固肾填精。主治气血亏虚所致的各种贫血。

● 提示

发热时不能用此药膳。

第六章 中老年常见病的饮食疗法

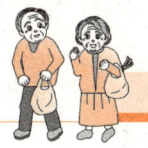

更年期综合征

1. 什么是更年期综合征

妇女由生育期过渡到老年期，卵巢功能逐渐减退至完全消失的一个时期，称更年期，一般在45～55岁。由于卵巢功能衰退，导致内分泌功能失调，植物神经功能紊乱所产生的一系列症候群，称为更年期综合征。更年期综合征不是每个妇女都出现，而且轻重程度也不同。持续时间或长或短，短者一年半载，长者迁延数年，症状往往参差出现，严重者可影响正常生活工作。中医称本病为"绝经前后诸证"。多因妇女年龄到45岁以后，肾气渐衰，精血不足，经脉失养，冲任二脉虚弱，脏腑功能紊乱，阴阳失调所致。根据其临床表现可分为肾阴虚、肾阳虚两种类型。治疗以调节阴阳和脏腑气血之平衡为原则，并注意精神情志的调治。

2. 哪些因素会诱发更年期综合征

社会关系：因为在绝经期女性会遇到各种社会问题，如离婚、父母疾病或死亡、孩子长大离开身旁等这些都给患者带来很大的压力，常感觉自己变老容易发脾气。

心理因素：由于心理因素而出现如情绪不稳定，记忆力下降，多疑、多虑、抑郁、恐惧、烦躁易怒、孤独、自卑自弃、恐慌等，这时家属应当及时和患者沟通，了解并加强心理护理，给予患者更多的理解、宽容和支持。

生理上变化：女性在生理上的变化会加速卵巢功能衰退，分泌雌激素、排卵逐渐减少，而且失去周期性，这些变化会使得女性的内分泌发生变化。由此而致的更年期综合征会使患者出现月经不规则、潮热、多汗、心悸、尿频、尿失禁、阴道干燥、性欲减退、睡眠差、骨质疏松、身体发胖等症状。

压力增大：现代人的生活节奏快、生活压力大、精神紧张，最终导致女性更年期提前，尤其是在面对一些竞争激烈、工作压力大的行业，很多女性在35岁左右就开始出现绝经现象，尤其长期持续不断的身心付出，让很多白领女性身心俱惫。再加上女性对日常事物的心理感受比较细腻，精神压力相对较大，一般来说性格比较封闭或生活较为富足的女性对生活品质的要求更高，想得到的更多，心理上阴影也会影响内分泌。

3.

更年期综合征与营养

更年期综合征女性的自身免疫力较差，易出现贫血、缺钙、感冒、焦躁等情绪，适当补充营养物质能增强机体免疫力、预防贫血和骨质疏松，改善更年期综合征。

4.

更年期综合征的饮食调理

饮食原则：动植物食物搭配，植物食物为主；不偏食、不挑味、粗细搭配；不甜不咸不腻；定时、定量进餐；少吃油炸、烧烤、熏制食品。

必要的脂肪：更年期本身是雌激素水平下降导致的，所以不能吃素。因为脂肪是体内除卵巢外制造雌激素的重要物质，所以适量的脂肪摄入非常必要，它可以降低骨质疏松导致骨折的危险性。

摄入充足的新鲜果蔬：每天吃500克左右的新鲜果蔬，如白菜、芹

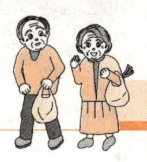

第六章 中老年常见病的饮食疗法

菜、菠菜、胡萝卜、南瓜、苦瓜、西红柿、苹果、香蕉等，新鲜果蔬中富含维生素、矿物质、膳食纤维、天然抗氧化物等，能降低血脂、减肥，还能增强机体免疫力，防止便秘。

适当吃些舒肝理气的食物：想要调节更年期女性的各种不良情绪，应当从疏肝健脾着手。有舒肝理气作用的食物有莲藕、白萝卜等。

浮小麦大枣汤

食材选用 浮小麦30克，甘草10克，大枣5枚。

烹调步骤 水煎服，每日1剂。

功效主治
适用于更年期妇女心悸、烦躁不安、悲伤欲哭等。

● **提示**
阴阳两虚所致的自汗、盗汗者不宜用。

鸡肉包菜米粥

食材选用 鸡胸肉、胡萝卜各40克，包菜35克，豌豆20克，米饭120克，盐适量。

烹调步骤 ❶将豌豆洗净，焯水，包菜洗净，切碎，胡萝卜洗净切成粒，豌豆切碎，鸡胸肉洗净剁成末。❷向汤锅内倒入适量清水烧开，倒入米饭，搅散，调成中火，煮20分钟至其软烂，倒入鸡肉，略煮片刻，将豌豆、胡萝卜、包菜倒入锅内，拌匀，煮至沸腾，调入盐，搅拌至粥入味即可。❸关火后把煮好的粥盛出，装入汤碗内即可。

功效主治
健脾养胃，增强体质，改善更年期综合征。

● **提示**
豌豆和鸡胸肉一定要煮至熟透才能食用。

男科疾病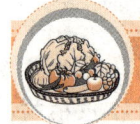

早泄

1. 什么是早泄

早泄是指在男方还没有和女方性交，或者刚刚开始性交即阴茎插入阴道之时和刚插入之后，立即出现射精现象，致使阴茎立即软缩，性生活不能继续进行下去，而导致的性功能障碍。如果在性交时，由于男方不能控制足够长的时间而射精，以致使其具有性高潮的女性得不到满足，或者不能满意地控制射精反射，也可归属于早泄范畴，但这是从性和谐角度讲的。

2. 哪些因素会诱发早泄

疲劳过度：体力劳动或脑力劳动后感到疲劳，精力不足时进行性生活，易发生早泄。

患有引起交感神经器质性损伤的疾病：如盆腔骨折、前列腺肿大、动脉硬化、糖尿病等。会直接影响控制性中枢，对射精中枢控制能力下降，出现早射精。

阳痿引起早泄：为了使阴茎勃起而不断刺激触摸阴茎，等到阴茎勃起时，感觉神经已被进行长时间的兴奋积累，性交时就会很快发生射精。

阴茎热毒过盛或虚火上升：使性神经系统长期处在低热状态，使兴

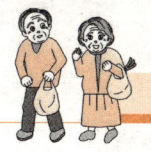

第六章 中老年常见病的饮食疗法

奋度提前，易勃起、易射精。

护肾不当，肾脏亏空：肾气不固引起的固精功能失控，精藏不住。

病灶或其他组织压迫神经：会让阴茎神经变得敏感，导致射精提前。

生殖器官疾病：阴茎包皮系带过短，妨碍充分勃起；精阜炎症处在慢性充血水肿的状态，稍有性刺激就会有性兴奋，迅速射精。

个体差异：早泄者的阴茎海绵体肌的反射比非早泄者快。可能是血液中睾酮含量高，使射精中枢兴奋性增高，阈值下降，射精中枢易兴奋而过早射精。

手淫：手淫的时候担心被人发现和耻笑，心情紧张，力求快速射精，之后就养成了早泄的习惯。长期或经常手淫，神经中枢经常处在不自主兴奋状态，就会形成身体惯性。

焦虑和抑郁：焦虑和早泄都被交感神经所调节。婚前的仓促性交常在心情紧张的状态下进行，力求快速射精的条件反射形成之后，即使婚后性生活也很难改变提早射精。

3. 早泄与营养

吃些富含蛋白质的食物可以促进代谢，增强机体造血功能；维生素B_1有维持神经系统功能正常的作用，能预防、辅助治疗阳痿、早泄等症状；维生素B_5能增强性兴奋与性高潮；维生素B_6能促进性激素分泌；维生素E能增强肾上腺皮质的功能，增加类固醇激素合成，从而使性激素增加，增加睾丸重量，促进其功能；维生素P能使皮肤血管扩张充血，增加性感。

4. 早泄的饮食调理

少吃肥甘油腻、辛辣刺激、温燥过度之品，如酒、浓茶、咖啡等；

少吃生冷性寒、损伤阳气的食品,如各种冷饮、河蚌、海松子、水芹菜、莴苣、苦瓜等。

常吃含精氨酸丰富的食物:如山药、银杏、鳝鱼、海参、墨鱼、章鱼等。

吃富含锌的食物:含锌较多的食物有牡蛎、牛肉、鸡肝、蛋、花生米等。

淮山圆肉炖水鱼

食材选用 淮山药20克,桂圆肉15克,水鱼1尾。

烹调步骤 ❶先用滚水烫鱼,使其排尿,之后切开洗净,掏出内脏;淮山药洗净后去皮。❷将水鱼肉、水鱼壳、淮山药、桂圆肉一同放到炖盅内,倒入适量清水,隔水炖熟服食。喝汤吃肉,每星期炖服1次。

功效主治

补肾益精。适用于早泄、食欲不振、心悸怔忡、泻痢、耳聋目暗。

● **提示**

肠胃功能虚弱、消化不良的人要慎食水鱼。

韭菜栗子粥

食材选用 韭菜、栗子各50克,粳米60克。

烹调步骤 ❶将韭菜择洗干净,切段,栗子去皮切碎,粳米淘洗干净,备用。❷锅内加水适量,放入栗子、粳米煮粥,将熟时加入韭菜段,再煮数沸即可。每日1剂。

功效主治

温肾壮阳,固精强腰。适用于肾阳不足型阳痿、早泄。

● **提示**

糖炒栗子含碳水化合物较多,糖尿病人吃栗子应适可而止。

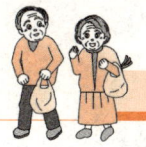

第六章　中老年常见病的饮食疗法

阳　痿

1. 什么是阳痿

阳痿是指在性生活中男子虽有性欲，但阴茎不能勃起，或能勃起但不坚硬，从而不能进行性交的一种性功能障碍。阳痿可由器质性病变或精神心理因素造成。一般认为器质性病变引起的阳痿仅占10%～15%，这种阳痿往往属于原发性阳痿，表现为阴茎在任何时候都不能勃起。造成的原因很多，包括生殖系统疾病、全身性疾病、药物因素、血管疾病等。精神心理因素引起的阳痿，又称为功能性阳痿，这是最常见的一种性功能障碍，占85%～90%。精神性阳痿常与某一次精神创伤有关，常以突然发病为特点，有的刚接触配偶时能勃起，但企图性交时却又立即萎缩，有时发病为一过性或暂时性，经过治疗多数可恢复。这种阳痿是由于大脑皮质抑制作用增强，使大脑性中枢得不到足够的兴奋导致的。

2. 哪些因素会诱发阳痿

精神心理因素：包括情绪紧张、生活压力，心情抑郁、焦虑等都易诱发阳痿。

血管性疾病：任何可能导致阴茎海绵体动脉血流减少的疾病，如动脉硬化、高黏滞血症、周围血管疾病等。

内分泌疾病：糖尿病、甲状腺功能亢进或减退、下丘脑—垂体异常和原发性性腺功能不全等导致的雄性激素减少都会诱发阳痿。

神经性疾病：患神经方面的疾病会使大脑不能将性欲灵敏、如愿地传导至阴茎。

泌尿生殖器疾病：如睾丸炎、附睾炎、前列腺炎、前列腺增生、泌尿生殖系统手术（如前列腺电切术）、尿道断裂、阴茎和睾丸损伤等都会诱发阳痿。

药物因素：长期服用某些药物，如抗抑郁药、降压药、催眠药等都易导致阳痿。

3. 阳痿与营养

蛋白质中含有人体活动所需的多种氨基酸，能参与性器官、生殖细胞在内的人体组织细胞的构成，如精氨酸是精子生成的重要配方，具有提高性功能、消除疲劳的作用；维生素 A 能促进蛋白质的合成，维生素 A 缺乏时会影响睾丸组织产生精母细胞，输精管上皮变性，睾丸重量下降，精囊变小，前列腺角质化；维生素 B 包括叶酸、烟碱酸等，不仅参与新陈代谢，提供能量，还能保护神经组织细胞，安定神经、舒缓焦虑紧张，提高记忆力，防止疲劳；维生素 C 能降低精子凝集力，有利于精液液化；维生素 E 是一种脂溶性维生素，又称生育酚，能促进性激素分泌，使男性精子活力和数量增加，调节性腺和延长精子寿命，改善血液循环，提高毛细血管尤其是生殖器部位毛细血管的运动性，提高性欲、增加精子的生成。维生素 B_{12} 的生理活性在很大程度上取决于钴，钴能减少组织耗氧量，提高对缺氧的耐受性，促进机体组织在缺氧环境中的活力。

4. 阳痿的饮食调理

适当吃些壮阳的食物：韭菜、核桃、羊肉、狗肉等都是不错的壮阳食物，有改善阳痿的作用。

适当吃些富含锌的食物：牛肉、蛋、牡蛎等食物锌元素含量丰富，

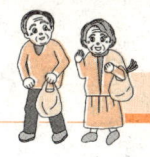

第六章 中老年常见病的饮食疗法

其中，牡蛎是含锌比较多的食物。

适当吃些含富含精氨酸的食物：山药、银杏、鳝鱼、海参、墨鱼、章鱼等精氨酸含量丰富。

禁食肥腻、过甜、过咸的食物。

三鲜银耳汤

食材选用 水发银耳50克，水发海参、大虾各15克，油菜、冬笋、火腿、花椒水、料酒、鸡精、清汤、食盐各适量。

烹调步骤 ❶海参、大虾切片，开水焯透捞出；油菜、冬笋切成小片，连同银耳用开水略焯捞出。❷锅内加清汤适量，加食盐、料酒、银耳、海参、大虾、油菜、冬笋、火腿，烧开后放入鸡精，装汤碗内即可。佐餐食用。

功效主治

滋阴养胃、补肾益精。适用于男子肾阴不足而致不育症、遗精、阳痿。

●**提示**

选购时银耳以干燥、色白微黄、朵大、有光泽、胶质厚者为上品。颜色过白则常是经加工漂白的，色黄暗浊者是储存过久的，都不宜选购。

北芪杞子炖乳鸽

食材选用 北芪、枸杞子、姜各10克，乳鸽1只，盐5克，鸡精3克，糖、胡椒粉各1克。

烹调步骤 ❶乳鸽取内脏，斩块汆水；枸杞子、北芪洗净；姜洗净后切片待用。❷取净锅上火，放入北芪、枸杞子、姜片、乳鸽，大火煮沸后转成小火炖40分钟，放入调料，搅拌均匀即成。

功效主治

适用于中气不足的阳痿。

●**提示**

一般人群皆可食用，体虚乏力者可多食用。

遗精

1. 什么是遗精

是指在无性交活动状况下发生射精的现象。遗精是进入青春期发育后的男性常见的正常生理现象。一般而言，性功能正常的成年男子每月有1~2次或2~3次遗精属正常范围，大约80%的男性都有遗精的现象。但如果1周数次或1夜数次遗精，或一有性冲动精液就流出来，或已婚男子在正常性生活的情况下，仍然出现遗精，而且伴有头昏眼花、精神萎靡不振、失眠健忘、腰痛腿软等症状，则为病理状态，属于性功能障碍的一种表现。

2. 哪些因素会诱发遗精

物理因素：仰卧入睡，被褥温暖沉重，刺激、压迫外生殖器，或穿紧身衣裤，束缚挤压勃起的阴茎，都会导致遗精。

炎症刺激：外生殖器和附属性腺炎症，如包皮龟头炎、前列腺炎、精囊炎、附睾炎等的刺激都会诱发遗精。

纵欲手淫：房事过度，手淫频繁，导致射精中枢呈病理性兴奋，就会诱发遗精。

过度疲劳：过度的体力或脑力劳动会让身体疲惫，睡眠深沉，大脑皮质下的中枢活动增强，最终导致遗精。

心理因素：由于缺乏性知识，对性问题思想过度集中，对性刺激易于接受，导致大脑皮层持续性兴奋，最终诱发遗精。

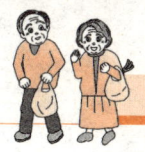

第六章 中老年常见病的饮食疗法

3. 遗精与营养

遗精的发生和体质有一定的关系，体质较差或过度疲劳，会导致神经、内分泌功能一时性失调。适当补充各种营养物质有助于增强体质，提升机体抗疲劳能力，防治遗精。

4. 遗精的饮食调理

适当吃些有补益作用的食物：如猪肾、鲫鱼、龟、水鸭、核桃、枸杞、五味子等。

适当吃些粥类：阳痿遗精患者可通过吃粥类食物来达到补肾的效果，因为粥类食物是人们喜欢喝的，即使患者的食欲不佳也可适当吃些。

少食辛辣、上火、刺激性的食物，如狗肉、雀肉、羊肉、辣椒、胡椒等；忌酗酒和大量喝浓咖啡；忌食绿豆、冬瓜、黄瓜、芹菜、荸荠、生冷饮料和瓜果；忌油腻和油炸食品。

龙骨粥

食材选用 糯米 100 克，煅龙骨 30 克，红糖适量。

烹调步骤 ❶ 将龙骨捣碎，放到砂锅中，倒入适量清水，大火煮沸后转成小火煎煮 1 小时，去渣取汁。❷ 将药汁和糯米一同放入锅中，酌情加水煮粥，大火煮沸后转小火熬煮；煮至粥黏稠时即可，食时调入适量红糖。

功效主治 此粥有收敛固涩、镇惊潜阳的功效。

鸡蛋三味汤

食材选用 芡实、去芯莲子、怀山药各 9 克，鸡蛋 1 个，白糖适量。

烹调步骤 ❶ 将芡实、莲子、怀山药一同放入锅中，然后加入适量水，用火熬煎。❷ 熬成药汤后，放入鸡蛋,继续煮至鸡蛋熟透,根据个人口味调入白糖即可。

功效主治

补肾、固精安神。

提示

糖尿病患者服食此粥不宜放糖。

前列腺炎

1. 什么是前列腺炎

前列腺炎是男性生殖系统感染中的常见病,但很少单独发生,往往与其他器官炎症,如尿道炎、精囊炎或附睾炎同时发生,是尿道感染的一部分,本病有急性、慢性之分。急性前列腺炎多见于青壮年,病前多有过度饮酒、性生活不当令阴部损伤、感冒或急性尿道炎等原因;临床表现起病急、高烧寒战、尿频、尿急、尿痛及尿血。慢性前列腺炎继发于前列腺炎或慢性尿道炎,临床表现起病缓慢,有轻度尿频和排尿烧灼感,尿混浊,常有白色分泌物流出,常伴有性功能障碍及神经衰弱症状。中医把本病归属于淋症,由于热在下焦所致。

2. 哪些因素会诱发前列腺炎

病原微生物感染:各种微生物,如细菌、原虫、真菌、病毒等都可成为致前列腺炎的感染源,其中又以细菌为最常见,如淋球菌、非淋球菌等。

尿液刺激:人体尿液中含多种酸碱性化学物质,患者局部神经出现内分泌失调时,会引起后尿道压力过大,使尿酸等刺激性化学物质返流进入前列腺内,进而诱发慢性前列腺炎。

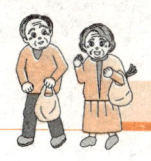

第六章 中老年常见病的饮食疗法

生活因素：频繁手淫或过度性生活、抽烟酗酒、久坐或长时间骑马、骑自行车等都会导致前列腺充血。

精神因素：50%的慢性非细菌性前列腺炎患者都有焦虑、抑郁、恐惧、悲观等过度紧张的症状。

3. 前列腺炎与营养

有研究表明，前列腺疾病患者的血液中硒和锌是较为缺乏的两种重要的微量矿物质，硒是一种抗氧化剂，能防止细胞遭受氧化破坏而引起癌肿瘤的生长，睾丸酮的生物合成需要硒，精子的形成和发育也需要硒；锌是大量集中在前列腺内，科学家认为它能调节前列腺内睾丸酮的新陈代谢，而且有实验证实，睾丸酮的失调可能造成前列腺肿瘤的生长。番茄红素能清除前列腺中的自由基，保护前列腺组织。镁有助于调节人的心脏活动，降低血压，预防心脏病，提高男士的生育能力。

4. 前列腺炎的饮食调理

多喝水、多排尿：日常生活中，男性预防前列腺炎可以多喝水、多排尿，喝水能及时排尿，避免浓度高的尿液刺激前列腺，而且多喝水还能稀释尿液，及时将尿液中的细菌排出。

多吃补肾食物：黑色食物有补肾作用，比如黑豆、黑米、黑芝麻、核桃、黑木耳等。动物肉类、鸡蛋、骨髓、樱桃、桑椹、山药等也有补肾的功效。

饮食规律，早吃好、晚吃少：不吃早餐，晚餐却很丰盛，这个生活习惯不但会有损肠胃健康，还会加剧高血糖、高血脂、肥胖等症，增加前列腺炎的发生几率。尽量要形成合理规律的饮食习惯，早吃好、晚吃少，为身体健康打基础。

忌食或少食煎炒油炸、辛辣燥热之物，咖啡、可可、烈酒等饮料，戒烟。

荞麦鸡蛋清

食材选用 荞麦、鸡蛋清各适量。

烹调步骤 荞麦炒焦，研为末，与鸡蛋清和丸如梧桐子大，每服50丸用淡盐水送服，每日3次。

功效主治

开胃宽肠、下气消积，清热止泻、补阴润燥。适用于慢性前列腺炎。

● 提示

荞麦不可一次吃太多，否则易导致消化不良。

冬瓜干贝炖田鸡

食材选用 冬瓜、田鸡各500克，干贝150克，精盐15克，姜、盐各适量。

烹调步骤 ❶ 将冬瓜去皮，切成棋子形；田鸡去皮切成块，用温水洗净，取出将水沥干；干贝煮沸去异味，将水倒掉。❷ 另备一盅开水，将冬瓜、田鸡、干贝、姜、盐一起下锅，上笼蒸2小时即可。

功效主治

田鸡解热毒、利水气、消浮肿；干贝性平能补肾滋阴。此药膳适合调理前列腺炎患者食用。

● 提示

脾胃虚寒者不宜吃田鸡。

前列腺肥大

1. 什么是前列腺肥大

前列腺肥大，又称良性前列腺增生症，是一种前列腺明显增大而影响老年男性健康的常见病。现代医学认为：前列腺肥大与内分泌系统有

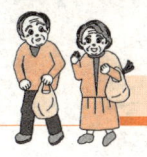

关，是前列腺内层尿道腺和尿道下腺上皮细胞及基质增生，腺泡囊性扩张，结缔组织及平滑肌节样增生所致。中医认为前列腺肥大属"癃闭"范畴。

2. 哪些因素会诱发前列腺肥大

辛辣刺激性食物：辛辣刺激食物不仅会诱发肠胃消化不良，还会导致前列腺充血，长期食用，会诱发前列腺肥大。

抽烟酗酒：烟中含有很多的有毒物质，会降低自身免疫力和抵抗力，使男性更易患此病；大量饮酒会抑制神经，引发前列腺充血，最终诱发前列腺疾病。

不良的生活习惯：频繁手淫、骑自行车、久坐不动、酗酒、贪食油腻辛辣食物等会导致前列腺充血，进而诱发急性前列腺肥大症。

房事频繁：性生活没有节制，前列腺组织就会由于长期充血而增大。

心理因素：急性前列腺增生症的患者中有很大一部分存在过重的心理情绪，男性往往会由于不良的情绪而加重急性前列腺肥大的症状。

尿液刺激：尿液中含多种酸碱性化学物质，当患者局部神经内分泌失调，引起后尿道压力过高、前列腺开口处损伤时，就会导致尿酸等刺激性化学物质返流进入前列腺内，最终诱发前列腺肥大症。

缺乏运动：缺乏体育锻炼，体内的血液循环和新陈代谢速度就会变慢，为前列腺系统健康埋下隐患。

疾病因素：很多男性朋友因为患前列腺炎症时没有彻底治愈，或患有尿道炎、膀胱炎、精囊炎等生殖系统疾病，都会导致前列腺组织充血，进而诱发前列腺肥大。

3. 前列腺肥大与营养

锌对放大或发炎的前列腺治疗非常有帮助；维生素 D、维生素 E 是非常必要的促进前列腺健康的营养素；番茄红素能降低前列腺癌的发生几率。

4. 前列腺肥大的饮食调理

多喝水：多喝水能冲增加小便次数，有助于促进前列腺恢复。

多吃富含锌的食物：牡蛎、贝类、红肉、乳制品、家禽均富含锌。

多吃新鲜水果、蔬菜、粗粮、大豆及其制品，做到全面饮食，均衡营养。

忌食大补、生冷、辛辣类的食物，戒烟酒。

杏梨石苇饮

食材选用 苦杏仁 10 克，石苇 12 克，车前草 15 克，大鸭梨 1 个，冰糖少许。

烹调步骤 将杏仁去皮捣碎，鸭梨去核切块，和石苇、车前草加水同煮，熟后调入冰糖，代茶饮。

功效主治 泻肺火，利水道。

● 提示
车前草不能够长期服用，否则会产生副作用。

高粱米炖猪肚

食材选用 猪肚 1 副，高粱米 50~100 克，调味品适量。

烹调步骤 洗净猪肚，将高粱米纳入，用线扎紧，隔水慢火炖熟，调味食用。

功效主治 提高新陈代谢，利尿。适用于中气下陷型前列腺肥大。

● 提示
大便干结者不宜食用高粱米。

第七章 饮食不当危害中老年健康

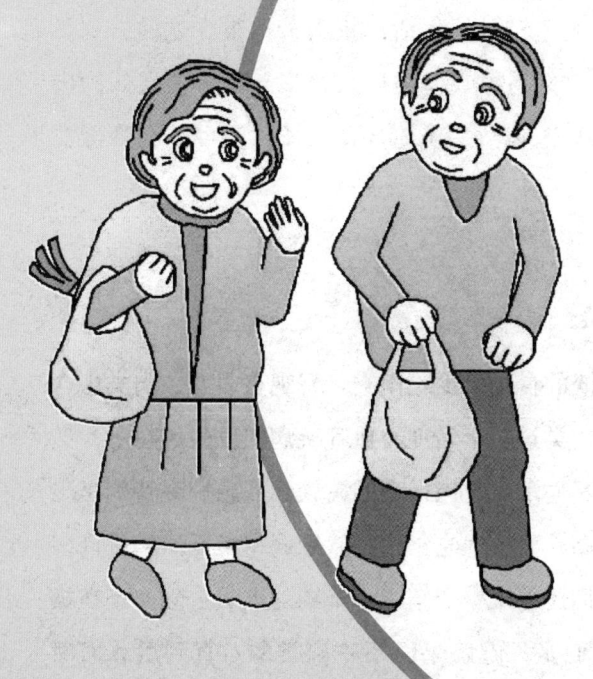
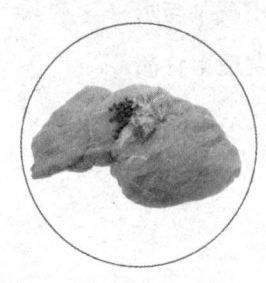
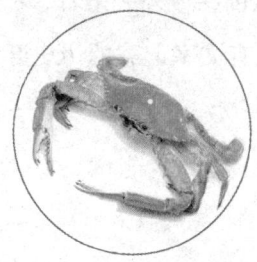
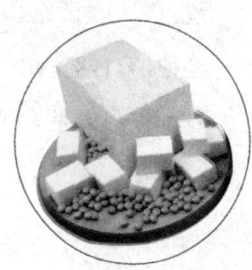

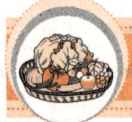 贪食肉类，不能增寿反减寿

随着人们生活水平的提高，人们吃肉的频率越来越高，有些人甚至无肉不欢，早餐要吃肉，午餐要吃肉，甚至晚餐也是大鱼大肉的。尤其是中老年人，因为他们年轻时的生活比较艰苦，很少吃肉，到了中老年时生活条件允许，自然易导致肉类摄入过多。很多人误认为肉才是最有营养的。但是你知道吗？一味地贪食肉类，很可能会降低自己的寿命。

1. 贪食肉类有哪些危害

老年人还是要多吃清淡的食物，少吃肉类。有观点表明，肉类中含饱和脂肪酸，老年人摄入肉类过多会增加心血管疾病的发生风险。

全球健康统计数字不断显示：吃肉最多的民族，其患病率特别是患心脏病和癌症的比率也最高，而各地吃素的民族患病率最低。经过许多近代的研究探讨，科学家们还得出一个结论：早期的人类，除非是在极其危急的情况下，否则他们是只吃蔬果而不吃肉类的。直到后冰河时期，他们平时所需的水果、坚果与蔬菜不敷所需，为了活命，他们才开始吃动物身上的肉。冰河时期以后，人类吃肉的习惯延续了下来。然而，在历史上却有许多人仍坚持作为素食主义者。瑞典科学家林内曾说："人类的结构，不论从内在或外表来看，都充分显示出蔬菜与水果是他的自然食物。"人类从有文字记载的历史开始，我们发现素食品一直都被当成是人类自然的食物。

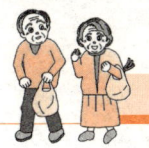

第七章 饮食不当危害中老年健康

2. 吃肉为什么会对人体有伤害

（1）动物被宰杀前感受到深深的恐惧，被杀之中的痛苦，使身体中的生化作用产生了极大变化。毒素遍布全身，这些毒素包括尿酸和其他有毒排泄物，会出现在血液中和身体组织内。人吃下后，会毒化人类的身体组织。事实上，我们所有人的体内都存有毒素。污染物或毒素积聚在动物的脂肪组织中，而我们却将它吃下。人的肝脏是个非常脆弱的器官，如果不好好保护很可能会导致疾病。有毒物质积聚后对肝脏的危害非常大，一旦出现这种情况，毒素就会进入到血液中。等到类似这种毒素泛滥的情况发生时，身体就会加速老化，疾病也就靠自己越来越近了。

（2）动物脂肪在人体内很难被分解，只能附着在血管上，日积月累，血管就会变得越来越窄，通过的血液量越来越少，迫使心脏承受很大的负担，要用力将血液送到阻塞而紧缩的血管中，此时则易患上心脏病、高血压等心血管疾病。

（3）经常吃肉的人，体内负荷的代谢废物——尿素和尿酸会逐渐积累，年轻时身体可能还能承受这份负担，所以还不至于受到伤害或被疾病缠身。但是随着年龄的增长，肾脏提前耗损过度，它们则不能再被有效地排出体外，肾脏病就会随之产生。等到肾脏无法再处理吃食所带来的过重负担，则无法排除尿酸，使其储存在体内，肌肉就会如同海绵一样被动吸收，把水分吸干后，它就会变硬，形成结晶体。当它停留在关节之中时，就会诱发痛风、风湿痛、关节炎等症状。尿酸积聚在神经，就会诱发神经炎和坐骨神经痛。

3. 荤素搭配营养丰富

如果实在想吃肉，可以用肉和素菜搭配着吃。素食是人体中维生素、矿物质的主要来源，特别是在绿色蔬菜中含有更多的维生素C及胡萝卜素。人体摄入胡萝卜素后，可以在体内转化为维生素。素食中还含有较多量人体必需的矿物质，如钙、铁、镁、钠、氯等，摄入后除了补充营养之外，还能维持身体内的酸碱平衡。素食中还含有较多的纤维素，可以促进肠蠕动，帮助人体及早排出毒素。古人云：病从口入，祸从口出。人类所得的大部分的疾病是由饮食而引起的，所以人们若能节制并平衡饮食，就能减少很多疾病的发生。

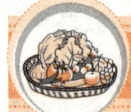 吃饭不忌口，枉费医生手

"吃饭不忌口，枉费医生手"是中医提出的重要的"忌口"观念。这一观念提出的目的是让人们在防病、养病、饮食的过程中更加"得心应手"。

1. 《本草纲目》中对忌口的论述

（1）生冷食物：生冷食物指的是寒性蔬果，如香蕉、苦瓜、苦菜、西瓜等。肠胃疾病患者、水肿患者均不宜食用此类食物，以免加重疾病。

（2）辛辣食物：辛辣食物如韭菜、青椒、红椒等。因内热而引起疾病的患者（如痔疮、失眠患者），不宜吃此类食物，防止进一步加重内热。

（3）海产品：海产品如海带、紫菜、河鱼、虾、蟹等食物通常易过敏，所以有过敏反应的患者不宜吃此类食物，如哮喘病、过敏性鼻炎患者均不宜吃此类食物。

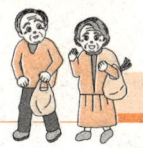

第七章 饮食不当危害中老年健康

（4）发物：包括芥菜、南瓜、公鸡、海腥类等食物易诱发旧病，加重病情，荨麻疹、暴发火眼、外科疮疡等患者都要忌食。病毒性肝炎、阻塞性黄疸、脚气病等患者应忌食南瓜；哮喘等患者应忌食豌豆和芥菜等食物。此类食物偏热，有出血倾向的患者慎用。

（5）油腻类：包括动物、动物油脂、油炸类食物，此类食物味厚油腻，热性病人，黄疸、呕吐、大便溏泻者，均禁食此类食物。冠心病、高血脂、脂肪肝患者要忌食禽畜内脏；高血压、冠心病、尿毒症患者应忌食猪肉、羊肉、牛肉等。血液病患者要根据自己的肠胃情况和阵发性睡眠性血红蛋白尿症（PNH）等溶血性贫血患者应慎用"油腻类"食物。同时，PNH患者还需禁食酸性和甜性食物。

（6）其他：高糖食物不适合消化不良的患者食用；高盐食物不适合肾病患者食用。

2. "忌口"的重要性

关于"忌口"，民间还有这样一个故事——朱元璋蒸鹅杀徐达。朱元璋得到天下之后大开杀戒，包括刘伯温在内的很多开朝元老都未从杀戮中逃离，忠心耿耿的徐达交出兵权后也没逃出被杀的命运。相传，徐达当时患有背疽，朱元璋听说后就派人送来了一只蒸鹅，让他完整地吃下去，徐达吃下后就死了。

从中医的角度上说，背疽由于体内邪毒过盛而至，背疽患者要避免吃发性食物，而蒸鹅刚好是大发食物，吃下后反而会诱发邪毒，加重疾病而致死。

通过这个案例不难看出，"忌口"在疾病治疗的过程中非常重要，若不忌口，不但会"枉费医生手"，还可能会加重疾病，诱发更严重的后果。

很多医生给病人开完药后都会顺便说出几点饮食上的"忌口"问题。可见，不同的疾病，有不同的饮食禁忌。病中忌口指的是整个疾病过程中的忌口问题，包括疾病的初期、中期及恢复期的全部过程，忌口有助于避免由于饮食不当造成药物失效或疾病恶化。

人生病后，机体的气血运行失调，阴阳失衡，脏腑的正常运行也会受到影响，此时胃肠功能较弱，某些忌口食物进入体内之后难以被消化吸收，而在机体之中聚集起来，成为健康的隐患。

3. 忌口食物的危害

（1）食物和药物常常相互影响。一方面，在服药期间进食某种食物，药物会不同程度地影响食物中的某些成分，使之发生改变。另一方面，食物中的某些成分也会对药物的吸收、分布、代谢、排泄造成影响，甚至与其中的成分发生化学反应。这两种情况都会引起人体的不良反应，出现一些病理变化，导致胸闷、气短、眩晕、腹泻、皮肤瘙痒等不适，严重者可致休克、呼吸困难、心衰等，甚至造成死亡。

（2）忌口食物会加重疾病。如生病之后机体的气血运行失调，阴阳失衡，脏腑的正常运行也会受到影响，此时胃肠功能较弱，某些油腻食物进入体内之后难以被消化吸收，而在机体之中聚集起来，成为健康的隐患；忌口食物跟药物相克，造成药物失效，甚至可能生成有害物质，威胁到人体的健康。例如茶叶跟红霉素、蛋白酶等药物共同服用，茶叶所含的鞣酸会跟这些药物发生反应，影响药效。

（3）老年人更要忌口。另外，随着年龄的增长，老人器官组织功能逐渐衰退，胃肠道黏膜萎缩，肝肾代谢能力下降，循环血流减少，使药物的吸收和代谢功能下降。因此与年轻人相比，更容易出现药食不良反应，且不良反应的程度也更严重。另外，遗传因素、营养不良、肥

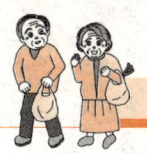

第七章 饮食不当危害中老年健康

胖、擅自用药以及患有胃溃疡、肾炎等病症，都会诱发药食不良反应。

可见，日常生活中要多了解常见的药食不良反应，防止发生意外。同时还要提高合理用药的意识，千万不可擅自用药或是随便进食。

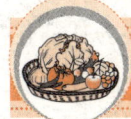 饭后松腰带，当心胃下垂

无论是过年过节，好友聚会，还是正常的一日三餐，只要餐桌上摆满了美味佳肴，再配合愉快的用餐气氛，很容易在不知不觉中吃下过多的食物，吃撑了怎么办？很多人可能会说：让肚子这么憋着太难受了，到卫生间把皮带松一两格就会舒服很多。

1. 松腰带易诱发胃下垂

酒足饭饱后放松皮带，表面看起来鼓鼓的肚腩泄了下去，其实却是一种放纵和伤害。它会让腹腔内压下降，无形中逼迫胃部不断向下，时间久了，可能会破坏腹腔内压平衡，诱发肠胃疾病。

人体内脏器官的正常位置：一是靠韧带拉扯起固定作用，二是靠一定的腹腔内压对器官起支持作用。我们进食后，胃肠重量大大增加，此时将裤带放松就会使腹腔内压下降，对胃肠脏器的支持作用减弱，进而加重韧带负荷。久而久之，韧带会由于负荷过重而松弛，引起胃下垂，最终出现慢性腹痛胀等消化道症状。

如果松腰带后又去跑步、打球等剧烈运动，会进一步加大消化器官的韧带负荷，易发生肠扭转，最终诱发机械性肠梗阻，出现较重的腹痛、腹胀、呕吐等症状，甚至还会危及生命。

2. 吃"撑"后的缓解方法

若饭后觉得腹部鼓胀难受，可通过平躺、静坐、趴着或慢走四种姿势来缓解饱胀感，等到食物循序渐进自行消化后再起来，走动几步即可运气消气。但绝对不能因为赶时间而快走，只能缓步慢行。因为从消化角度上说，饭后人的胃部正处在充盈状态，此时血液供应会向胃部集中，匆忙走动易"分流"血液至四肢，以支持运动，可能会透支体能，延缓消化液分泌，破坏胃部正常工作，长期如此易诱发功能性消化不良。平时活动较少，长时间伏案工作者，或形体较胖、胃酸过多者，饭后缓步慢行20分钟，即可促进胃肠蠕动和胃肠消化液的分泌、食物的消化吸收，而且有益于身体健康。

3. 生活中如何预防胃下垂

日常生活也要积极预防胃下垂。尽量不要参加重体力劳动和剧烈活动，饭后半小时后散步，有助胃下垂的康复；生活中忌暴饮暴食，宜少吃多餐，养成良好的饮食习惯；保持乐观情绪，如果已经患上了慢性消化性疾病，应积极彻底治疗，预防胃下垂。最好的预防法还是要避免经常性吃撑，因为吃撑易带来恶心、呕吐、反酸等反应，易诱发胃炎和肥胖。

日常生活中最好选择装饰类的腰带，不宜使用紧腰的腰带，能将腰部勒得过紧的腰带易将胃肠向上、下两个方向挤压，向上挤压会压迫肝、胆、胰、脾，向下挤压则会压迫膀胱、子宫，造成这些器官血流不畅、运作不佳。特别是胃肠道这样的中空器官，吃下食物后，要伴随着胃肠道的蠕动不断向下推进才可以被消化吸收。一旦腰部被勒得过紧，就会影响胃肠道的血液循环，使血液流通不畅，最终导致胃肠功能下降、腹胀、腹痛、腹部不适、消化不良和食欲不振等症状。

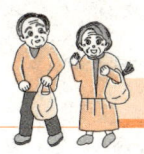

第七章 饮食不当危害中老年健康

美丽食物，越吃健康越少

生活中，我们总是青睐那些美丽的东西，选择食物的时候也是如此。去菜市场买菜，鲜红个大的西红柿总是最先卖光，虽然价格可能比个头较小的西红柿高出一倍；油亮碧绿的大甜椒总是最先卖光，虽然炒出来的味道可能还不及肉薄个小的小甜椒。可人在选择的时候就是有这种青睐性，很多卖家也看出了买家认的是蔬菜"颜值"，甚至自行给蔬菜"化妆"，使得原本应该用"优质"来形容的美丽蔬菜被挂上了"有毒"的标签。下面就来给大家介绍几种美丽却可能会伤及脾胃的食物。

1. 雪白的莲藕

雪白的莲藕深受大众欢迎，但是你知道吗？它的雪白很可能是工业硫磺的"成果"，很多人为了方便会购买去皮的莲藕，但是去皮之后莲藕易变黑，商家会用含硫物质的柠檬酸清洗去皮的莲藕，导致莲藕中二氧化硫超标上百倍。长期摄入二氧化硫超标的食物易患癌症，而且可能诱发维生素缺乏、肺气肿等症。

2. 粗壮的豆芽

自然培育的豆芽芽身挺直，芽根不软，有光泽且白嫩，稍细，没有烂根和烂尖等；用化肥浸泡的豆芽色泽灰白，芽杆粗壮，根短、无根或少根，豆粒发蓝，若是把豆芽折断，断面就会有水分冒出，有的还残留着化肥味。

3. 火红的西红柿

西红柿是常见的、深受大众欢迎的蔬菜，但是市场上出现很多西红柿，虽然个头大，通红通红的，外表看起来好像已经成熟，但是吃起来却有些生硬，有西红柿的味道，却好像还没熟透，这种西红柿虽然成熟了，但却不是自然熟的，而是用乙烯催熟的，这种西红柿对人体有潜在的危害。

4. 笔直的黄瓜

挑选黄瓜的时候我们更青睐于笔直的、顶花带刺的新鲜黄瓜，可市场上出售的这种黄瓜安全吗？过去，黄瓜从开花、结果到上市需要50天的时间，而现在仅仅需要7天的时间，这是因为菜农给它们用了农药、细胞分裂素、催生素等，这种黄瓜的口感苦涩，而且对身体健康不利。细胞分裂素会让黄瓜的胃部变得细长；过多的激素会让黄瓜的尾部长出小圆球；喷洒黄瓜绿翠直激素可以改变黄瓜自然生长的弯曲度，购买的时候可以看看黄瓜是否存在以上特征。

5. 深绿的"肥"海带

海带肥肥的，颜色非常绿，还很光亮，很可能是用化学品加工过的。通常海带的颜色是褐绿色或深褐绿色。正常情况下，新鲜海带经开水烫后再晾干处理，颜色呈灰绿色。

6. "亮丽"的辣椒

硫磺熏过的干辣椒亮丽好看，无斑点，正常的干辣椒颜色是有点

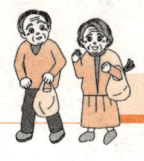

第七章　饮食不当危害中老年健康

暗。用手摸，如果手被染黄，就是经硫磺加工的。仔细闻还能闻到硫磺味儿。

7. 鲜红个大的草莓

市场上，我们经常会看到鲜嫩欲滴的大红草莓，可买回家一尝，根本没什么草莓味嘛，这是怎么回事。实际上，这些奇形怪状的大草莓很多是用了植物激素，它能让草莓提前半个月成熟，而且色泽鲜艳，个头大。这种激素超标会危害人体健康，因此个大、鲜艳、空心的草莓最好不要吃。

8. 瓜瓤鲜红、瓜子白的西瓜

用了激素的西瓜瓜皮上分布着条纹不均匀的黄绿色鲜艳，但瓜子却呈白色，吃起来没什么甜味。这种瓜中大部分是歪瓜畸果，如两头不对称、中间凹陷、头尾膨大等，表面有色斑或色差大。吃西瓜时，如果发现口感不好，特别是舌头有麻感时，要立即停止食用。

9. 雪白透亮的蘑菇

蘑菇雪白透亮，粒土未沾，价格低廉，很可能用漂白粉泡过，中看不中吃。好蘑菇生长于草灰中，难免会沾上草灰。正常蘑菇摸起来黏糊糊的，漂白过的蘑菇摸起来非常光滑，不会有腻手感。

10. 雪白的银耳

银耳的颜色并非越洁白品质越好。银耳经硫磺熏制能去掉黄色，外观饱满充实、色泽特别洁白,不过存放时间稍长,约 10~20 天后又会由于和空气接触而氧化还原为原来的黄色,之后变成红色。选购银耳时可取少量试尝,若舌头感到刺激或辣味,很可能为硫磺熏制成的。

11. 鲜红光亮的枸杞子

颜色特别鲜红、光亮的枸杞子很可能是"毒枸杞";颜色略发暗,略带土色的是天然枸杞。"毒枸杞"摸起来有黏感,天然枸杞则相对干燥。此外,天然枸杞酸中带甜,而"毒枸杞"的酸苦味很重。

12. 满口流油的炸鸡

炸鸡口感脆嫩,咬一口满嘴流油,可是你知道吗,炸鸡所用的油多是饱和脂肪酸含量高的油。饱和脂肪酸能升高胆固醇,诱发高血脂、糖尿病等心脑血管疾病。炸鸡的时候会在最外层裹上一层面糊,无形之中摄入更多油脂。炸鸡油腻,不容易消化,而且会刺激、损害胃黏膜,增加胃负担。并且,煎炸食物的油多是反复应用,反复煎炸的过程中会产生致癌物,危害人体健康。再者,经过煎炸之后食物里面的营养物质已流失殆尽。

13. 色泽鲜艳的香肠

香肠制作的过程中会添加一定量的亚硝酸钠,以提升香肠的色泽、延长保质期。亚硝酸钠会和肉类蛋白结合生成胺结合,形成二甲基亚硝基胺,它是一种强致癌物。为了保持香肠的柔软度,制作的过程中还会添加聚合磷酸盐。

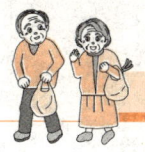

第七章 饮食不当危害中老年健康

14. 香味扑鼻的方便面

方便面食用方便，而且味道受大众欢迎。方便面中含大量食品添加剂，并且维生素、矿物质的含量非常低，经常食用对身体健康不利。碗装方便的包装盒含聚苯乙烯，它会在65℃以上的高温下产生致癌物，威胁人体健康。

15. 可口的罐头食品

可口的罐头深受大众欢迎，尤其是儿童，到超市购物看到罐头就吵着闹着要吃。罐头食品在加工的过程中会添加大量添加剂，包括硝酸盐和亚硝酸盐，它们是一种发色剂，亚硝酸盐在食品或胃内会合成N-亚硝基化合物，过量食用会诱发中毒，表现出头痛头晕、胸闷气短、恶心呕吐、腹痛腹泻等症，而且亚硝胺有一定的致癌物。所以罐头一定要少吃。

16. "白花花"的爆米花

爆米花是去电影院、宅在家里必不可少的食物，街头的"转炉"式爆米花的转炉之中含铅，高压加热的时候，锅内的铅会熔化，部分铅会变成蒸汽和铅烟，污染爆米花，人长期大量吃这样的爆米花易诱发铅中毒，儿童还可能伴随着生长缓慢。

17. 鲜亮的大米

购买大米时，如果大米鲜亮无比，很可能是用矿物油抛光的。取少量热水浸泡这种大米后，用手捻一下，你会发现有油腻感，严重者水面还浮有油斑。仔细看你就会发现,上油抛光米的颜色多不均匀,仔细观察会发现米粒有些浅黄。

18. 诱人的黏食

黏食包括年糕、粽子、元宵等,看着诱人,甜美软糯,但是此类食物并不宜多吃。黏食的黏性比较大,不容易消化,易加重胃肠道负担,食用之后可能会导致胃痛、胃胀、嗳气、泛酸、腹泻等症。有的黏食还会促进胃酸分泌,胃溃疡患者食用之后会加重溃疡面刺激,甚至诱发胃出血、胃穿孔等。

你不知道的"清淡"陷阱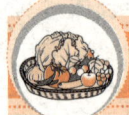

很多中老年人原本"无肉不欢",但是因为被"三高"找上,因而转"肉"为"素",可吃了一段时间的"素食"之后却发现自己的三高问题根本没得到改善,这是怎么回事?

1. "三高"不只受饮食影响

三高受很多因素的影响,如遗传因素、缺乏运动、糖尿病等。一般而言,高血脂和饮食不合理有很大关系,很多人在清淡饮食后三高症状没能得到改善,很可能不是饮食导致的,要从其他因素找原因。

而且,很多三高患者并不是主动改变饮食的,而是等到自己感觉到不怎么喜欢吃肉和甜食后才开始清淡饮食。其实这很可能是机体代谢能力下降,身体出于自我保护发出的信号,让自己不再喜欢吃甜腻之品。

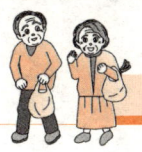

2. 你的饮食真的"清淡"吗

很多三高患者抱怨说自己一直以来清淡饮食，平时的菜肴中几乎没什么油水，也吃了不少的蔬菜和水果，可是实际上却忽视了自己的清淡饮食并不是真的"清淡"。

（1）每周喝1次排骨汤。每周喝1次排骨汤，为了控制血脂，吃肉只吃瘦肉，而且认为排骨根本算不上肉，没什么油水，其实这种看法是错误的，排骨可不是什么瘦肉。排骨的脂肪含量约在30%左右，而真正的瘦肉等脂肪含量通常不超过10%。要知道，美味的肉都是靠脂肪来增香的，所以吃起来很香的肉的脂肪含量都比瘦肉高。

（2）有些素菜并不清淡。有些菜肴虽然以蔬菜为主要食材，但却一点都不清淡，如豆豉鲮鱼蒸鸡蛋、干煸豆角、烧茄子、地三鲜等，所用的烹调油的量很大。还有的人为了让菜肴更加可口，在每种菜肴中都放入大量的烹调油，岂不知这种做法增加了三高疾病的发生风险。

（3）调味品让素菜变得不清淡。有的人喝汤时喜欢放点花椒油、芝麻油、辣椒油等，吃面条的时候喜欢拌点牛肉酱、蘑菇酱、花椒油等，虽然这些油能增添菜肴的香味，但却富含甘油三酯和盐，不利于三高的控制。

（4）精制米饭。我们每天都会吃些主食，如白米饭、白馒头等，它们消化得较快，会迅速变成葡萄糖，会显著影响血糖，这些葡萄糖会在肝脏中转化成甘油三酯，对血脂也有一定的影响。主食中最好有1/3是粗粮。

（5）饭后多吃水果。水果本身的营养价值很高，如果你是高血脂或肥胖者，最好在饭前或饭后40分钟再吃水果，水果中的糖对高血脂或肥胖者来说是很大的负担。

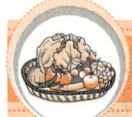 烤肉吃得多，健康危害大

烧烤是夏季的常见美食，大街小巷随处可见烧烤摊位，很少有人能抵御它的美味，尤其是烤肉。

1. 烤肉的潜在危害

（1）降低营养价值。一般而言，肉制品经熟化后蛋白质会变性，温度越高，蛋白质受到的破坏程度越大，烧烤是将肉直接放到火上烧，直到将肉都烤焦，蛋白质严重变性，营养价值大打折扣。

（2）产生致癌物质。肉制品在火上烧时会产生三四苯并芘，它是一种致癌物，这个物质如果在体内积累太多会使人体的细胞发生癌变，增加癌症的发生几率。

（3）卫生条件差。烧烤摊位一般都很脏，不管是烧烤的罩子还是台面，极少有卫生条件好的，很多食材买来后未经清洗就直接在这个环境中加工，很容易使人生病。

（4）添加剂多。有的做羊肉串的老板为了让羊肉串好吃，味道好，会在羊肉串中加入了一些不符合规定的香料，甚至加入药物，对身体存在潜在危害。

（5）寄生虫不易杀死。烧烤的加工时间比较短，寄生虫难以被杀死，寄生虫吃到嘴里会诱发疾病。

（6）刺激胃肠。烧烤所用的香料多属辛辣之品，如孜然粉或孜然粒、辣椒粉等，这些东西吃多了会刺激胃，危害人体健康。

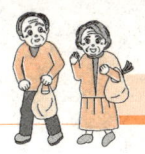

第七章 饮食不当危害中老年健康

2. 健康的烧烤方法

（1）烧烤有两类烤法：一种是让肉直接和火炭接触，另一种用铁盘隔离物来烤。前者易产生致癌物杂环胺和苯并芘。因为明火和肉直接接触易将肉烧黑烤焦。而后者则不易产生有害物质。

（2）吃烧烤最好到正规饭店，虽然价格稍微贵些，但卫生条件还是有保障的。而且在室内吃烧烤没有了烟尘的侵袭。

（3）烤肉的时候最好将柠檬汁洒在烤肉上，可以有效解除部分致癌物质的毒性。柠檬中富含维生素C、柠檬酸、苹果酸、奎宁酸等有机酸，还含有丰富的橙皮苷、柚皮苷、圣草次苷等黄酮苷类物质，这些物质能抑制致癌物，有效分解、中和致癌物。烤肉时用柠檬也是有讲究的：一是将柠檬皮研碎，混合在烤肉酱中；二是烤肉时沿着肉的纹理涂抹柠檬汁。

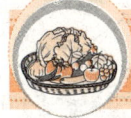

牛奶虽好，却并非人人适宜

牛奶中富含优质蛋白质、锰、钾、维生素等，它是满足人体氨基酸需求率最高的蛋白质之一。然而，再好的东西都不会适合所有人。

有的中老年人从小就没喝过牛奶，但是退休之后，儿女孝顺，时不时给父母买来牛奶为父母补充营养，预防骨质疏松。可却没想到，父母喝完之后却出现了胀气、腹痛、腹泻等症状。有资料显示，亚洲人中有很大一部分存在乳糖不耐症，这乳糖不耐症就是指乳糖酶分泌少，无法完全消化分解母乳或牛乳中的乳糖而引起的非感染性腹泻。

哺乳动物的乳汁中乳糖的含量占所有糖的99.8%以上，新生儿肠道内的乳糖酶活性较高，说明乳糖对新生儿的生长发育来说至关重要，但是随着人的生长发育，乳糖的营养作用越来越弱，体内的乳糖酶的活性也会随之急剧下降。乳糖不耐受人群体内的乳糖酶的活性更低。鲜奶中乳糖的含量占3.6%~5.5%；奶粉中的乳糖含量35%~50%，很明显超过了成人体内乳糖酶的分解能力。

所有的哺乳动物，包括人类，断奶前体内都会合成乳糖分解酶，但是断奶之后，人体不再需要母乳，乳糖酶也会逐渐减少。

喝不了牛奶，可以用酸奶来代替，因为经乳酸菌发酵之后的奶产品中基本不含乳糖，因为乳糖在和乳清一起制作的过程中被清除了，所以酸奶比牛奶更容易被身体接受。要是要注意，酸奶不能一次吃太多，也不宜空腹食用。因为酸奶中含糖量比较高，空腹或一次吃太多会泛酸。

此外，喝牛奶时还要注意以下问题。

1. 不宜喝生奶

有的人认为生奶更有营养，常常订购生鲜牛奶，岂不知未经灭菌、密封的牛奶的保质期非常短，可能室温下几个小时的放置就能让其变质，喝这样的牛奶易出现急性腹泻、肠胃炎等。所以，喝鲜奶的时候要经过高温加热后才能饮用，防止病从口入。

2. 不宜空腹喝奶

喝下去的牛奶的蛋白质能迅速转化成能量被消耗掉，奶中的营养物质来不及消化、吸收进入大肠，会造成浪费。

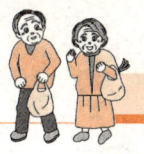

第七章 饮食不当危害中老年健康

3. 牛奶不宜煮太久

虽然牛奶要加热后饮用，但不宜长时间高温加热，因为牛奶中的蛋白质受高温作用后，会由溶胶状态转变为凝胶状态，出现沉淀物，营养价值下降。

4. 牛奶中不宜添加果汁等酸性饮料

牛奶中的蛋白质80%是酪蛋白，等到牛奶的酸碱度在4.6以下时，大量酪蛋白会发生凝集、沉淀，很难被消化吸收，甚至诱发消化不良或腹泻。

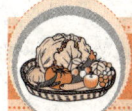

"无糖食品"真的无糖吗

中老年人中，很大一部分患有慢性疾病，而慢性疾病患者（尤其是糖尿病患者）需要限制糖的摄入量，"无糖食品"成了他们的"宠儿"。一项调查结果发现，53.85%的受访者认为"高血糖患者可多吃无糖食品"。市面上常见的"无糖食品"包括无糖饼干、无糖面包、无糖蛋糕、无糖豆奶粉等。可是这些食品真的无糖吗？

无糖食品是指没有加入蔗糖的食品，但并不代表是真的"无糖"，因为目前市场上所谓的无糖食品中原有的糖类成分依然存在。比如无糖奶粉只是未混有蔗糖，而奶粉中原有的乳糖并没有减少，乳糖经消化后仍可分解成葡萄糖和半乳糖。

另外，大多数无糖食品都是用粮食做成的，而粮食的主要成分就是碳水化合物，它在体内可以分解成葡萄糖。例如，无糖蛋糕和无糖汤圆等也只是没有放入蔗糖的蛋糕和汤圆而已，做蛋糕和汤圆的面粉经消化后，依然会分解成葡萄糖。

有报道称对一款无糖糕点进行检测后的结果显示，"无糖"糕点中蔗糖的检测值远远超出《预包装特殊膳食用食品标签通则》中100克食物的含糖量不高于0.5克的规定。

因此，糖尿病患者在食用无糖食品时也不能没有节制，要知道食物本身所含成分的热量是不变的，任何食品都应计算在每天的摄入热量中，更何况我们所食用的无糖食品并不是真正的"无糖"。

糖尿病患者不要一看到"无糖"两个字就认为是不含糖类的食品，应当仔细看看食物中的成分，因为奶中的乳糖、食物中的淀粉，最终都将转变成葡萄糖，所以说无糖食品不能真正用来治疗糖尿病，至于有些商人将这种无糖食品改称为"降糖"食品，这完全是虚假欺骗行为。

另外，糖尿病患者在选用无糖食品时，还要关注其中所加入"甜味剂"的种类和添加量，有文献报道称，安塞蜜、甜蜜素、糖精在一定剂量下会危害人体健康，阿斯巴甜尚未有权威的研究报道。有营养专家表示，在合理使用的情况下和在国家规定的标准范围内，除糖醇不能吃太多外，其他种类对人体的副作用基本可以忽略。过量摄入糖醇易造成腹泻等不良反应，敏感人群要控制好糖醇的摄入量。

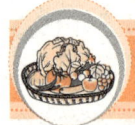 保健品真的能代替药吗

部分中老年人退休之后，手中有些富余钱，就想为自己的健康"做做工"，每天看书、看报，或者去药店都能看到保健品的影子，于是就

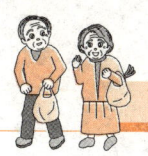

第七章 饮食不当危害中老年健康

认为保健品是集防病治病、减肥瘦身、驻颜于一体的"灵丹妙药",真的是这样吗?

保健品是保健食品的通俗说法。根据 GB16740-97《保健(功能)食品通用标准》第3.1条将保健食品定义为:"保健(功能)食品是食品的一个种类,具有一般食品的共性,能调节人体的机能,适用于特定人群食用,但不以治疗疾病为目的的食品。"由此可见,保健品不是药,而是食品,也就更不能用来代替药物进行治疗了。面对琳琅满目的保健品,鱼龙混杂的保健市场,你选对保健品了吗?

1. 误区一:保健品=药品

有时候,人们也可以借助保健食品来达到治疗某些疾病的目的,但是难道真的可以以此来断定保健品就等同于药品吗?二者之间究竟有怎样的区别呢?

一个是食品,一个是药品,两者有本质区别。从功能上讲,保健食品可以调节人体机能,但肯定是不能代替药品。保健食品是把食物中的某种或多种营养素进行浓缩提取而成的,它比普通食物高出很多倍,所以非常适合因为缺乏营养而身体不适的人,能够帮助他们快速、有效地吸收营养,改善营养缺乏而引发的不适。但是保健品与药品之间并不能划等号,想依靠保健品来治病也是行不通的,生病就要及时就医用药,而不是自行治疗,随意乱吃。

2. 误区二:保健品=饭

有人认为,既然保健品的营养丰富,高于食物,那是不是每天吃些保健品就满足了机体对营养物质的需求,不需要再通过吃食物来补充营养物质了？其实，任何正规医院的医生或营养专家都会告诉你，人体所需的各种营养成分主要来源于日常饮食，任何营养品都不能完全代替日常食物为人体提供全面均衡的营养。正常情况下，科学合理的食物搭配，只要吃得均衡而适量，既不会导致营养不良，也不会导致营养过剩。

3.
误区三：保健品吃得越多越好

上了年纪之后，总是不能适应身体机能变差这一事实，总觉得自己多补补才行。亲朋好友送来各式各样的保健品、补品，自己就开始大吃特吃，也不管身体能不能承受得起。岂不知过量服用保健品，不但会加重胃肠负担，还可能导致毒性反应。比如燕窝，我们都知道是滋补佳品，但吃多了会头晕、流鼻血；再比如鹿茸，固然补益作用非常好，但如果是本就身体虚弱者服用，不仅不能补，反而会加重体虚，很多中老年女性为了补血，让自己看起来更加年轻，服用大量当归，结果气色不仅没有好转，反而更差了，主要是因为当归性滋腻，大量服用不易消化吸收所致。

4.
误区四：价格越贵的保健品越好

很多中老年人看到保健品广告打出的一系列疗效、功效之后就心动了，再看到其价格昂贵，就误认为价格越高的就越是好的，岂不知有些广告推出的产品的成本低廉，本身并没有多少保健作用。还有些保健品，虽然价格不菲，但并不一定适合患者本身的状况，服用之后反而对身体健康不利，比如冬虫夏草，虽然价格昂贵、功效多，但并不适合高血压、中风和脑出血的患者服用。